당신에게 건강을 선물합니다.

_____ 님께

병을 낫게 하는 것은 자연이다.
음식물로 못 고치는 병은 의사도 못 고친다.

−히포크라테스

천혜의 명약
암을이기는약초
2

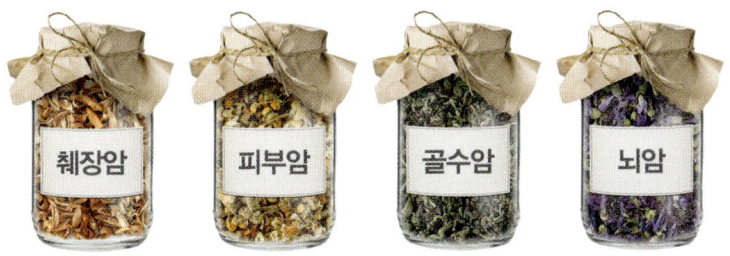

∶대한명인이 63년 동안 연구한 약초와 암에 맞는 제조법∶

천혜의 명약
암을 이기는 약초 2

권혁세 지음

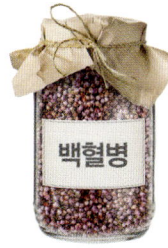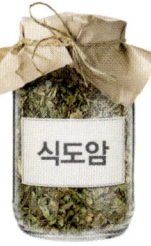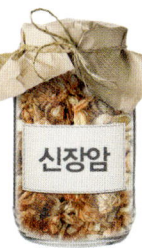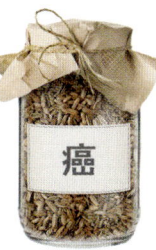

평단

| 일러두기 |

1. 보건복지부 통계에 따라 현대인이 진료를 많이 받는 암으로 구성하였다.
2. 이해하기 어려운 전문 용어는 쉽게 풀어 쓰려고 노력하였다.
3. 우리나라에서 자생하거나 재배되고 있는 것들로 실었다.
4. 약용 식물의 학명(學名), 과명(科名), 생약명(生藥名), 이명(異名) 등을 맨 앞에 밝혔다.
5. 식물의 분포, 재배, 채취, 약성 등에 대하여 한눈에 알아볼 수 있도록 조견표(早見表)를 만들었다.

분 포	식물의 한반도 자생지(또는 재배지)
생 지	식물이 자생하는 토양 및 환경(또는 여부)
키	다 자란 식물의 높이(덩굴 식물의 경우는 줄기의 길이)
분 류	풀인지 나무인지, 1년생인지 다년생인지, 육생(陸生)인지 수생(水生)인지 등의 구분
번 식	재배할 경우의 번식 방법
약 효	식물 전체에서 약재로 쓰는 부위
채 취 기 간	1년 중 약재를 채취하는 시기
취 급 요 령	약재를 채취한 후의 약재 처리 및 보존 방법
성 미	약재가 지니고 있는 성질
독 성 여 부	약으로 쓸 때의 1회 사용(허용) 기준
동 속 약 초	해당 식물과 비슷한 약효를 지닌 식물 이름

6. 본문 시작에서는 이명(異名)과 별칭(別稱), 민간요법에 얽힌 유래, 식물학적·생태적 특징, 유사종과의 비교, 식물의 용도를 기술한 다음, 그 식물의 잎·꽃·열매를 상세히 설명하였다.
7. 각 암에 맞는 약초와 그에 따른 '제조법'과 '주의사항'을 밝혔으며, '기타 효능'에는 식물에 맞는 질환을 소개하였다. 또한 '이 약초는…'에는 그 식물의 탁월한 효능을 소개하였다.
8. 본문의 이미지는 Wikimedia Commons, 'This file is licensed under the Creative Commons Attribution'에 따라 출처를 밝혔다. 그 외는 저자가 직접 촬영한 것이며, public domain을 사용하였다.

| 머리말 |

하늘이 준비한 명약, 약초

무릇, 우주의 기운을 받아 소우주(小宇宙)의 존재로 태어난 우리의 몸은 천하의 자연과 불가분(不可分)의 관계에 있다. 따라서 건강을 지키고 질병을 치유하는 근원도 자연에서 찾을 수 있다. 그런데도 우리는 건강을 지키고 병을 고치기 위해 명약(名藥)을 찾아 시정(市井)을 헤매고 있다. 그러나 정작 산과 들에 지천으로 널려 있는 그 흔한 초목이 바로 하늘이 준비해 놓은 신약이요 명약이라는 사실을 모를 뿐만 아니라 알려고도 하지 않는다. 심지어는 알려주어도 믿지 않으려 한다. 명약이란 비싸고 구하기 어려운 것이라는 편견 때문이다.

그래서 누구나 쉽고 편하게 명약을 접할 길을 세상에 널리 알리기 위해 지난 63년 동안 쌓아 온 연구와 경험을 바탕으로 민간요법의 정수(精髓)를 집대성한 《천혜의 명약 암을 이기는 약초》를 편찬하게 되었다.

필자는 11세 때인 1948년에 충남 천안시 부대동에서 대한성공회 이정호 신부님과 선친으로부터 3년에 걸쳐 우리 몸에 신효한 처방 200여 가지를 전수받는 행운을 얻었다. 그 후 63년 세월이 지난 지금까지 전국 방방곡곡 구석구석을 일일이 찾아다니며 약재를 채취하고 민간에 전래·전수되어 오는 수많은 민간요법을 채집·연구하였다.

이 책에 엄선하여 기록한 처방들은 우리의 조상이 이 땅에 살게 된 이래 오늘에 이르기까지 오랜 세월에 걸쳐 하나하나 체험을 통해 얻은 순수한 우리 민간요법의 결정체로서, 특히 한 가지 약재로도 수많은 처방을 낼 수 있는 단방(單方)이라는 점이 돋보인다.

또한 산과 들에서 약재를 직접 채취하여 혼자서도 배워 익힐 수 있다는 장점이야말로 민간요법만이 가지고 있는 가장 큰 자랑이다. 그러므로 독자들은 이 책에 망라된 우리 전래의 민간요법 처방들에 대하여 믿음을 가지고 기회 있을 때마다 활용해 보기 바란다.

"돈을 잃으면 조금 잃는 것이요, 명예를 잃으면 많이 잃는 것이요, 건강을 잃으면 전부를 잃는 것이다"라고 한 고래(古來)의 금언(金言)이 새삼스러운 요즘이다. 쉽고 간편한 《천혜의 명약 암을 이기는 약초》로 가족과 이웃의 건강을 보살피고 난치병의 질곡에서 벗어날 수 있다면 그처럼 기쁜 일이 어디 있겠는가!

독자 여러분도 그러한 통쾌한 경험을 하게 되기를 진심으로 기원한다.

운산(雲山) 권혁세(權赫世)
한국민간요법연구회 회장 주식회사 익생(益生) 대표

| 알고가기 |

🌱 암이란

몸속의 정상 조직 세포가 특수한 환경 및 내재적인 요인에 의해 악화하여 정상적인 성장 조절 방법을 벗어나 무한대로 증식하여 종양을 이루는 난치병을 말한다. 궁극적으로는 주위의 조직을 침범하거나 다른 장기에 퍼져 죽음에 이르게 한다.

암은 상피성세포에서 발생하는 암종(癌腫)과 비상피성세포에서 발생하는 육종(肉腫)으로 크게 구분된다. 발암 요인으로는 화학물질, 방사선, 바이러스, 방부제, 식품 첨가제, 착색물, 농약, 공장 폐수 등 대부분 환경 오염과 관련된 것이 많다. 현대의학으로 그 발병 원인과 완치 방법을 완전히 알지 못하는 불치병의 하나로 꼽히는 무서운 병이다.

치료 방법에는 수술, 방사선 요법, 항암 화학 요법 등이 있고 새로운 치료법의 연구 개발이 속속 시도되고 있으나 아직은 어느 것 하나 시원치 않은 실정이다. 그러므로 좀 더 주의해서 자기 몸 관리에 힘써 예방하는 것이 최선일 것이다.

암의 종류에는 췌장암, 피부암, 골수암, 뇌암, 백혈병, 식도암, 신장암 등 그 종류도 다양하다.

차례

머리말 7
암이란 9

Part 1 췌장암

구기자나무 16
부추 28
참빗살나무 40

미나리 20
사철쑥 32

복령 24
섬대 36

건강 지킴이 췌장암 똑똑한 대처법 44

Part 2 피부암

갈퀴덩굴 50
개나리 62
댕댕이덩굴 74
무궁화 86
벚나무 98
옻나무 112
팬지 124

감자 54
개미취 66
등골나무 78
미역 90
뽕나무 102
용담 116
할미꽃 128

감초 58
다시마 70
마름 82
방아풀 94
솔나물 108
주목 120

건강 지킴이 피부암 똑똑한 대처법 132

Part 3 골수암

계뇨 138
뱀딸기 150
세잎양지꽃 162
애기풀 174
천문동 186
호장근 198

밀나물 142
삼백초 154
승검초 166
야고 178
콩 190

박새 146
살구나무 158
시호 170
참외 182
타래붓꽃 194

건강 지킴이 골수암 똑똑한 대처법 202

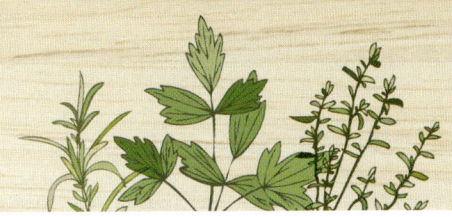

Part 4 뇌암

- 부처꽃 208
- 짚신나물 220
- 칼잎용담 232
- 양귀비 212
- 참빗살나무 224
- 큰용담 236
- 용담 216
- 청미래덩굴 228
- 할미꽃 240

건강 지킴이 뇌암 똑똑한 대처법 244

Part 5 백혈병

- 광나무 250
- 소리쟁이 262
- 짚신나물 274
- 향등골나무 286
- 만삼 254
- 용담 266
- 천마 278
- 바늘엉겅퀴 258
- 지치 270
- 천문동 282

건강 지킴이 백혈병 똑똑한 대처법 290

Part 6 식도암

- 갈퀴덩굴 296
- 더덕 308
- 삽주 320
- 쇠비름 332
- 우엉 344
- 층층이꽃 356
- 회화나무 368
- 고삼 300
- 매일초 312
- 새우난 324
- 숫잔대 336
- 율무 348
- 타래난초 360
- 향등골나무 372
- 까실쑥부쟁이 304
- 머위 316
- 석결명 328
- 약모밀 340
- 촛대승마 352
- 하눌타리 364

건강 지킴이 식도암 똑똑한 대처법 376

Part 7 신장암

- 단풍마 382
- 무 394
- 바위손 406
- 수염가래꽃 418
- 짚신나물 430
- 화살나무 442
- 당근 386
- 물솜방망이 398
- 박쥐나무 410
- 앉은부채 422
- 택사 434
- 덧나무 390
- 바늘꽃 402
- 밤나무 414
- 옥수수 426
- 팥 438

건강 지킴이 신장암 똑똑한 대처법 446

- 구기자나무
- 미나리
- 복령
- 부추
- 사철쑥
- 섬대
- 참빗살나무

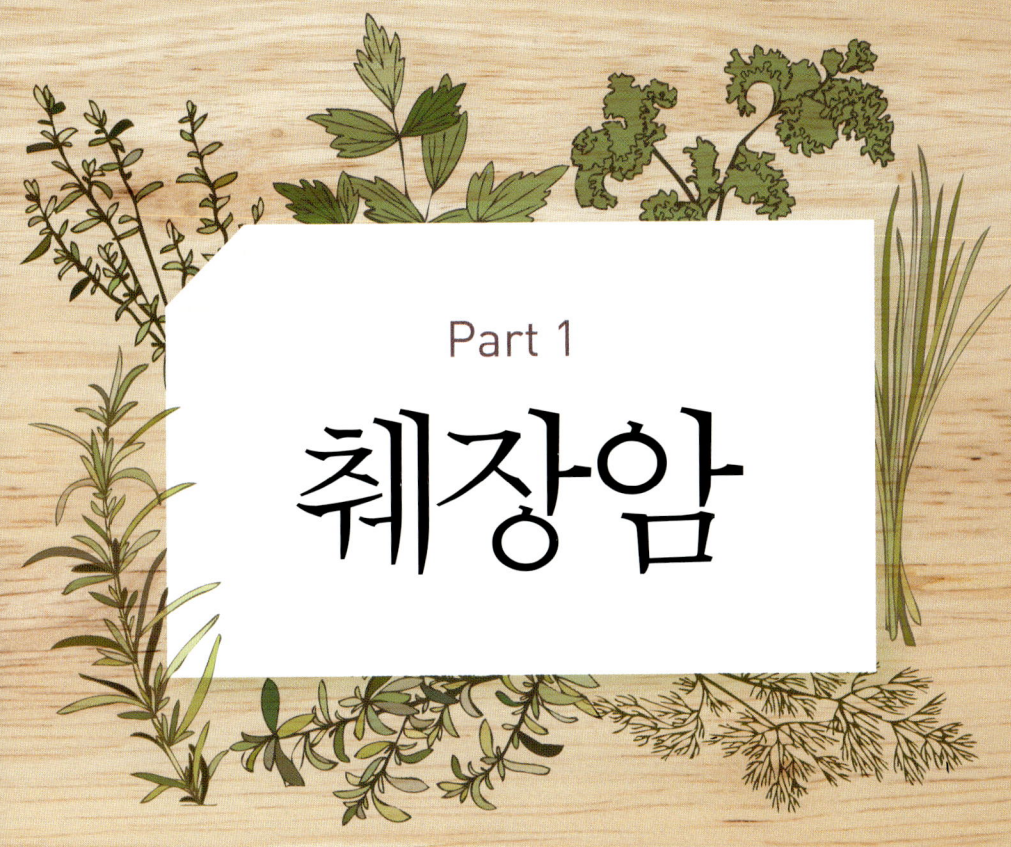

Part 1

췌장암

Part 1 췌장암 Pancreas Cancer

췌장암이란?

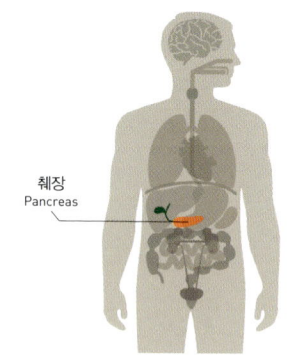

췌장(이자)은 위의 뒤쪽에 있는 길이 약 15cm인 삼각기둥 모양의 기다란 소화샘을 췌장이라 하는데, 외분비로서 트립신 등의 소화 효소를 십이지장에 보내고, 내분비로서 인슐린·글루카곤을 내보내어 혈액의 당량(糖量)을 조절하는 중요한 역할을 한다. 흔히 이자라고 부르는 기관이다. 이 췌장에 생긴 염증을 췌장염이라 하며, 급성과 만성이 있다. 췌염이라고도 한다. 담석증·과음·폭식 등이 원인이 된다. 식후 바로 상복부에 심한 통증이 오며(일종의 위경련), 심하면 왼쪽 어깨까지 통증이 나타난다. 중증이 되면 식은땀을 흘리고 입술과 손톱이 보라색으로 변한다. 또한 혈압이 내려가고 맥박이 빨라진다. 방치하면 사망하기도 한다. 변비가 생기거나 황달·설사 또는 당뇨병이 발병하기도 한다.

· **급성** : 췌관(膵管) 역류·세균감염·주독 등에 의해서 나타난다.
· **만성** : 급성 췌장염에서 만성이 되거나, 과음·담석증 등에 의해서 생긴다. 식욕부진이 오고, 술을 마시면 바로 취하며 좀처럼 깨지

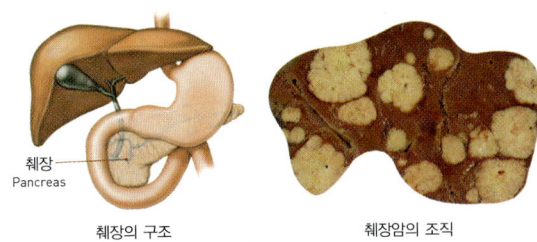

췌장의 구조   췌장암의 조직

않는다. 어지럽고 쉽게 피로하며 피부가 가렵고 두통과 흥분이 따른다.

췌장에 생기는 악성종양은 주로 췌장 자체에서 생기는 것인데, 드물게는 위암에서 옮겨오는 수도 있다. 노인에게 많고, 췌장 오른쪽에 잘 생긴다.

다음의 약초와 처방으로 다스릴 수 있다.

01 구기자나무

학명	*Lycium chinense*
과명	가짓과
생약명	구기자(枸杞子)
이명	첨채자(甜菜子)·천정자(天精子)

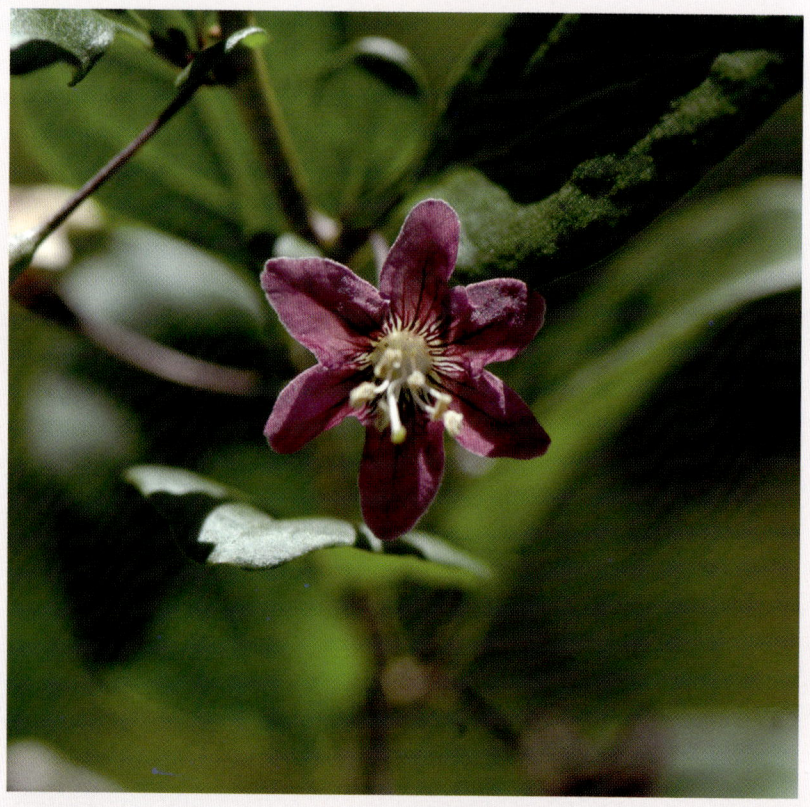

분 포	전국 각지	약 효	잎·줄기·열매·뿌리·나무껍질
생 지	마을 부근이나 길가에 재배	채취기간	여름~가을
키	4m 정도	취급요령	날것 또는 햇볕에 말려 쓴다.
분 류	낙엽 활엽 관목	성 미	평온하며, 달다.
번 식	씨·꺾꽂이	독성여부	없다.

구기자나무는 구기자·구기·구계(枸繼)·고기(苦杞)·각로(却老)·선인장(仙人杖)·지선(地仙)이라고도 한다. 열매의 모양과 색깔이 예쁘고 작아서 고서에서는 괴좃나무여름이라고도 하였다. 충남 청양산이 유명하다. 줄기는 비스듬히 자라고 가늘며 가지가 자라서 덩굴 모양으로 아래로 늘어진다. 흔히 짧은 가지가 가시로 변하기도 하나 없는 것도 있다. 뿌리껍질을 지골피(地骨皮), 열매를 구기자, 잎을 지골엽(地骨葉)이라 한다. 관상용·식용·약용으로 이용된다. 어린잎은 나물로 먹고 열매와 함께 차를 달여 마시기도 한다. 약으로 쓸 때는 탕으로 하거나 환제 또는 산제로 하여 사용하며, 술을 담그기도 한다. 뿌리와 나무껍질은 감초탕에 담가 말려 썰어서 쓴다.

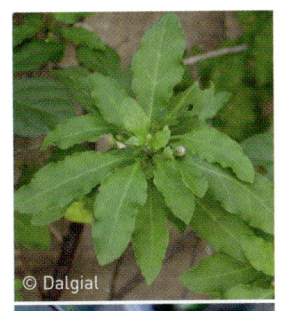
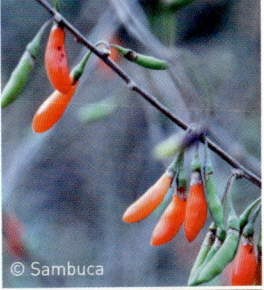
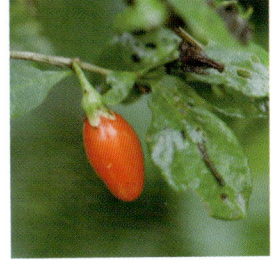

🍃 잎

어긋나며 위쪽에서 3~6개씩 뭉쳐난다. 길이 2~4cm의 달걀꼴 또는 달걀을 닮은 댓잎피침형으로서 털은 없으며 끝이 뾰족하고 가장자리는 밋밋하다. 밑이 좁아져서 잎자루를 이루는데 잎자루의 길이는 1cm 정도이다.

🌸 꽃

6~9월에 지름이 1.5cm 정도 되는 오판화가 보랏빛으로 피는데 잎겨드랑이에 1~4개씩 달린다. 꽃받침은 톱 모양으로 끝이 얕게 갈라진다. 꽃부리는 깔때기 모양이며 끝이 5갈래로 갈라져 꽃잎이 수평으로 퍼진다. 수술은 5개이며 밑부분에 털이 있고, 암술은 1개인데 수술과 함께 길게 꽃 밖으로 뻗어나 있다.

🍒 열매

8~10월에 타원형 또는 달걀 모양의 둥근 장과가 달려 붉게 익는데 작은 고추 비슷하게 생겼다. 길이는 10mm, 지름은 5mm 정도이다. 처음에는 달콤하나 나중에는 쓴맛을 낸다. 열매에는 10개 정도의 씨가 들어 있는데 지름이 2mm 정도인 씨는 편평하고 콩팥 모양이며 황백색이다.

😊 제조법

뿌리껍질 6~8g을 1회분 기준으로 달여서 1일 2~3회 8~10일 정도 복용한다.

🔍 주의사항

1. 소화 기능이 약한 사람은 먹지 않는 것이 좋다.
2. 내열이 있는 경우에는 과다복용하지 않는 것이 좋다.
3. 감기에 걸렸거나 설사 시에는 복용하지 않는 것이 좋다.

📝 기타 효능

주로 신경계 · 신진대사를 다스리며, 건강 생활에 효험이 있다.

가성근시, 각혈, 간경변증, 간염(만성간염), 간질, 간허, 강장보호, 강정제, 강화, 건위, 견비통, 고혈압, 골증열, 구내염, 기미·주근깨, 냉병, 노이로제, 눈이 실 때, 당뇨병, 대하증, 동상, 동통, 두통, 명목, 목현, 변비(조시), 보간·청간, 보양, 불면증, 비만증, 비사증, 빈혈증, 소갈증, 소염제, 순열, 신경쇠약, 신경통, 신중, 안검연염, 양기부족, 위궤양, 위장염, 유정증, 윤폐, 음종(남성외음부부종), 이수, 저혈압, 조루증, 최음, 춘곤증, 출혈, 췌장염, 치은궤양, 치질, 치통, 토혈, 투진, 폐결핵, 풍, 피로곤비, 피부노화방지, 해열, 해수, 행혈, 허로, 현훈증, 혈색불량, 협심증, 황달, **[소아 질환]** 소아이수

이 약초는

1. 기운을 보강해주므로 두뇌 활동이 많은 직장인이나 수험생이 먹으면 좋다.
2. 임상자료에 따르면, 베타인(betaine) 및 루틴(rutin) 등의 성분이 들어 있어 항암 효과가 있고 면역력을 높여 암세포 증식을 억제한다.
3. 항암 치료 시 백혈구, 혈소판 감소를 개선하는 효능이 있다.
4. 베타시토스테롤(beta-sitosterol)은 항산화작용을 하고 콜레스테롤 및 혈당을 낮추며 동맥경화와 고혈압을 예방하는 데 탁월한 효과가 있다.
5. 《동의보감》에는 "근육과 뼈를 튼튼하게 하고, 얼굴색을 희게 하며, 오랫동안 복용하면 수명을 길게 한다"라고 기록되어 있다.

02 미나리

학명	*Oenanthe javanica*
과명	미나릿과
생약명	수근(水芹)
이명	수영(水英)·수근채(水芹菜)

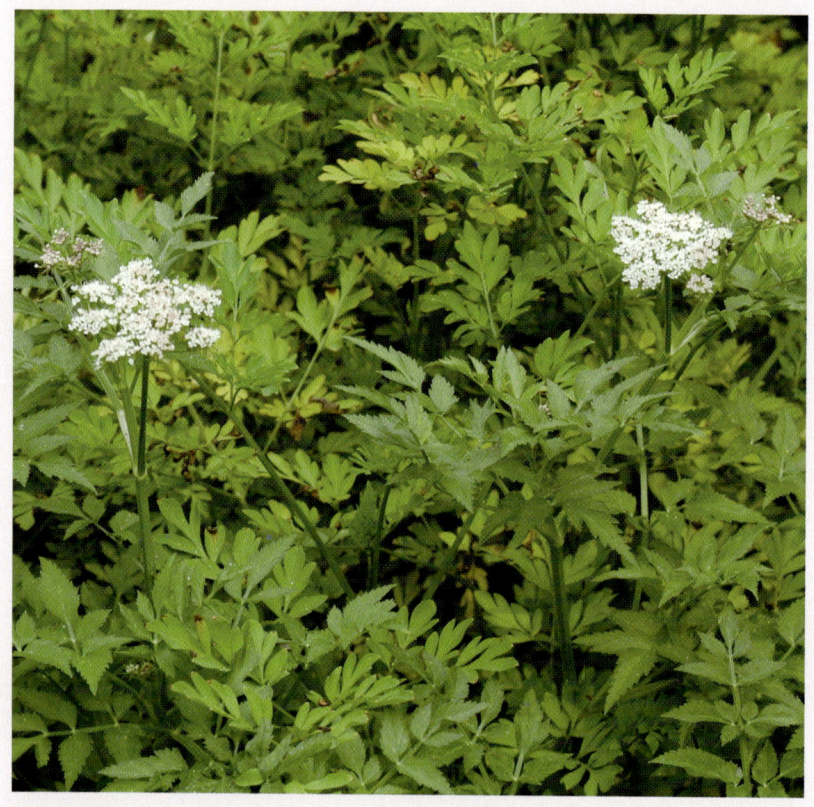

분 포	전국 각지	약 효	잎·줄기
생 지	연못가·무논·습지에 재배	채취기간	9~10월
키	20~50cm	취급요령	날것 또는 그늘에 말려 쓴다.
분 류	여러해살이풀	성 미	평온하며, 맵고 달다.
번 식	분근·씨	독성여부	없다.

미나리는 근채(芹菜) · 수근(水芹) · 수영(水英)이라고도 한다. 줄기는 길게 진흙 속에서 뻗는데 원기둥 모양이고 속이 비어 있다. 줄기의 밑부분에서 가지가 갈라져 옆으로 퍼지며 밑에 있는 마디에서 하얀 뿌리가 나온다. 줄기는 털이 없고 독특한 향기가 난다. 유사종으로 꼭대기의 작은 잎이 잘게 갈라진 것을 개미나리라 한다. 식용 · 약용으로 이용된다. 독특한 풍미가 있고 연하며 비타민과 무기질이 많아 부식 재료로 훌륭하다. 잎과 줄기를 수근이라 하며 약재로 쓴다. 약으로 쓸 때는 탕으로 하거나 생즙을 내어 사용한다.

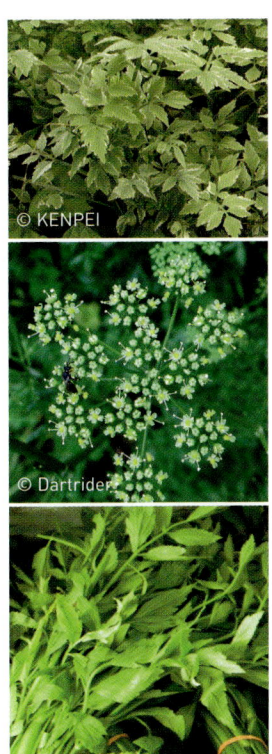

🧭 잎

어긋나고 전체적으로 삼각형을 닮은 달걀꼴인데 1~2회 깃꼴로 갈라지는 겹잎이며 길이는 7~15cm이다. 작은 잎은 길이 1~3cm, 너비 7~15mm의 달걀꼴이며 가장자리에 톱니가 있고 끝이 뾰족하다. 뿌리잎과 더불어 긴 잎자루가 있는데 잎자루는 위로 올라갈수록 짧아진다.

✳️ 꽃

7~9월에 흰 오판화가 줄기 끝에 산형 꽃차례를 이루며 달려 핀다. 꽃차례는 줄기잎과 마주나며 5~15개의 작은 꽃대로 갈라지고 꽃대마다 각

각 10~25개씩의 꽃이 달린다. 꽃턱잎 조각은 6개이고 길이 2mm의 선형이다. 꽃잎은 5개이며 안으로 구부러진다. 씨방은 하위이다.

🔥 열매
8~9월에 분과가 길이 2.5mm의 타원형으로 달려 익는데 가장자리에 모가 나 있으며 손갈퀴가 있다.

🥣 제조법
잎 또는 줄기 20~25g을 1회분 기준으로 달이거나 생즙을 내어 1일 2~3회 1개월 이상 복용한다.

🔍 주의사항
1. 몸이 차고 설사를 자주하는 사람은 주의해야 한다.
2. 독미나리에는 시쿠톡신(cicutoxin) 독성이 있어 복용하면 메스꺼움, 구토, 복통의 증상이 나타날 수 있으니 구분해서 복용해야 한다.

📋 기타 효능
주로 이비인후과 · 피부과 · 순환계 질환을 다스린다.

간염, 감기, 강정제, 결막염, 고혈압, 과민성대장증후군, 구토, 당뇨병, 대장염(궤양성대장염), 대하증, 동맥경화, 등창, 류머티즘, 번갈, 변혈증, 보혈, 볼거리, 부종, 붕루, 비만증, 서리, 서증, 소변불통, 수종, 숙취, 습진, 식욕부진, 신경통, 신부전, 심장병, 심장열, 안질, 암(췌장암), 양기부족,

열독증, 열성하리, 오심, 요혈, 원기부족, 월경불순(자주색 월경), 위염, 윤장, 은진, 의식장애, 이뇨, 림프절염, 주독, 청혈, 출혈, 탄산, 폐렴, 폐부종, 해열, 황달, **[소아 질환]** 이질, 토유

이 약초는

1. 케르세틴(quercetin), 캠페롤(kaempferol), 루틴 등의 성분이 풍부해 세포의 산화작용을 막아주며 항암작용을 한다.
2. 《동의보감》에는 "갈증을 풀어주고 머리를 맑게 해주며 주독을 제거하며 대소장을 잘 통하게 한다"라고 기록되어 있다.
3. 항염작용이 있어 부종·임질·여성의 질염·방광염·황달에 효능이 있고, 소변불리에 큰 도움을 준다.
4. 칼로리가 거의 없어 다이어트 식품으로도 좋다.

03 복령

학명	*Poria cocos*
과명	구멍장이버섯과
생약명	복령(茯苓)
이명	송령(松苓)·복토(茯菟)·운령(云苓)

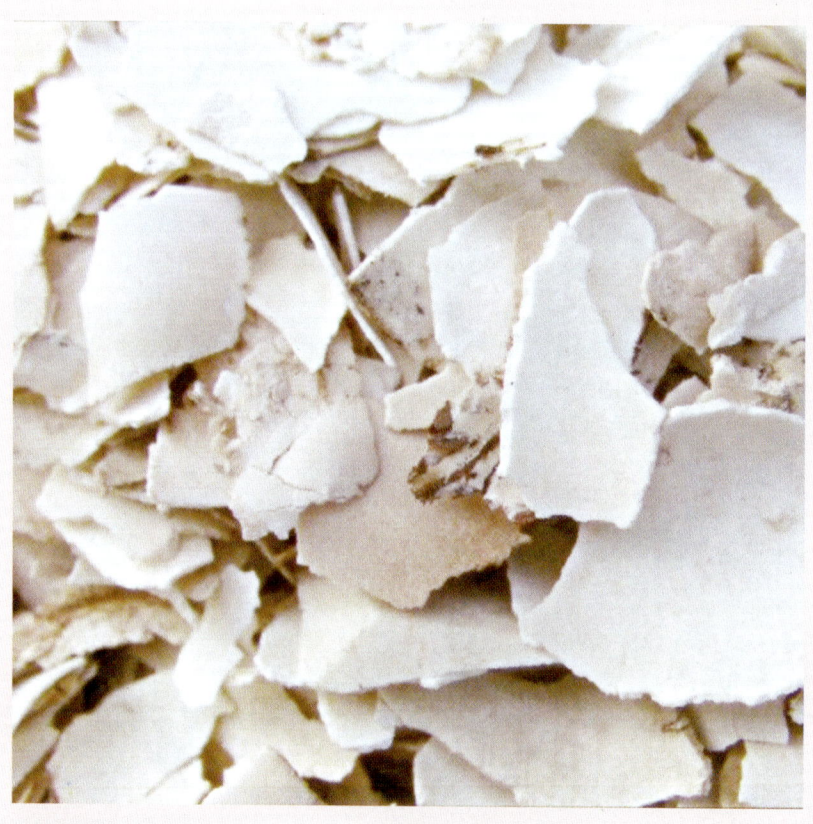

분 포	전국 각지	약 효	균괴(菌塊=菌核)
생 지	벌목 후 3~4년 지난 소나무 뿌리	채취기간	가을~이듬해 봄
키	10~30cm	취급요령	햇볕에 말려 쓴다.
분 류	버섯류	성 미	평온하며, 담백하고 달다.
번 식	균사	독성여부	없다.

복령은 솔풍령이라고도 한다. 소나무 뿌리에 기생하는 균체(菌體)로서 혹처럼 크게 자라는데, 소나무 그루터기 주변을 쇠꼬챙이로 찔러서 찾아낸다. 약으로 쓰기 위해 재배도 한다.

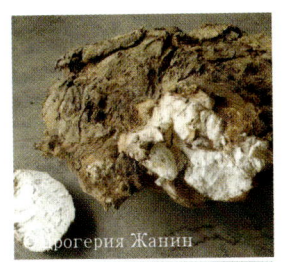

균체가 성장한 덩어리인 균핵(균괴)은 땅 밑에서 소나무 뿌리와 엉켜 있는데, 크기와 형태는 일정하지 않으나 대개 10~30cm 정도의 공 모양 또는 타원형이며 무게는 흔히 1kg 정도에 달하나 50g에서 10kg까지 다양하다. 표면은 적갈색 또는 흑갈색이고 꺼칠꺼칠한 편이며 종종 껍질[根皮]이 터져 있는 것도 있다. 육질의 과립상인 살은 신선한 냄

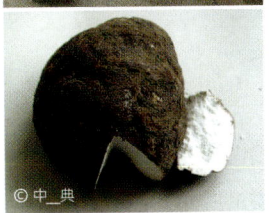

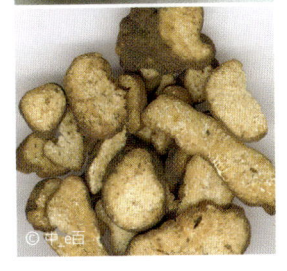

새가 감도는데 흰색에서 엷은 홍색으로 변하며 방사상으로 균열이 생긴다.

빛깔이 흰색인 것을 백복령(白茯苓), 적색인 것을 적복령(赤茯苓)이라 하고 또 복령 속을 소나무 뿌리가 꿰뚫고 있는 것, 즉 소나무 뿌리를 내부에 감싸고 자란 것을 복신(茯神)이라 하며 복령의 껍질을 복령피라 하는데 모두 약으로 쓴다. 복신을 관통한 소나무 뿌리를 복신목(茯神木)이라 하는데 이 소나무 뿌리가 살아 있는 복신을 우량으로 친다.

백복령은 적송(赤松)의 뿌리에 기생하고 적복령은 곰솔[海松]의 뿌리에 기생한다. 벌목한 지 3~4년 지난 소나무 뿌리에서 채취하여 물에 담

근 다음 부드러워졌을 때 알맞게 잘라 햇볕에 말려 사용한다. 건재약상에서 살 때는 1년 미만 된 것을 고른다. 약으로 쓸 때는 산제 또는 환제로 사용하며, 술을 담가서도 쓴다.

제조법
통째 10~15g을 달이거나 산제 또는 환제로 하여 1일 2~3회 8~10일 정도 복용한다.

주의사항
1. 복용 중에 뽕나무, 오이풀, 인삼, 자라, 진범을 금한다.
2. 신기가 허약하거나 음기가 허약한 사람은 복용을 금한다.
3. 약재를 다룰 때 쇠붙이 도구(철)를 쓰지 않는다.

기타 효능
주로 심경을 다스리며, 부인병증에도 효험이 있다.
간기능회복, 강심제, 강장보호, 강정제, 건망증, 건비위, 건위, 경련, 고혈압, 구토, 금창, 기미·주근깨, 냉병, 당뇨병, 두통, 변비, 복통, 부인병, 불면증, 비만증, 소갈증, 심기불녕, 심장병, 심장판막증, 안태, 어혈, 우울증, 위내정수, 위산과다증, 위장염, 유정증, 주비, 중독, 진정, 췌장염, 피로곤비, 피부미용(피부미백), 햇볕에 탄 데, 해열, 행혈, 허약체질, 현훈증, [소아 질환] 경풍

이 약초는

1. 《동의보감》에는 "맛은 달고 심심하며 성질은 평온하다. 폐경, 비경, 심경, 방광경에 작용한다. 소변을 잘 나오게 하고 비를 보하며 담을 삭이고 정신을 안정시킨다"라고 기록되어 있다.
2. 다당류 파키만(pachyman) 성분이 들어 있어 암세포 증식 억제에 매우 효과가 높다.
3. 항염작용이 있어 신장염·방광염·만성 위장염 등에 효능이 있고, 건망증·신경쇠약·불면증·어지럼증 등에 효과가 있다.
4. 중국의 임상시험 결과에 따르면, 복령 한약재를 자궁근육암 환자 100명에게 투여한 결과 46명의 환자에게서 종양이 많이 없어지고, 34명의 환자에게서는 종양이 절반 이상으로 줄었다.

04 부추

학명	*Allium tuberosum*
과명	백합과
생약명	구채(韭菜)
이명	구채자(韭菜子)

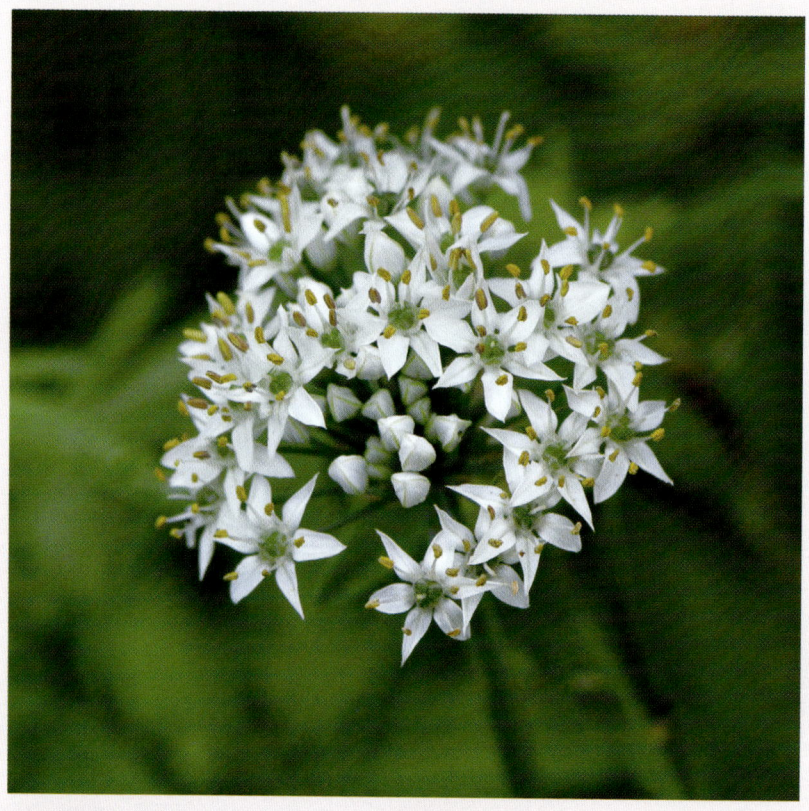

분 포	전국 각지	채취기간	9월
생 지	밭에 재배	취급요령	날것(온포기·비늘줄기) 또는 말려 쓴다(씨·비늘줄기).
키	30~40cm		
분 류	여러해살이풀	성 미	따뜻하며, 맵고 달다.
번 식	씨	독성여부	없다.
약 효	온포기·씨·비늘줄기	동속약초	마늘·산마늘

부추는 솔·정구지·구(韭)·구채(韭菜)·난총(蘭葱)이라고도 한다. 땅속에서 비늘줄기가 자라는데 그 밑에 짧은 뿌리줄기가 있고 겉에 검은 황색의 섬유가 있다. 전체에서 마늘 비슷한 특이한 냄새가 난다. 식용·약용으로 이용된다. 예로부터 김치나 오이소박이 재료로 또 각종 음식의 양념거리로 애용되어 왔으며 독특한 향미를 갖는다. 씨를 구자(韭子)라고 하며 약으로 쓰는데 볶아서 사용하는 것이 더 효과적이다. 약으로 쓸 때는 탕으로 하여 사용한다.

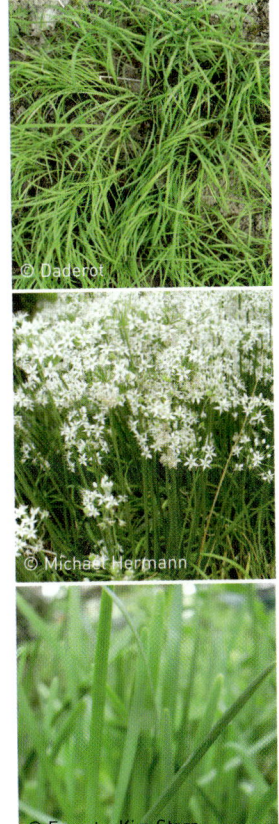

잎

비늘줄기에서 가늘고 길고 좁은 선 모양의 잎이 모여나는데 편평하고 녹색이며 육질이지만 연약하다.

꽃

7~8월에 잎 사이에서 길이 30~40cm 정도 되는 꽃줄기가 자라 그 끝에 흰색의 작은 육판화가 조밀하게 산형 꽃차례로 달려 핀다. 꽃의 지름은 6~7mm이고 수평으로 퍼지는데 작은 꽃자루가 있다. 꽃덮이 조각과 수술은 각각 6개씩이고 꽃밥은 황색이다.

🔥 열매

8~9월에 거꾸로 된 심장 모양의 삭과를 맺는데 익으면 터져서 6개의 까만 씨가 나온다.

😊 제조법

생잎 또는 비늘줄기를 짓이겨서 식초를 넣고 헝겊에 싸서 환부(통증이 있는 부위) 위에 싸매 둔다.

🔍 주의사항

1. 칼륨 함유량이 많아 혈압약과 같이 복용하면 부정맥이나 저혈압이 발생할 수 있다.
2. 한방에서는 몸에 열이 많고 음기가 부족한 소양인에게는 복용을 금한다.
3. 부스럼이나 눈병이 자주 나는 사람은 주의해야 한다.
4. 피부 질환이 있는 사람은 주의해야 한다.

📝 기타 효능

간경을 다스리며, 심장 질환에 효험이 있다.

간경변증, 강장보호, 강정제, 건뇌, 건위, 경련, 관격, 구토, 금창, 담석증, 대하증, 몽설, 무좀, 보양, 보간·청간, 보폐·청폐, 복부팽만, 비뉴혈, 설사, 소변간삽, 심장병, 심하통, 야뇨증, 양기부족, 어골경, 요도염, 요로결석, 요슬산통, 월경불순, 위·십이지장궤양, 유정증, 은진, 음위, 이뇨, 이질, 자양강장, 조루, 좌섬, 중독, 중풍(중풍으로 인사불성일 때), 진통, 천식, 출혈, 췌장염, 치질, 칠창, 탕화창(화상), 해수, 흥분제, **[소아 질환]** 홍역

이 약초는

1. 유화아릴 성분이 들어 있어 활성산소에 의해서 세포가 손상되는 것을 막아주는 항산화작용을 한다.
2. 위암, 대장암, 피부암, 폐암, 간암, 췌장암 등의 세포가 암으로 전이되는 것을 막아주고 암세포 증식을 억제한다.
3. 베타카로틴(beta-carotene), 클로로필(chlorophyll), 비타민 C·E의 함유량이 많아 항산화작용을 하며, 발암물질의 독소를 제거한다.
4. 《동의보감》에는 "오장을 편안하게 하고 위의 열을 없애며 허약한 것을 보하고 허리와 무릎을 따뜻하게 하며 흉비를 없애준다. 가슴속의 어혈과 체기를 뚫을 수 있고 간기를 충실하게 할 수 있다. 채소 가운데 이것이 가장 따뜻하고 사람에게 유익하므로 늘 먹어야 한다"라고 기록되어 있다.

05 사철쑥

학명	*Artemisia capillaris*
과명	국화과
생약명	인진호(茵陳蒿)
이명	취호(臭蒿) · 면인진(綿茵蔯)

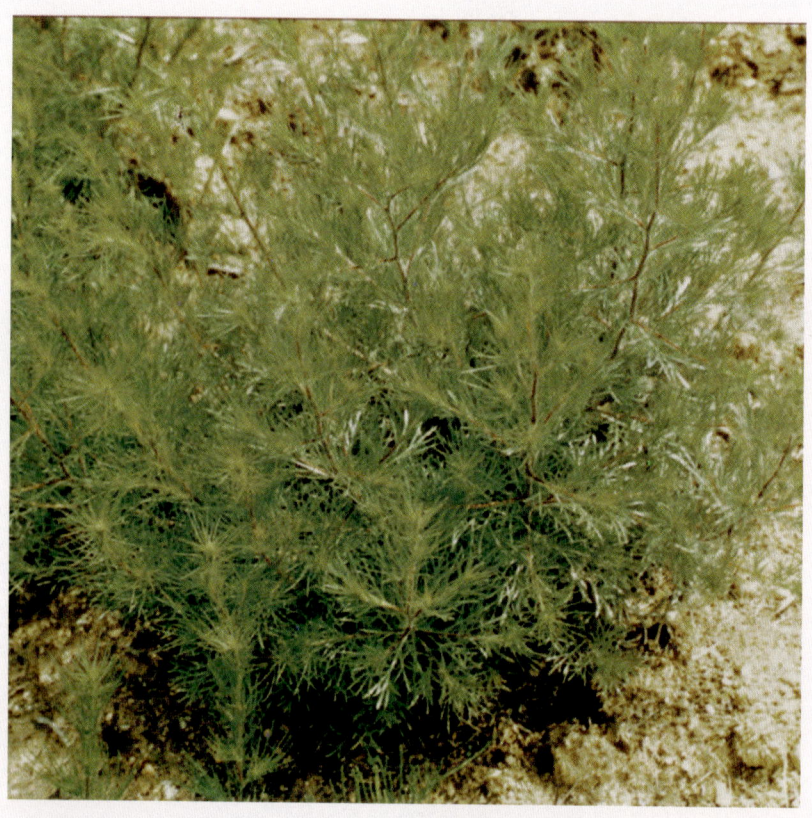

분 포	전국 각지	채취기간	5~6월
생 지	냇가 모래땅	취급요령	햇볕에 말려 쓴다.
키	30~100cm	성 미	평온하며, 쓰다.
분 류	여러해살이풀	독성여부	없다.
번 식	분근 · 씨	동속약초	개사철쑥의 온포기
약 효	온포기		

사철쑥은 애탕쑥·인진호·인진이라고도 한다. 줄기의 밑부분은 목질이 발달하여 나무처럼 되고 가지가 많이 갈라지는데 어린 가지는 회백색의 잔털로 덮여 있다. 열매를 인진호실(茵蔯蒿實)이라 한다. 사방용(砂防用)·식용·약용으로 이용된다. 어린순은 식용한다. 약으로 쓸 때는 탕으로 하거나 환제로 하여 사용한다. 남자가 장복하면 양기가 준다고 전해진다.

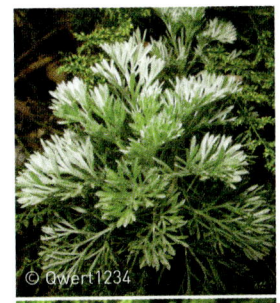

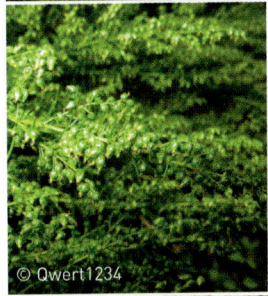

◐ 잎

어긋나지만 꽃이 피지 않는 가지의 끝에서는 뭉쳐난다. 밑부분에 달린 잎은 잎자루가 길고 길이 1.5~9cm, 너비 1~7cm로서 2회 깃꼴로 완전히 갈라진다. 갈라진 조각은 너비

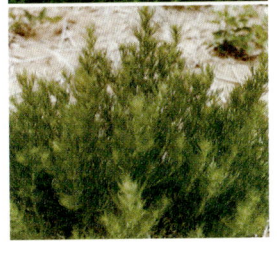

약 0.3mm로서 실처럼 가늘고 전체가 비단 같은 털로 덮여 있다. 잎은 위로 올라갈수록 작아진다.

✱ 꽃

8~9월에 지름 2mm 안팎의 둥근 두상화가 원추 꽃차례를 이루며 노랗게 달려 핀다. 두상화는 촘촘하게 나며 밑으로 약간 수그러드는데 길이 1~2mm의 꽃자루가 있다. 꽃차례받침은 둥글고 털이 없다. 꽃턱잎 조

각은 3~4줄로 늘어서는데 바깥 조각은 달걀꼴이고 안쪽 조각은 타원형이다.

🌰 열매
8~9월에 길이 0.8mm 정도의 수과가 달려 익는다.

🍊 제조법
온포기 8~10g 정도를 달이거나 환제로 하여 1일 2~3회 8~10일 정도 복용한다.

🔎 주의사항
1. 과다복용하면 오히려 역효과가 나타날 수 있다.
2. 간독성이 나타나는 경우도 있으므로 그런 증세가 보이면 복용을 금한다.
3. 몸이 약하거나 설사를 자주하는 사람의 주의해야 한다.

📒 기타 효능
주로 간장을 다스리며, 피부과 계통의 질환에도 효험이 있다.

간경변증, 간열, 간염(B형간염, 급성 간염), 개창, 관절염, 담낭염, 담석증, 두통, 명목, 비색증, 서증, 소갈증, 안질, 암(간암, 유방암, 피부암), 애, 위장염(만성), 은진, 자한, 지방간, 창종, 청열, 췌장염, 치은염, 타박상, 풍습, 피부소양증, 학질, 해열, 황달

이 약초는

1. 줄기와 꽃에는 이뇨작용, 해열작용, 담즙 분비 촉진작용하는 성분이 들어 있다.
2. 항염작용이 있어 황달, 급성 및 만성 간염, 위염 등에 큰 효과가 있다.
3. 입안의 상처나 염증이 생겼을 때 달인 물로 가글을 하면 치료되는 효과가 있다.
4. 혈액순환을 도우며 콜레스테롤 수치를 낮추는 역할을 한다.
5. 항암작용하는 쿠마린(courmarin), 클로로젠산(chlorogenic acid), 카페인산(caffeic acid)과 정유 성분이 들어 있어 발암물질을 배출하고 암세포 증식을 억제한다.

06 섬대

학명	*Sasa borealis var. gracilis*
과명	볏과(화본과)
생약명	죽엽(竹葉)
이명	담죽엽(淡竹葉)

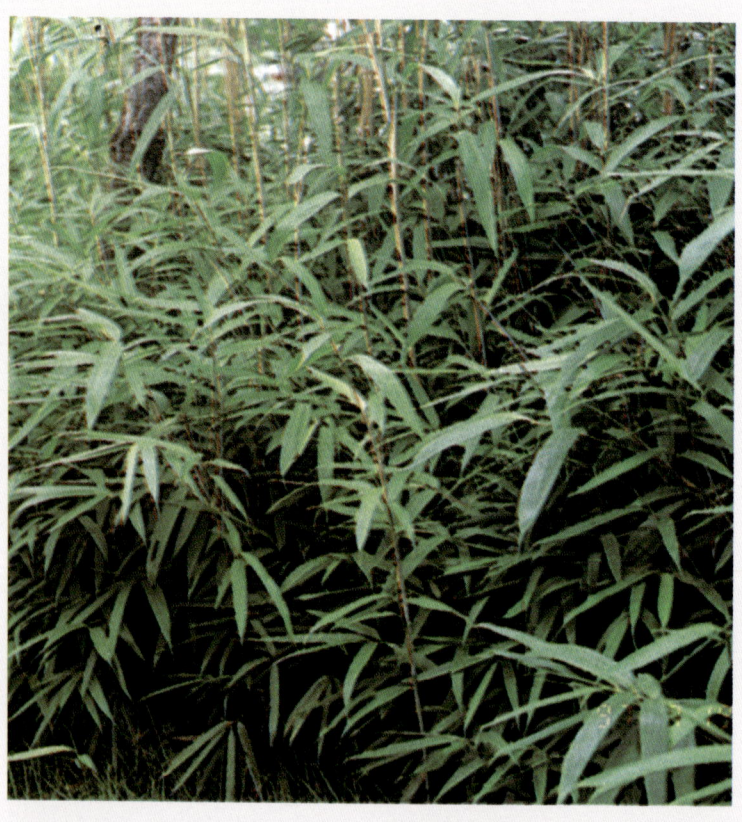

분 포	전라도(완도·백양산)	채취기간	연중
생 지	산기슭	취급요령	날것 또는 그늘에 말려 쓴다.
키	60cm 정도	성 미	따뜻하며, 달다.
분 류	상록 여러해살이 목본	독성여부	없다.
번 식	분주	동속약초	조릿대
약 효	온포기		

섬대는 기주조릿대라고도 한다. 산에서 나는 대나무 종류인 산죽류(山竹類)이다. 줄기는 곧게 서는데 자줏빛이 돌며 흰 가루로 덮여 있지만 점차 없어진다. 밑부분에 작은 털이 나 있고 잎집의 맥 사이에 돋은 밑을 향한 털은 점차 떨어진다. 약으로 쓸 때는 주로 탕으로 하여 사용한다.

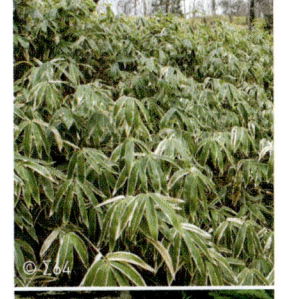

잎

가지 끝에서 2~4개가 나오는데 길이 10~25cm의 댓잎피침형 또는 좁은 댓잎피침형으로서 끝이 꼬리처럼 길게 뾰족하고 밑은 급히 좁아진다. 앞면은 털이 없고 녹색 또는 연한 녹색이며 가장자리가 흰빛으로 되는 것이 많다. 뒷면은 흰빛이 돌고 맥 사이에 밑을 향한 털이 있다.

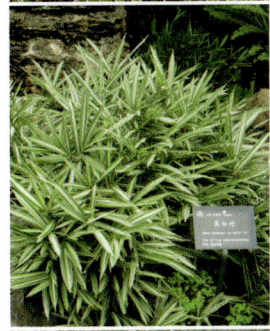

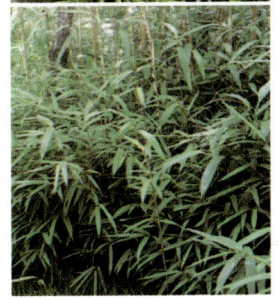

꽃

여름에 꽃이삭이 밑부분의 마디에서 나오는데 밑이 잎집으로 싸여 있다. 꽃줄기는 가늘며 위쪽으로 올라갈수록 털이 많다. 흔히 3~7년생 곁가지에 겹총상 꽃차례로 달려 핀다. 작은 이삭은 자주색이고 길이 1~2cm인데 3~6개의 꽃과 2개의 꽃턱잎으로 구성되며 겉에 털이 있다. 위쪽 꽃턱잎은 아래쪽 꽃턱잎보다 2배 정도 길다. 수술은 6개이며 수술대에 털이 없다. 꽃밥의 길이는 4mm쯤이다.

열매

가을에 영과가 달려 익기는 하나 꽃과 열매 보기가 극히 힘들다.

제조법

햇순 4~8g을 1회분 기준으로 달이거나 환제로 하여 1일 2~3회 1개월 정도 복용한다.

주의사항

1. 몸이 냉하거나 약한 사람은 복용을 주의해야 한다.
2. 약성이 강하므로 임산부는 복용을 금한다.
3. 추위를 많이 타는 사람은 주의해야 한다.

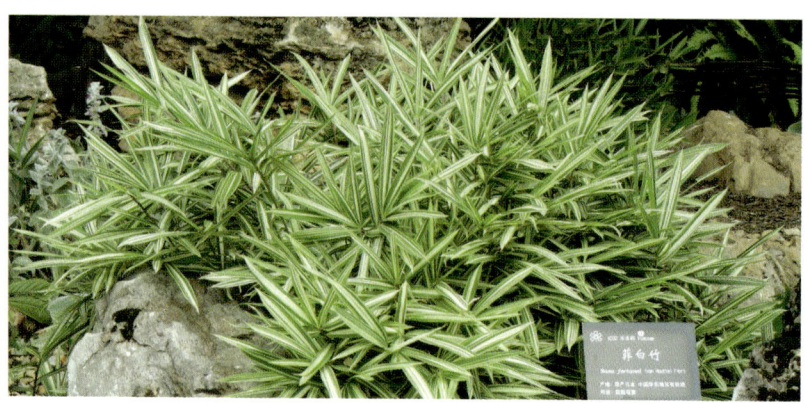

📝 기타 효능

주로 호흡기·신경계 질환을 다스린다.

구토, 당뇨병, 번갈, 번열, 번조, 불면증, 소갈증, 소변불통, 심장쇠약, 암(췌장암), 이뇨, 조현병, 중독, 해수, [소아 질환] 경풍

이 약초는

1. 《동의보감》과 《본초강목》에는 "약성이 가장 강하고 피를 맑게 하고, 마음을 편하게 해주며, 번뇌를 없앤다. 당뇨병, 고혈압, 위염, 만성 간염, 암 등의 치료에 효능이 있다"라고 기록되어 있다.
2. 트리신(tricine) 성분이 들어 있어 항염작용 및 항암작용을 하여 암 예방에 효과가 있다.
3. 세토닌(setonin) 성분이 들어 있어 우울증 개선 효과와 피부노화 억제에 효과가 있다.
4. 살균작용이 있어 피부염을 치료하고, 가래를 삭이는 효과가 있어 호흡기가 약한 사람에게 좋다.
5. 비타민 K의 함유량이 많아 골다공증을 예방하는 데 좋다.

07 참빗살나무

학명	*Euonymus sieboldianus*
과명	노박덩굴과
생약명	사면목(絲棉木)
이명	석씨위모(席氏爲矛)·도엽위모(桃葉㕍矛)

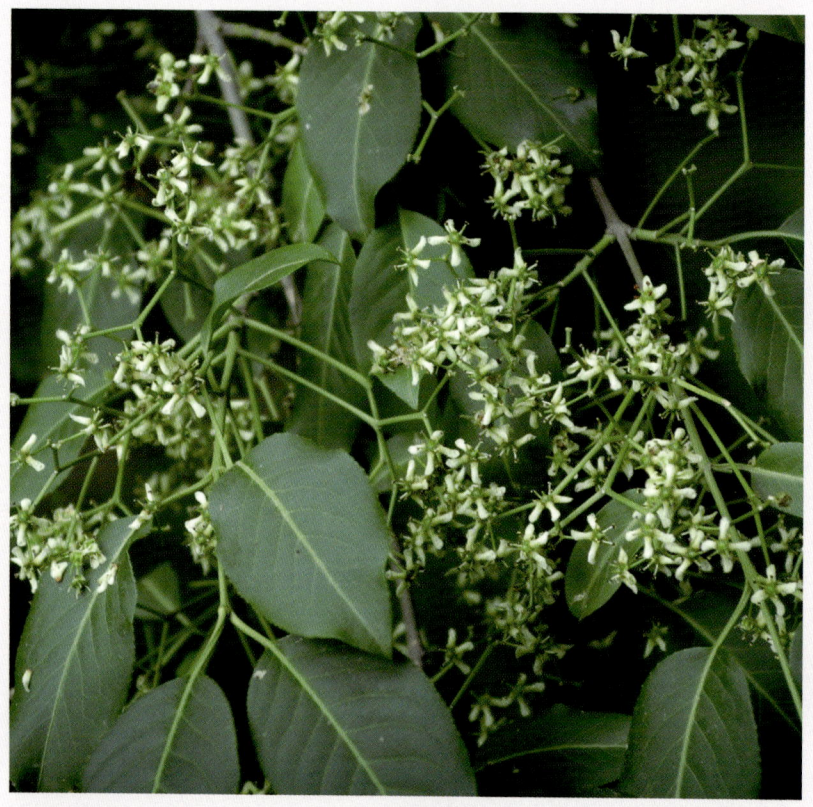

분 포	전국 각지	채취기간	연중(나무껍질), 가을(씨)
생 지	산중턱 이하의 냇가 근처	취급요령	햇볕에 말려 쓴다.
키	8m 정도	성 미	차며, 쓰다.
분 류	낙엽 활엽 소교목	독성여부	없다.
번 식	씨	동속약초	좀빗살나무의 나무껍질
약 효	나무껍질		

참빗살나무는 물뿌리나무라고도 한다. 나무 껍질은 회갈색인데 밋밋하고 매끄러우며 세로로 불규칙하게 갈라진다. 가지가 많이 갈라지는데 회록색이고 둥글며 털이 없다. 우리나라가 원산지이다. 관상용 · 식용 · 약용으로 이용된다. 어린순을 나물로 먹는다. 잔가지는 도장 · 지팡이 · 바구니의 재료로 이용한다. 나무껍질을 사면피(絲綿皮)라 하며 약재로 사용한다. 약으로 쓸 때는 탕으로 하여 사용하며, 술을 담가서도 쓴다.

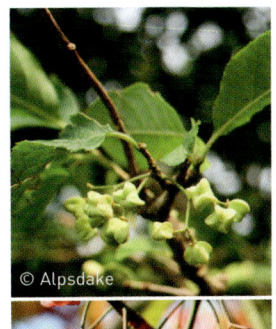

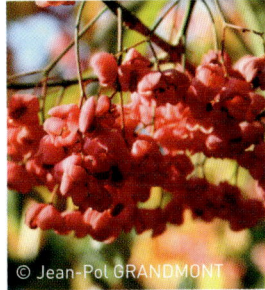

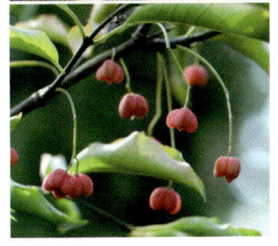

잎

마주나는데 길이 5~15cm, 너비 2~8cm의 댓잎피침형을 닮은 긴 타원형으로서 끝이 뾰족하며 밑이 둥글다. 가장자리에 고르지 않고 둔한 톱니가 있다. 양면에 털은 없다. 잎자루의 길이는 8~15mm이다.

꽃

5~6월에 연한 녹색 꽃이 3~12개씩 지난해에 나온 가지의 잎겨드랑이에서 취산 꽃차례를 이루며 달려 핀다. 암수딴그루의 단성화이다. 꽃받침 조각과 꽃잎 · 술은 각각 4개씩이고 꽃잎은 꽃받침 조각보다 3배 정도 길다. 수술은 꽃잎보다 짧으며 꽃밥은 흑자색이다.

🍒 열매

10월에 길이와 너비가 각각 4~8mm인 삭과가 달려 홍색으로 익는데 삼각형 모양의 심장형이고 4개의 능선이 있다. 열매가 다 익으면 4개로 갈라지면서 주홍색 껍질에 싸인 씨가 나온다.

🍋 제조법

나무껍질 15~20g을 1회분 기준으로 달이거나 산제 또는 환제로 하여 1일 2~3회 1개월 정도 복용한다.

🔎 주의사항

1. 잎은 설사를 일으키므로 어린잎을 나물로 먹을 때는 충분히 우려내야 한다.
2. 열매에는 약간의 독성이 있으므로 정량을 사용하고 장기 복용은 금한다.
3. 임산부는 유산할 수 있으므로 금한다.

📝 기타 효능

주로 운동계의 통증과 마비 증세를 다스린다.

관절염, 구충, 복통, 부인병, 소염제, 소종양, 신장결석, 암(암 예방/항암/악성종양 예방, 뇌암, 췌장암, 후두암), 어혈, 요독증, 요부마비, 요슬산통, 요통, 유즙분비부전, 출혈, 풍습, 혈전증

이 약초는

1. 싱아초산나트륨 성분은 혈당을 낮추며 인슐린 분비를 촉진하므로 당뇨병 완화에 좋다.
2. 혈액순환을 촉진하므로 손발 저림, 냉증, 동맥경화, 뇌졸중, 고혈압 등에 효과가 있다.
3. 《동의보감》에는 "성질은 차며 맛은 쓰고 독이 없다. 배가 아픈 것, 사기[六淫]나 헛것에 들린 것, 가위눌리는 것을 낫게 하며, 배 속에 있는 벌레를 죽인다. 월경을 잘 통하게 하고 산후어혈로 아픈 것을 멎게 한다"라고 기록되어 있다.
4. 한방에서는 관절염, 근육통, 피부염, 옻이 올랐을 때, 치질 등에 사용한다.

| 건강 지킴이 |

췌장암
똑똑한 대처법

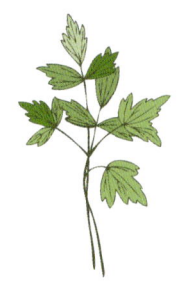

미국 국립암협회 자료에 따르면, 2015년 췌장암으로 사망한 환자는 40,560명이고 췌장암을 진단받은 사람은 48,960명이라고 한다. 우리나라 국립암센터의 자료에 따르면, 췌장암의 생존율은 8.7%에 불과하며 발견과 동시에 말기암으로 판정되어 6개월 안에 사망할 확률이 약 92% 이상이라고 했다. 이처럼 췌장암은 암 중에서도 치사율이 가장 높다.

이 소리 없는 암살자 췌장은 몸속 깊이 자리 잡고 있고 오장육부에 숨어 있어 발견하기도 쉽지 않다. 암으로 전이 되었을 때는 인접해 있는 장기에 전이되기도 한다. 다른 암보다 증상이 거의 없을 정도로 무서운 질병이며, 수술을 해도 다시 재발률이 80% 정도이며 항암 치료의 효과도 크게 나타나지 않는다고 한다. 하지만 자신의 건강을 일상생활 속에서 세밀히 체크해 본다면 조기에 발견할 수도 있다.

췌장암은 당뇨와 관련이 깊다. 오랫동안 당뇨를 앓고 있는 사람은 그렇지 않은 사람보다 췌장암 발생률이 높다고 한다. 건강한 사람도 방치해서는 안 된다. 혈당이 정상적인 수치를 유지하다가 어느 날 갑자기 혈당 수치가 정상적인 수치보다 매우 높아질 때는 췌장암 검사를 받아볼 필요가 있다. 또한 평생 당뇨와는 관련 없이 잘 지내다가 60세 이후 당뇨가 생긴 경우에도 마찬가지다.

이유 없이 체중이 갑자기 5~10% 정도 줄은 사람도 마찬가지이다.

• 췌장암의 증상

첫째, 옆구리쪽 피부의 가려움이 점점 심하게 나타난다.
둘째, 복부 통증 및 허리 통증이 지속해서 나타난다.
셋째, 황달이 나타나며, 소변의 색이 붉은색이나 갈색으로 나타난다.
넷째, 대변의 색이 회색이나 흰색으로 나타난다.
다섯째, 소화 기능이 약해지고 음식이 소화 안 되어 배출된다.

• 췌장을 건강하게 하는 방법

비만이 질병의 주원인이듯, 췌장도 마찬가지이다. 장기를 건강하게 하는 것은 소식하는 것이 좋다. 과식하면 인슐린 분비가 많아져 혈당 수치를 제대로 조절하지 못한다. 췌장도 쉬지 못하고 계속 활동하게 되고, 그로 인해 췌장의 기능도 점점 떨어지게 된다.

소식을 하되 하얀 쌀밥보다는 잡곡으로 먹는 것이 좋다. 과일과 채소도 충분히 섭취해주는 것이 좋다. 잡곡과 과일, 채소에는 인체의 필요한 영양소가 골고루 들어 있어 면역력을 높여준다. 항암작용과 혈당 수치를 조절해주며 췌장 기능을 개선해준다.

특히 야식을 하지 않는 것이 좋다. 소화가 잘되지 않으며 위에 음식이 오랫동안 머물고 췌장과 위장의 기능이 제대로 되지 않아 점점 나빠지기 때문이다. 물론 꾸준한 운동도 중요하다.

술과 담배는 간과 폐에만 나쁜 영향을 주는 것이 아니라 췌장에도 좋지 않다. 직계 가족 중 2명 이상 췌장암 환자가 있다면 정기검진을 반드시 받아보는 것이 좋다.

- 갈퀴덩굴
- 감자
- 감초
- 개나리
- 개미취
- 다시마
- 댕댕이덩굴
- 등골나물
- 마름
- 무궁화

- 미역
- 방아풀
- 벚나무
- 뽕나무
- 솔나물
- 옻나무
- 용담
- 주목
- 팬지
- 할미꽃

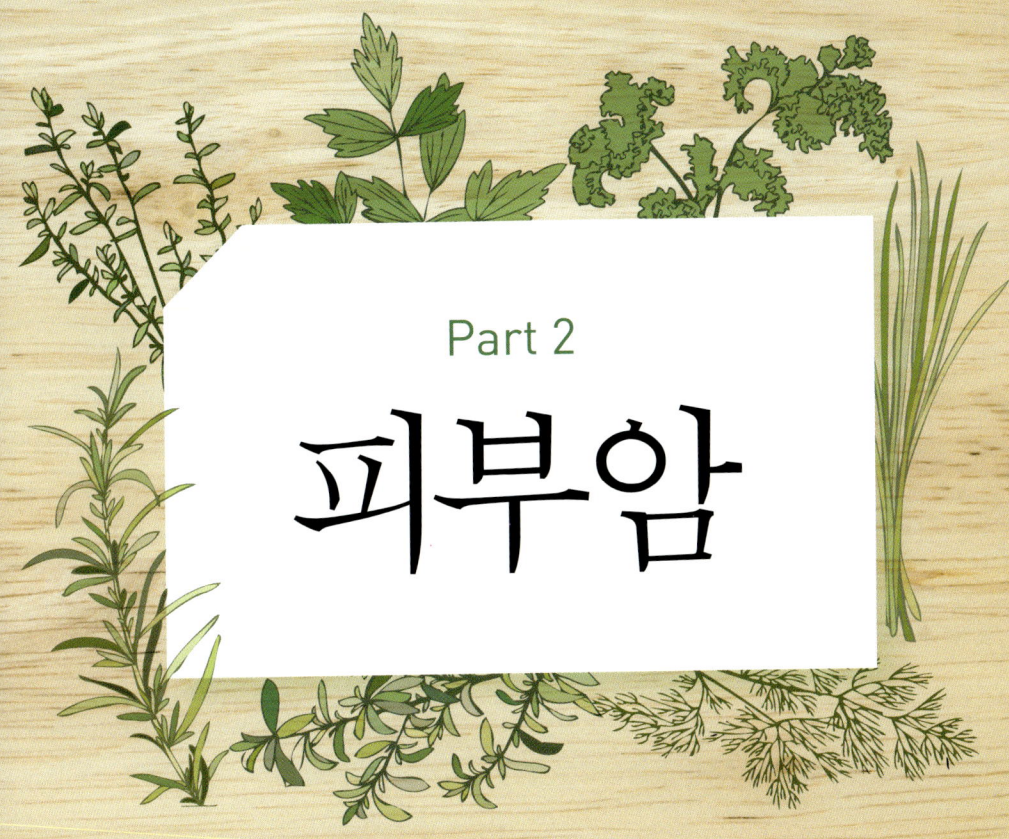

Part 2

피부암

Part 2 피부암 Skin Cancer

피부암이란?

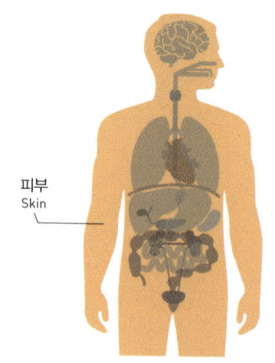

피부
Skin

피부암의 원인과 증상

피부는 평균 표면적이 약 $2m^2$로, 신체 기관 가운데 가장 큰 기관 중의 하나이다. 두께는 2mm 정도이나 진피의 결합 조직이 강해서 근육·내장·혈관·신경 등을 외부의 거친 환경으로부터 보호하는 역할을 한다. 외형은 매우 다양하며 나이에 따라 달라질 뿐만 아니라 전신 건강 변화의 척도가 될 만큼 변화가 다양하다. 이 피부에 생기는 상피성악성종양을 피부암이라 한다. 피부암은 대개 햇볕에 노출되는 시간과 관계가 있는데, 자외선에 장시간 노출되었을 경우에 위험이 커진다. 적도 부근에서는 위험도가 커지며, 요즘에는 오존층의 파괴로 자외선의 양이 세계적으로 늘어 피부암의 빈도가 늘고 있는 것으로 보인다. 피부의 햇빛 노출을 자제하는 것이 피부암의 위험을 줄이는 길이다.

피부염의 원인과 증상

체내 또는 체외의 자극으로 일어나는 피부의 염증이다. 동물·식물의

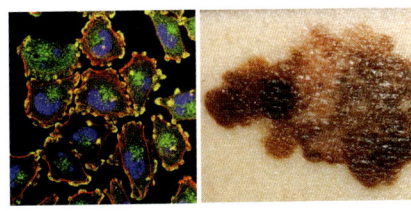

피부암 세포　　　　피부암

독이나 화학물질 따위의 직접 접촉 등이 원인이 된다. 종창·수포·소양·동통·발적(發赤)·작열·부종 따위를 일으키는 경우가 많다.

다음의 약초와 처방으로 다스릴 수 있다.

01 갈퀴덩굴

학명	*Galium spurium*
과명	꼭두서닛과
생약명	팔선초(八仙草)
이명	홍사전 · 소거등(小鋸藤)

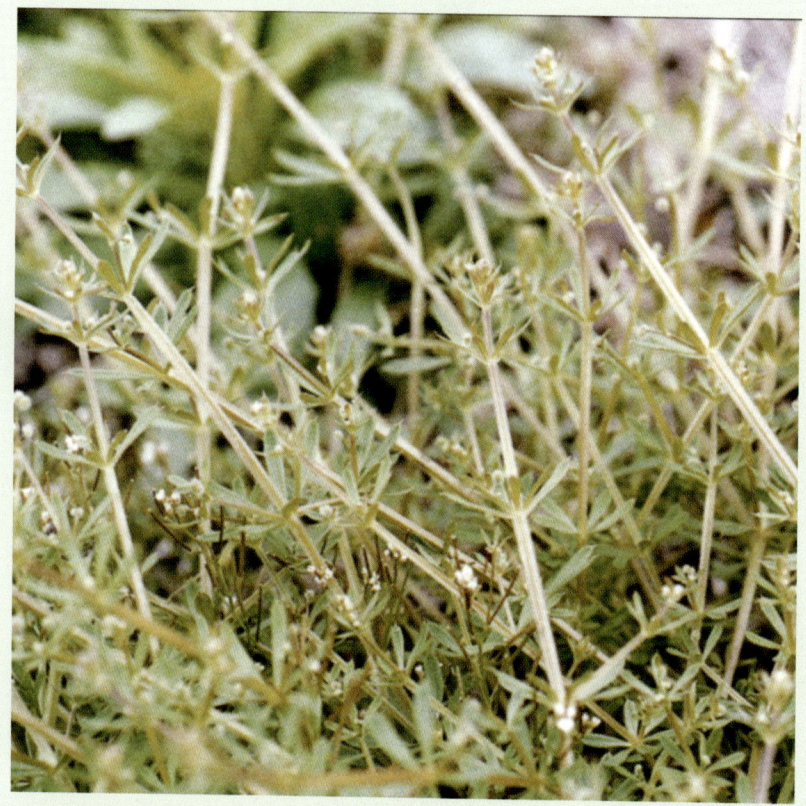

분 포	전국 각지	채취기간	여름
생 지	응달이나 길가, 빈터, 들	취급요령	햇볕에 말려 쓴다.
키	60~90cm	성 미	차며, 쓰고 맵다.
분 류	한해살이 또는 두해살이 덩굴풀	독성여부	없다.
번 식	씨	동속약초	솔나물 · 털잎솔나물
약 효	온포기		

갈퀴덩굴은 한국·일본·사할린·유럽 등지에 분포한다. 가시랑쿠라고도 한다. 원줄기는 네모지고 각 능선을 따라 밑으로 향한 가시털이 촘촘히 나 있어 다른 물체에 잘 엉겨 붙는다. 7~9월에 온포기를 채취하여 말린 것을 산완두(山豌豆)라 한다. 식용·약용으로 이용된다. 어린순은 나물로 먹는다. 약으로 쓸 때는 탕으로 하거나 생즙을 내어 사용한다. 외상에는 짓이겨 환부에 붙인다.

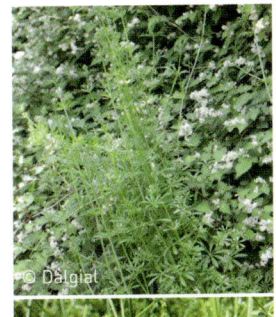

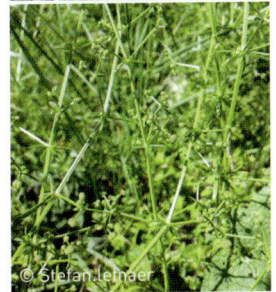

잎

줄기의 각 마디에 6~8개씩 돌려나며 길이 1~3cm, 너비 1.5~4mm 정도 되는 선 모양의 댓잎피침형이다. 끝이 까끄라기처럼 되어 있으며 가장자리와 뒷면의 잎맥 위에 가시털이 난다. 잎자루는 없다.

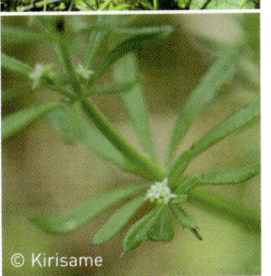

꽃

5~6월에 잎겨드랑이에서 흰색 또는 황록색으로 피는데 취산 꽃차례를 이루어 가지 끝에 2송이씩 달린다. 수술은 4개이고 암술머리는 2갈래로 갈라진다. 작은 꽃대에는 꽃받침 밑에 관절이 있다.

🔴 열매

6~7월에 반타원형으로 달려 익는다. 열매는 2개가 방울처럼 함께 붙어 있으며, 표면이 갈고리처럼 생긴 딱딱한 털로 덮여 있어 다른 물체에 잘 붙는다.

🟡 제조법

온포기 20~25g을 1회분 기준으로 달이거나 생즙을 내어 1일 2~3회 1개월 정도 복용한다.

🔍 주의사항

1. 몸이 약하고 냉하거나 설사를 자주하는 사람은 주의해야 한다.
2. 한 번에 과다복용하면 부작용이 올 수 있으니 소량으로 복용하는 것이 좋다.
3. 같은 종의 팔선초(八仙草)와 혼동할 수가 있는데 효능이 다르므로 주의해야 한다.

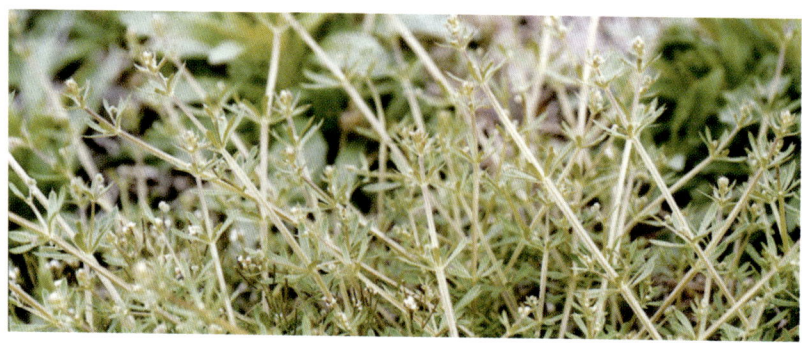

기타 효능

주로 호흡기 질병과 악성 종양을 다스린다.

고혈압, 동통, 식도암, 유방암, 자궁암, 폐암, 피부암, 요혈, 종독, 중독, 진통, 창종, 타박상

이 약초는

1. 혈액순환을 촉진하고 이뇨불편 증상을 완화하며 출혈 증상에 효과가 있다.
2. 몸의 열을 내려주며, 타박상이나 관절의 염증, 근육통, 통풍 등에 효과가 있다.
3. 독소를 해독하며, 항암작용이 있어 암 예방에 탁월한 효과가 있다.

02 감자

학명	*Solanum tuberosum*
과명	가짓과
생약명	마령서(馬鈴薯)
이명	번서(蕃薯)·북감저(北甘藷)

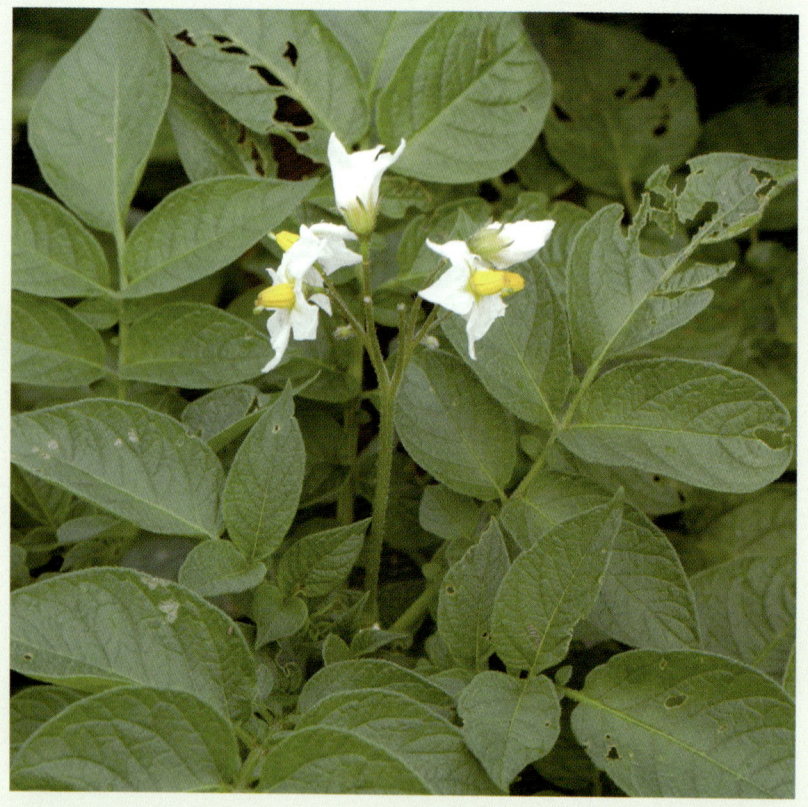

분 포	전국 각지	약 효	덩이줄기(감자)
생 지	밭에 재배	채취기간	5~6월, 8~9월
키	60~100cm	취급요령	날것으로 쓴다.
분 류	여러해살이풀	성 미	달다.
번 식	씨·분주	독성여부	없다.

감자는 하지감자·번서·북감저·북저(北藷)·토감저(土甘藷)·양저(洋藷)·지저(地藷)라고도 한다. 한랭한 기후에서 잘 자란다. 줄기에서 독특한 냄새가 난다. 땅속줄기로부터 기는 줄기가 나와 그 끝이 비대해져 덩이줄기를 이루는데 땅속의 이 덩이줄기를 감자라고 하며 녹말이 많아 식용·공업용·약용으로 널리 이용된다. 감자의 싹이 돋는 부분은 아린 맛을 내는 솔라닌이 들어 있어 독성이 있으므로 싹이 나거나 빛이 푸르게 변한 감자는 많이 먹지 않도록 한다. 싹이 튼 감자는 싹 부분을 도려내고 먹어야 한다. 약으로 쓸 때는 주로 생즙을 내어 사용한다.

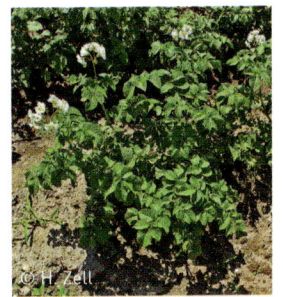
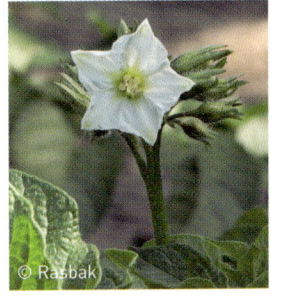

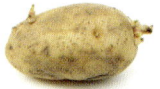

잎

어긋나고 줄기의 각 마디에서 나오는데 대개 3~4쌍의 작은 잎으로 구성된 1회 깃꼴겹잎이고 작은 잎 사이에는 다시 작은 조각잎이 붙는다. 작은 잎은 달걀꼴·심장형 또는 넓은 타원형인데 털이 나 있고 끝이 뾰족하다. 잎자루는 길다.

꽃

6월경에 오판화가 흰색 또는 자줏빛으로 피는데 잎겨드랑이에서 긴 꽃대가 나와 취산 꽃차례를 이루며 지름 2~3cm 정도 되는 별 모양의 꽃이 달린다. 꽃부리는 얕은 술잔 모양이며 가장자리가 얕게 5개로 갈라진다. 수술은 5개, 암술은 1개이고 황색의 꽃밥이 암술대를 둘러싼다.

🍒 열매

많이 열리지는 않으나 꽃이 진 뒤에 토마토 비슷한 작은 장과가 청록색으로 달려 익으면 황록색으로 변하는데 그 속에 100~300개의 씨가 들어 있다.

🍊 제조법

덩이줄기 생즙 10g, 당근 뿌리 생즙 30g을 1회분 기준으로 1일 2~3회 5~6일 정도 복용한다.

🔍 주의사항

1. 생감자에는 옥살산 성분이 들어 있다. 옥살산 성분은 칼슘과 결합해 불용성의 수산칼슘을 만들어 인체에 칼슘 흡수력을 저하시켜 결석증을 유발하게 하므로 과다복용을 하지 않는 것이 좋다.
2. 햇볕을 쬐게 되면 감자의 씨눈과 껍질은 녹색으로 변해 솔라닌 독성물질이 생성한다. 솔라닌은 위장장애, 복통, 현기증을 유발하게 한다.

📋 기타 효능

주로 외상 치료에 효험이 있으며, 소화기 질환을 다스린다.

고혈압, 과민성대장증후군, 구내염, 농가진, 담낭염, 변비, 복통, 십이지장궤양, 알레르기, 완하, 위궤양, 위·십이지장궤양, 위염, 인두염, 절양, 좌섬, 충치, 타박상, 탕화창(화상), 피부염, [소아 질환] 태독

이 약초는

1. 땅속의 사과라고 불리며 탄수화물과 비타민 C, 철분이 들어 있어 빈혈에 도움을 준다.
2. 사포닌(saponin) 성분이 들어 있어 위궤양으로 손상된 위 점막세포의 재생을 돕는 데 효과가 있다.
3. 섬유질 함량이 많아 콜레스테롤을 낮추며 성인병 예방에도 효과가 있다.
4. 폴리페놀(polyphenol) 성분이 들어 있어 암세포 증식을 억제한다.
5. 나트륨을 배출시키는 칼륨이 들어 있어 고혈압 환자에게 도움을 준다.

03 감초

학명	*Glycyrrhiza uralensis*
과명	콩과
생약명	감초(甘草)
이명	밀초(密草)·미초(美草)

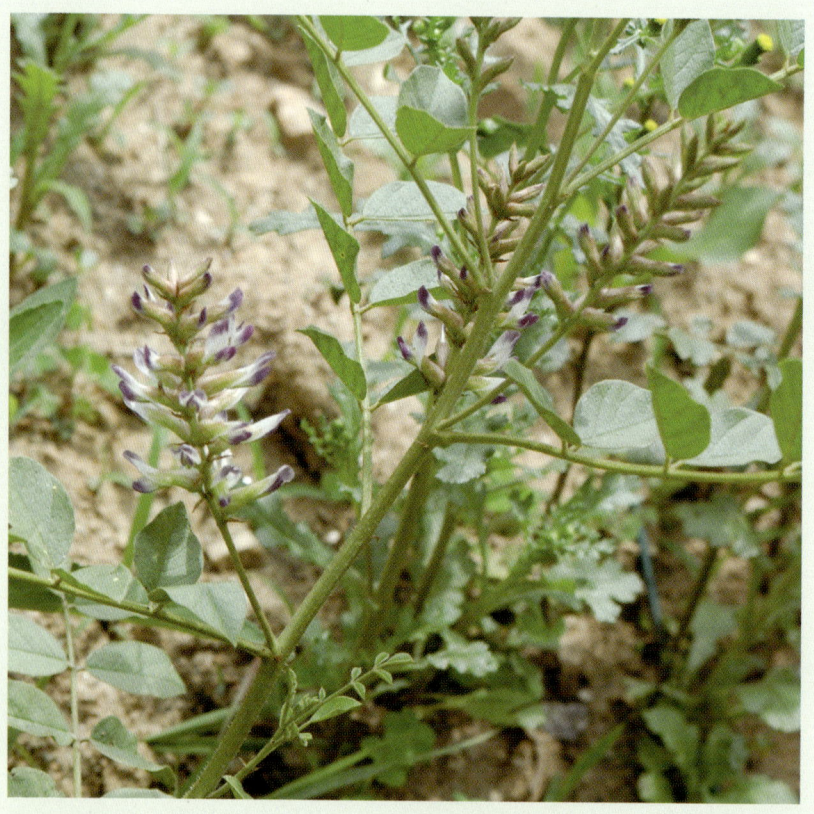

분 포	남부 지방	채취기간	가을
생 지	밭에 재배	취급요령	햇볕에 말려 쓴다.
키	100cm 정도	성 미	평온하며, 달다.
분 류	여러해살이풀	독성여부	없다.
번 식	씨	동속약초	양감초·황감초
약 효	뿌리		

감초의 뿌리줄기는 원기둥 모양이고 거기에 연결된 원뿌리는 땅속 깊숙이 뻗어 있다. 곧게 서 있는 땅위줄기는 모가 지며 흰색의 가느다란 짧은 털이 촘촘히 나 있어 회백색으로 보인다. 방향성이 있다. 뿌리를 국로(國老)라고 하며 그 맛이 달아 감초라고 부른다. 예전에 생선 장수들이 생태를 20마리(1코)씩 감초 줄기로 꿰어서 팔았는데 그렇게 하면 잡균이 붙지 않는다고 전해진다. 약용·감미료(간장 담그는 데)로 이용된다. 한방에서는 모든 약물과 배합이 잘 되어 다른 약의 작용을 순하게 하므로 다른 약에 첨가하여 중화제(조화제)·해독제로 쓴다. 약으로 쓸 때는 탕으로 하거나 환제 또는 산제로 하여 사용하며, 술을 담가서도 쓴다.

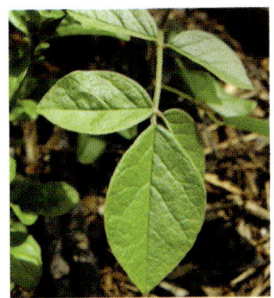
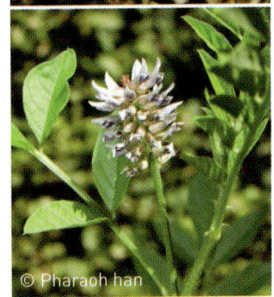
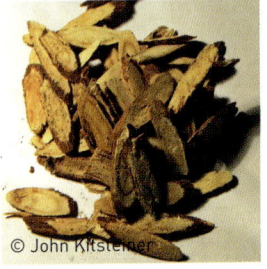

잎

어긋나고 홀수 깃꼴겹잎으로 작은 잎이 7~17개씩 달리는데 달걀 모양의 타원형이고 가장자리에 톱니가 없으며 끝이 뾰족하다. 잎의 크기는 길이 2~5cm, 너비 1~3cm이며 흰 털과 샘점이 있다.

❋ 꽃

7~8월에 남자색 꽃이 총상 꽃차례를 이루며 잎겨드랑이에 달려 핀다. 꽃의 크기는 1.4~2.5cm 정도이다.

🍒 열매

8~9월에 협과가 달려 익는데 꼬투리는 편평한 선 모양이고 활처럼 굽으며 바늘 같은 갈색 털이 촘촘히 나 있다. 신장 모양을 닮은 씨가 6~8개씩 들어 있는데 검은색으로 윤기가 난다.

🥣 제조법

1. 뿌리줄기 5~6g을 1회분 기준으로 달여서 1일 2~3회 4~5일 정도 복용한다.
2. 뿌리줄기와 마늘 비늘줄기를 같은 비율로 달여서 환부를 씻은 다음 백반으로 환부를 문지른다.

🔎 주의사항

1. 과다복용하면 고혈압과 부종이 유발할 수 있고, 남성은 호르몬 분비가 감소할 수 있으며 성욕감퇴 등 성 기능 장애가 발생할 수 있다.
2. 감초는 혈액 속의 나트륨을 상승하게 한다. 때문에 과다복용하면 저칼륨 혈증, 부정맥이 발생할 수 있다.
3. 혈전 용해제를 복용하는 사람은 의사와 상담한 후 복용하는 것이 좋다.
4. 과다복용하면 갑상샘 기능과 기초대사량이 떨어진다.

📝 기타 효능

주로 소화기·순환계·이비인후과 질환을 다스리며, 약재의 중화제·해독제로 쓴다.

간염, 간질, 감기, 강장보호, 건망증, 건위, 경련, 광견병, 근육통, 기관지확장증, 노이로제(신경증), 뇌졸중, 담, 당뇨병, 독감, 소화불량, 신경쇠약, 심장병, 십이지장궤양, 안면경련, 안질, 위암, 열독증, 염증, 오풍, 오한, 인두염, 인후염·인후통, 자양강장, 저혈압, 종독, 중독(과일중독, 식중독, 알코올중독, 약물중독, 초오중독), 천식, 치질, 칠창, 통증, 통풍, 편도선비대, 편도선염, 피부염, 후두염, **[소아 질환]** 간질, 감병, 경축, 백일해, 소아대변청, 소아천식, 소화불량

이 약초는

1. 감초의 플라보노이드(flavonoid), 칼콘(chalcone), 글리시리진(glycyrrhizin) 성분과 효소분해산물인 MGGR(단일 글루큐로네이트 글리시레틱산)은 피부암 억제 효과가 있다.
2. 인체에 쌓인 중금속을 배출하는 효능이 있어 니코틴이나 알코올 등의 독성물질을 분해하고 해독시켜준다.
3. 항염작용이 있어 염증개선과 피로회복에 좋고 대상포진에 효과가 있다.
4. 독일에서는 위염이나 기침, 기관지염의 치료제로 사용한다.
5. 감초는 평활근의 경련을 완화해 복통을 치료하고, 장딴지 근육에 경련이 있을 때도 효력이 있다.

04 개나리

학명	*Forsythia koreana*
과명	물푸레나뭇과
생약명	연교(連翹)

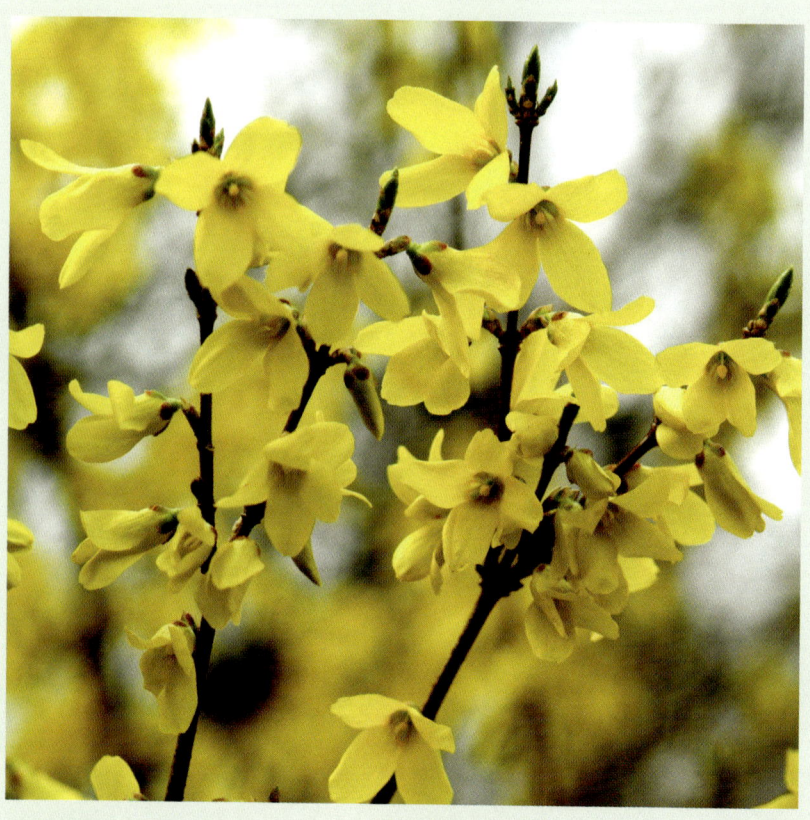

분 포	전국 각지	채취기간	9~10월
생 지	양지바른 산기슭, 울타리 식재	취급요령	햇볕에 말려 쓴다.
키	3m 정도	성 미	서늘하며, 쓰다.
분 류	낙엽 활엽 관목	독성여부	없다.
번 식	꺾꽂이 · 휘묻이 · 씨	동속약초	의성개나리 · 중국개나리
약 효	온포기 · 열매		

개나리는 황춘단 · 황화수 · 황금조 · 신이화 · 영춘화 · 어리자 · 어아리 · 어사리라고도 한다. 줄기에서 가지가 길게 뻗어 사방으로 퍼진다. 가지 끝이 밑으로 처지는데 작은 가지는 녹색이지만 점차 회갈색으로 변하고 껍질눈이 뚜렷하게 나타난다. 열매 말린 것을 연교라 하여 약용한다. 연교는 연꽃의 열매인 연밥에서 유래된 것으로 개나리의 열매가 연밥처럼 생겼기 때문이다. 개나리 열매껍질에서 추출한 물질에는 항균 성분이 있다. 관상용 · 울타리용 · 약용으로 이용된다. 약으로 쓸 때는 탕으로 하거나 산제로 하여 사용한다.

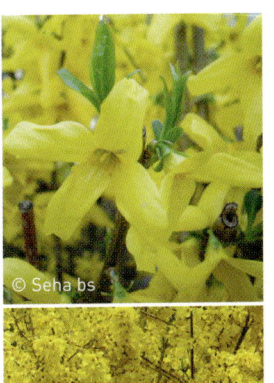
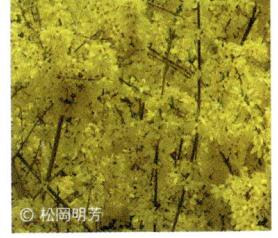

잎

마주나고 길이 3~12cm, 너비 1.5~2cm로서 달걀 모양의 댓잎피침형 또는 달걀을 닮은 타원형이며 끝이 뾰족하고 중앙부 이상의 가장자리에 톱니가 있다. 3갈래로 깊게 갈라진 잎도 있다. 앞면은 짙은 녹색이지만 뒷면은 황록색이며 양면에 털이 없다. 잎자루의 길이는 1~2cm이다.

꽃

4월에 총상 꽃차례로 잎보다 먼저 피는데 노란색의 사판화 1~3개가 잎겨드랑이에서 밑을 향해 달린다. 단성화이다. 꽃자루는 짧다. 암술대가 수술보다 위로 솟는 것이 암꽃이고, 암술대가 짧아 수술 밑에 숨는 것이 수꽃이다. 꽃받침과 꽃잎은 각각 4개로 갈라지는데, 꽃부리는 길이 2.5cm쯤이고 끝은 깊게 갈라진다. 수술은 2개이며 암술은 1개이다.

열매

9월에 길이 1.5~2cm인 달걀꼴의 검은 삭과가 달려 익는다. 표면에 혹 같은 돌기가 있다. 씨는 갈색이며 길이 5~6mm이고 날개가 있다.

제조법

열매 5~6g을 1회분 기준으로 달이거나 산제로 하여 1일 2~3회 4~5일 정도 복용하면서 달인 물을 환부에 바른다.

주의사항

1. 약재를 다룰 때 불을 쓰지 않는다.
2. 몸이 차고 소화 기능이 약한 사람의 주의해야 한다.
3. 염증성 종기와 임신 중인 사람은 금한다.

기타 효능

주로 피부과 질환에 효험이 있으며, 해독제·강심제로 쓰인다.

강심제, 개창, 견비통, 결핵, 담, 배농, 선창, 심장병, 월경불순, 이뇨, 종기, 종창, 중독, 중이염, 진통, 창종, 축농증, 치질, 통경, 통풍, 피부병, 피부염, 해열

이 약초는

1. 포르시톨(forsythol), 스테롤(sterol), 사포닌, 플라바놀(flavanol), 마타이레시노사이드(matairesinoside), 올레아놀산(oleanolic acid) 등의 성분이 들어 있어 암세포 증식을 억제한다.
2. 항균작용과 항염작용이 있어 오한과 열이 나는 증세, 소변불리, 신장염, 림프절염, 종기, 습진, 인후염, 피부염 등을 다스리는 데 쓰인다.
3. 아토피, 천식, 비염 등 알레르기성 질환에 매우 효과가 크다.

05 개미취

학명	*Aster tataricus*
과명	국화과
생약명	자완(紫菀)
이명	자영(紫英)·야견우(夜牽牛)

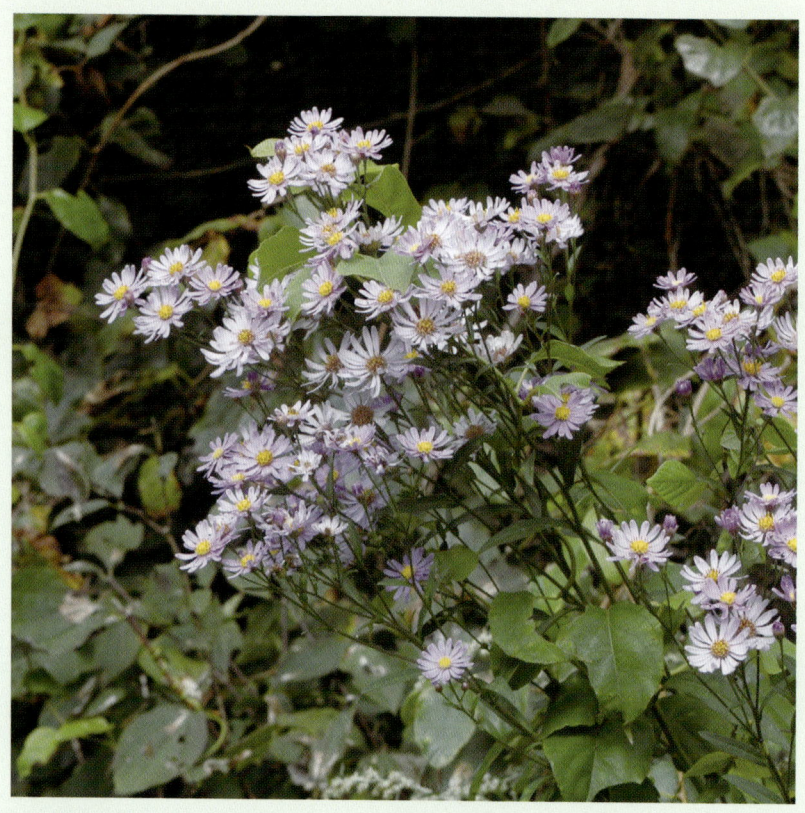

분 포	중북부 지방	채취기간	가을~이듬해 봄
생 지	야산 습지, 습윤한 초지	취급요령	햇볕에 말려 쓴다.
키	1.5~2m	성 미	따뜻하며, 쓰고 약간 맵다.
분 류	여러해살이풀	독성여부	없다.
번 식	씨	동속약초	갯쑥부쟁이·참취
약 효	뿌리		

개미취는 한국·일본·중국 북부와 북동부·몽골·시베리아 등지에 분포한다. 반혼초(返魂草)·자완·소판·협판채·산백채·자와·탱알이라고도 한다. 예로부터 인가에서 재배한다. 뿌리줄기는 짧고 잔뿌리가 많다. 전체가 거칠거칠하며 줄기는 곧게 서는데 야생은 키가 1.5m쯤이고 재배하는 것은 2m쯤이다. 위쪽에서 가지가 갈라지고 짧은 털이 난다. 관상용·식용·약용으로 이용된다. 어린순을 식용한다. 약으로 쓸 때는 탕으로 하거나 환제 또는 산제로 하여 사용한다.

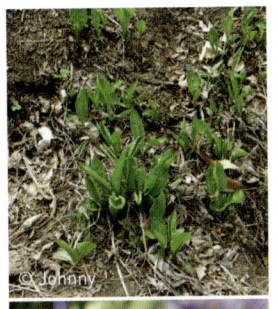

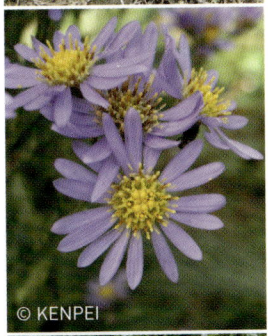

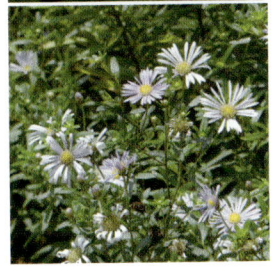

● 잎

뿌리잎은 뭉쳐나며 긴 잎자루가 있고 크게 자란 것은 길이 65mm 정도로서 주걱 모양을 한 긴 타원형인데 꽃이 필 때는 말라버린다. 줄기잎은 좁고 어긋나며 긴 타원형으로서 끝이 날카롭고 가장자리에 물결 모양의 톱니가 있다.

✻ 꽃

7~10월에 연한 자주색으로 피는데 지름 2~2.5cm의 두상화가 가지 끝과 줄기 끝에 산방 꽃차례로 달린다. 꽃의 한가운데는 황색이다. 꽃

자루는 길이 1.5~5cm이며 짧은 털이 빽빽하게 난다. 총꽃턱잎은 길이 7mm의 반구형이고 꽃턱잎은 3줄로 배열하며 가장자리가 막질이다.

🌰 열매
10월경에 길이 3mm 정도의 수과가 달려 익는데 갓털은 흰색이며 뻣뻣한 털 모양을 하고 있다.

🍜 제조법
뿌리 4~6g을 1회분 기준으로 달이거나 산제 또는 환제로 하여 1일 2~3회 1개월 이상 복용한다.

🔍 주의사항
1. 성질이 매우므로 몸에 열이 많은 사람은 주의해야 한다.
2. 복용 중에 기침할 때 피를 토하는 증상이 나타나면 복용을 금한다.
3. 쑥부쟁이와 비슷해 혼동하기 쉽다.

📝 기타 효능
주로 호흡기 · 비뇨기 질환을 다스린다.

가슴답답증, 각혈, 간염(A형간염), 거담, 기관지염, 담, 보폐 · 청폐, 소갈증, 소변불통, 스트레스, 암(폐암, 피부암), 윤폐, 이뇨, 인후염 · 인후통, 진통, 창종, 천식, 토혈, 폐농양, 해수, 해열, 허약체질, **[소아 질환]** 경풍

이 약초는

1. 녹농균, 티푸스간균, 대장균, 콜레라균 등 각종 바이러스 감염 질환에 효과가 있다.
2. 뿌리는 가래, 기침, 만성 기관지염 등 호흡기 질환에 탁월한 효과를 보인다.
3. 항암작용하는 에피프리에델라놀(epifriedelinol) 성분이 들어 있어 아드리아마이신에 의한 세포의 노화를 억제하고 암세포 증식을 억제한다.
3. 목소리가 쉽게 쉬는 사람에게도 좋으며, 임신 중인 상태에서도 복용해도 된다.

06 다시마

학명	*Laminaria*
과명	갈조류 다시맛과의 한 속
생약명	곤포(昆布)
이명	윤포(綸布)·해곤포(海昆布)

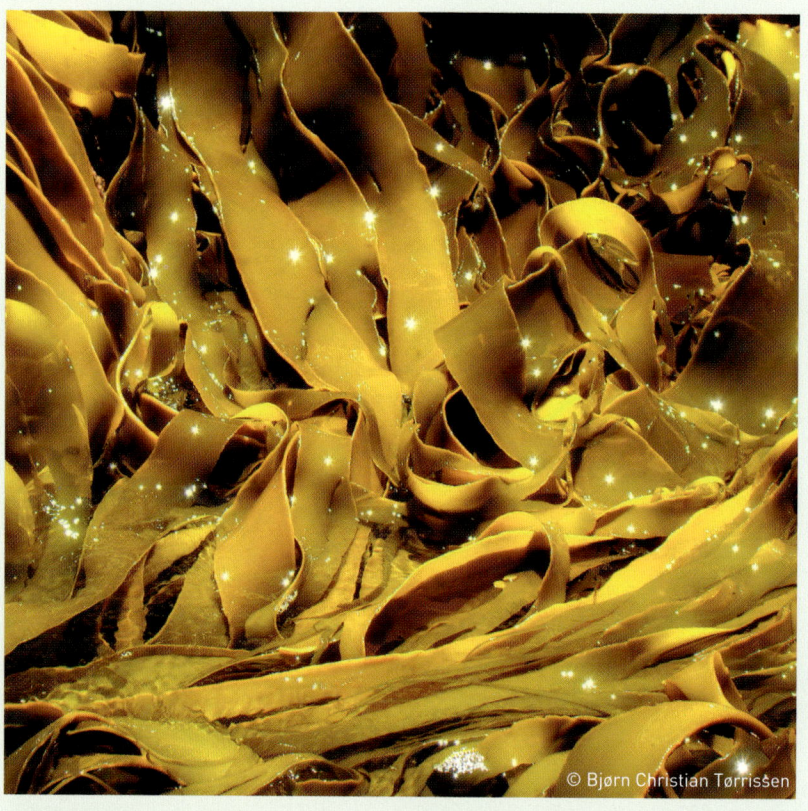

© Bjørn Christian Tørrissen

분 포	동·서·남해안	채취기간	여름~가을
생 지	바다에서 양식	취급요령	햇볕에 말려 쓴다.
키	1.5~3.5m	성 미	차며, 짜다.
분 류	여러해살이 대형 바닷말	독성여부	없다.
번 식	포자	동속약초	참미역·미역의 엽상 전초
약 효	온포기		

70 · 천혜의 명약 암을 이기는 약초

다시마는 곤포·해대(海帶)라고도 한다. 찬 바닷물에 사는 한해성(寒海性) 식물이다. 여러해살이지만 밑쪽의 체부만이 여러 해 살아남고 잎 부분은 해마다 새잎으로 교체된다. 우리나라의 다시마는 주로 참다시마와 애기다시마이다. 1년생 다시마는 아직 엽체가 얇고 가벼워 상품 가치가 없으며 2년생부터 채취할 수 있다. 다시마를 말리면 녹갈색 또는 흑갈색이 되는데 겉에 하얀 가루 같은 것이 나타난다. 식용·약용으로 이용되며 요오드의 원료가 된다. 약으로 쓸 때는 탕으로 하거나 산제로 하여 사용한다.

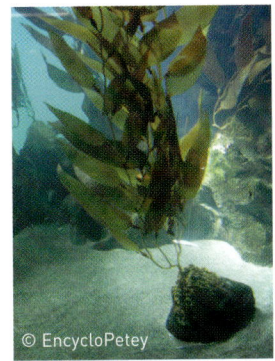
© EncycloPetey

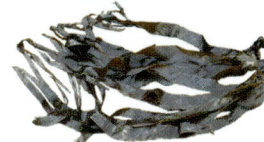
© Stemonitis

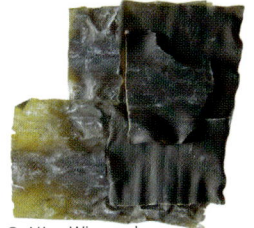
© Alice Wiegand

엽체(葉體 : 몸)

2~4년생인 엽체는 포자 세대로서 외형적으로는 줄기·잎·뿌리의 구분이 뚜렷하다. 줄기와 잎 사이에 생장대가 있어 매년 위로 자라고 끝에서는 계속 녹아 없어진다. 끝 녹음과 생장의 차이에 의해서 자란다.

잎

황갈색 또는 흑갈색의 넓은 띠 모양으로 길게 자라는데 바탕이 두껍고 표면은 미끄러우며 가장자리에 약간 쭈글쭈글한 물결 모양의 주름이 있다. 중간 부분보다 약간 아래쪽이 가장 넓어 보통 너비 25~40cm, 길이 1.5~3.5m 정도로 크다. 중앙 부분은 다소 두꺼워 두께 1.8~3.5mm 가량 된다. 어릴 때는 세로로 용무늬가 생기나 자라면서 없어진다.

🌿 줄기

짧은 원기둥 모양이며 자루처럼 생겼는데 곧게 서고 여러 갈래로 가지를 낸다. 세로로 달리는 중앙부의 줄기를 중대(中帶)라 한다.

🌲 뿌리

얽힌 뿌리가 잘 발달해 있어 바위에 단단하게 붙는다.

🌼 포자

가을(11월이 최성기)에 엽체 표면에 무성 포자가 만들어지고 이어 모체 밖으로 방출된다. 방출된 포자는 얼마 동안 물속을 헤엄쳐 다니다가 바닥에 붙어 발아하여 불과 수십 세포 정도로 된 실 모양의 유성 생식 배우체를 형성하는데 몸길이가 5mm 정도밖에 되지 않으나 유성체로서 수컷 배우체와 암컷 배우체가 반반 가량의 비율로 나타난다. 이윽고 수온 10℃ 이하의 조건이 되면 수컷 배우체에서 정자를 만들어 방출하여 암컷 배우체에서 형성된 알과 수정한다.

🟡 제조법

온포기 5g과 삼백초 온포기 3g을 1회분 기준으로 달여서 1일 2~3회 1개월 정도 복용한다.

🔍 주의사항

1. 식이요법을 잘못하면 폐와 피부에 부작용이 생길 수 있다.
2. 요오드 함유량이 많아 과다복용하면 갑상샘 호르몬의 생성이 억제되므로 주의해야 한다.
3. 임산부는 다시마 성분이 출산을 촉진하기 때문에 주의해야 한다.

📋 기타 효능

주로 순환계 · 신경계 · 호흡기 질병을 다스린다.

감기, 갑상샘 질환(갑상샘염, 갑상샘기능항진증), 견비통, 고혈압, 고환염, 관절염(화농성관절염), 구금, 구내염, 구창, 근육통, 다혈증, 당뇨병, 동맥경화, 매독, 암(유방암, 자궁암, 피부암), 치질, 콜레스테롤 억제, 편도선염, 피부미용, 후두염

이 약초는

1. 후코이단(fucoidan) 성분이 들어 있어 혈관 질환에 좋으며, 자외선으로 손상된 피부에 좋다.
2. 강한 항암작용이 있어 암세포 증식을 억제한다.
3. 섬유질과 칼슘, 칼륨이 풍부해 피부에 좋고, 장운동을 촉진하므로 변비에 좋다.

07 댕댕이덩굴

학명 *Cocculus trilobus*
과명 방기과
생약명 목방기(木防己)

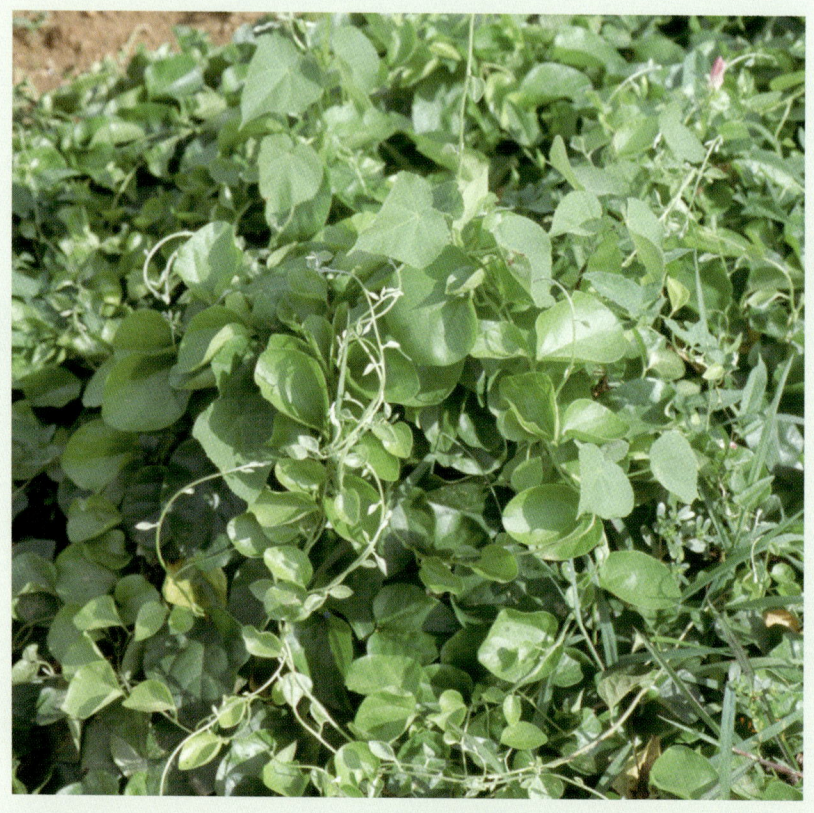

분 포	전국 각지	약 효	뿌리 · 덩굴
생 지	산기슭 양지, 숲가, 밭둑, 들판	채취기간	가을~다음해 봄
키	3m 정도	취급요령	날것 또는 햇볕에 말려 쓴다.
분 류	낙엽 활엽 덩굴풀	성 미	차며, 쓰다.
번 식	씨	독성여부	있다.

댕댕이덩굴은 댕강넝쿨·댕담이덩굴·목방기(木防己)·방기(防己)·상춘등(常春藤)·토고등(土鼓藤)이라고도 하며 줄여서 댕댕이라고도 부른다. 전체가 연둣빛이며 줄기는 목질에 가깝고 줄기와 잎에 회백색의 부드러운 잔털이 나 있다. 뿌리는 원기둥 모양이다. 바구니 재료·식용·약용으로 이용된다. 생약의 목방기는 줄기와 뿌리를 말린 것이다. 줄기와 잎도 청향등(靑香藤)이라 하며 약용한다. 약으로 쓸 때는 탕으로 하거나 산제로 하여 사용한다.

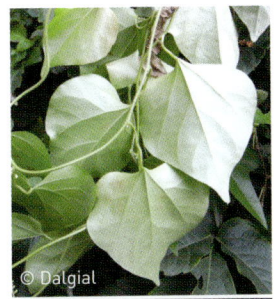

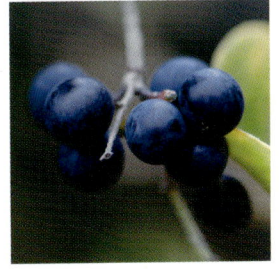

잎

어긋나며 길이 3~12cm, 너비 2~10cm의 달걀꼴이나 위쪽이 3개로 갈라지기도 하며, 3~5개의 맥이 뚜렷하다. 끝은 둔하거나 뾰족하고 밑은 둥글다.

꽃

6월에 황백색으로 피는데 잔꽃이 잎겨드랑이에서 나와 원추 꽃차례를 이루어 달린다. 단성화이다. 꽃받침 조각과 꽃잎은 각각 6개씩이고 밑이 둥글다. 수꽃은 수술 6개, 암꽃은 6개의 헛수술과 3개의 심피(心皮)가 있다. 암술대는 원기둥 모양이며 갈라지지 않는다.

🍒 열매

10월에 지름 5~8mm의 둥근 핵과가 달려 검푸른색으로 익는데 흰 가루로 덮여 있다.

😊 제조법

줄기 또는 뿌리 6~8g을 1회분 기준으로 달이거나 산제로 하여 1일 2~3회 4~5일 정도 복용한다.

🔍 주의사항

1. 아리스톨로크산(aristolochic acid) 성분이 들어 있어 신부전 환자가 복용하게 되면 방광암이나 요로상피암이 발생할 수도 있으므로 주의해야 한다.
2. 독성이 있으므로 한 번에 6~8g 이상 사용을 금한다.
3. 어린순을 나물로 먹을 때는 쓴맛이 나므로 데친 뒤 찬물에 담가서 잘 우려내야 한다.
4. 복용 중에 깽깽이풀, 하눌타리를 금한다.

📝 기타 효능

주로 운동계 · 신경계 · 비뇨기 질환을 다스린다.

각기, 감기, 개창, 건비위, 경련, 고혈압, 곽란(건곽란), 관절염(화농성관절염), 관절통, 구안와사, 구창, 구토, 근육통, 난관염 · 난소염, 뇌일혈, 대변불통, 동통, 류머티즘, 마비, 방광결석, 방광염, 변비, 부인병, 부종, 비만증, 상한, 설사, 소변불통, 소화불량, 수종, 신경통, 신부전, 안면신경마비, 안질, 옹종, 요도염, 요통, 우울증, 이뇨, 임질, 중풍, 진통, 창종, 탈항, 파상풍, 피부염, 학질, 한열왕래, 항강, 해열

이 약초는

1. 다이옥신 유사 물질의 독성을 효과적으로 감소시킨다.
2. 손발의 경련이나 부종, 전신부종, 소변곤란, 피부의 가려움, 비만 등에 좋다.
3. 한방에서는 뿌리 말린 것을 치열이나 신경통, 류머티즘 등의 약재로 사용한다.
4. 《동의보감》에는 "풍이나 습으로 입과 얼굴이 비뚤어진 것, 손발이 아픈 것, 온학(溫瘧)과 열기를 낫게 하며 대소변을 잘 나가게 하고 수종(水腫), 풍종(風腫), 각기(脚氣)를 낫게 한다"라고 기록되어 있다.

08 등골나물

학명	*Eupatorium chinensis var. simplicifolium*
과명	국화과
생약명	산택란(山澤蘭)
이명	자택란(孳澤蘭)·유월설(六月雪)·난초(蘭草)

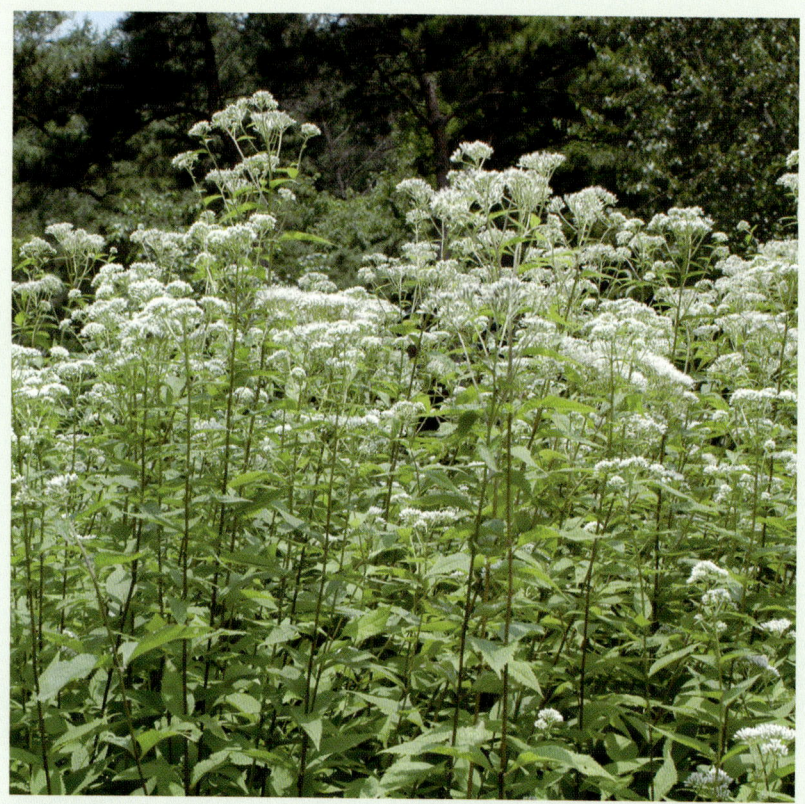

분 포	전국 각지	채취기간	가을
생 지	산과 들	취급요령	날것 또는 햇볕에 말려 쓴다.
키	70cm 정도	성 미	서늘하며, 맵고 쓰다.
분 류	여러해살이풀	독성여부	없다.
번 식	씨	동속약초	골등골나물의 뿌리·온포기
약 효	뿌리·온포기		

등골나물은 산란(山蘭)이라고도 한다. 전체에 가는 털이 나 있다. 줄기는 곧게 서며 자줏빛이 도는 점이 있다. 가지에는 꼬부라진 털이 나 있다. 식용·약용으로 이용된다. 어린순은 나물로 먹는다. 약으로 쓸 때는 주로 탕으로 하여 사용한다. 외상에는 짓이겨 붙이거나 달인 물로 씻는다.

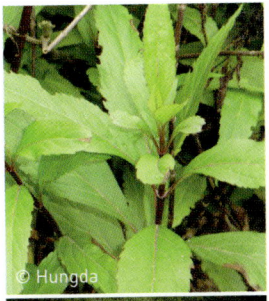

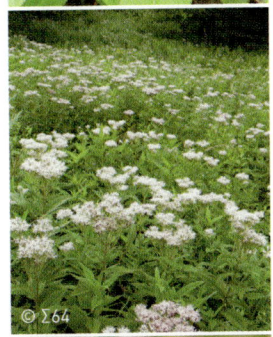

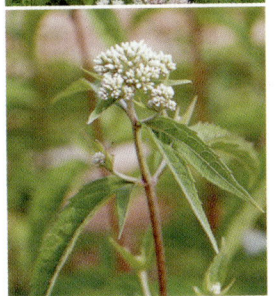

잎

밑동에서 나온 잎은 작으며 꽃이 필 때쯤이면 시들어 버린다. 중앙부에 커다란 잎이 마주나는데 짧은 잎자루가 있고 길이 10~18cm의 달걀을 닮은 타원형 또는 긴 타원형으로서 끝이 날카롭다. 양면에 털이 있으며 앞면은 녹색이고 뒷면에 샘점이 있다. 잎맥은 6~7쌍이며 잎의 가장자리에 톱니가 있다.

꽃

7~10월에 흰색과 자주색이 어우러진 꽃이 산방 꽃차례를 이루며 달려 핀다. 꽃차례받침은 길이 5~6mm의 원통형이고 샘점과 털이 있다.

🍒 열매

11월에 수과가 달려 익는데 길이 3mm 정도의 원통형이며 털이 있다. 갓털은 길이 4mm쯤이며 흰색이다.

😊 제조법

온포기 또는 뿌리 8~10g을 1회분 기준으로 달여서 1일 2~3회 1개월 정도 복용한다.

🔍 주의사항

1. 너무 오래 달이면 약의 효과가 떨어진다.
2. 서양등골나물에는 독성이 있어 먹게 되면 손발이 떨리고 변비가 발생할 수 있으니 금한다.
3. 서양등골나물은 들깻잎과 비슷하다.

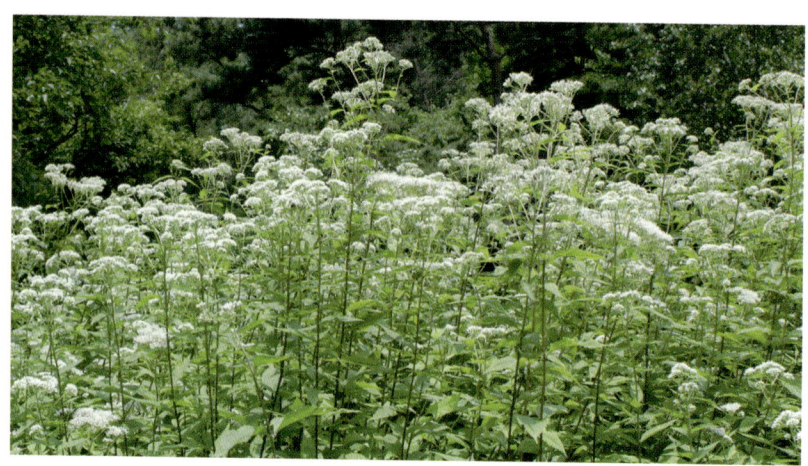

📝 기타 효능

주로 운동계 질병과 악성종양 및 혈증을 다스린다.

감기, 고혈압, 관절염, 기관지염, 당뇨병, 번열, 복통, 산후부종, 암(자궁암, 치암, 폐암, 피부암), 월경불순, 종독, 중독, 중풍, 충수염, 통경, 편도선염, 폐렴, 풍, 해열, 행혈, 황달

이 약초는

1. 강한 항염·항종양에 효과가 있는 코스튜놀리드(costunolide) 성분이 들어 있어 피부암, 전립선암, 위암, 대장암 등에 효과가 있으며 암세포 사멸을 유도한다.
2. 혈액순환과 해열 효능이 있고, 해독작용이 있어 뱀이나 벌레에 물린데 치료제로 쓰인다.
3. 항균작용이 있어 편도선염·인후염·기관지염·관절염 등에 효과가 있으며, 월경불순에도 효능이 있다.
4. 《동의보감》에는 "등골나물은 싹을 뜯어 그늘에 말려 약으로 쓴다. 출산 후 혈기가 약하고 허로병(虛勞病)이 생겨 여윈 증상을 낫게 한다. 이 밖에도 쇠붙이에 다친 증상, 옹종을 낫게 하며 타박상으로 생긴 어혈을 삭게 한다"라고 기록되어 있다.

09 마름

학명	*Trapa japonica*
과명	마름과
생약명	능실(菱實)
이명	수율(水栗)·수릉(水菱)·사각(沙角)

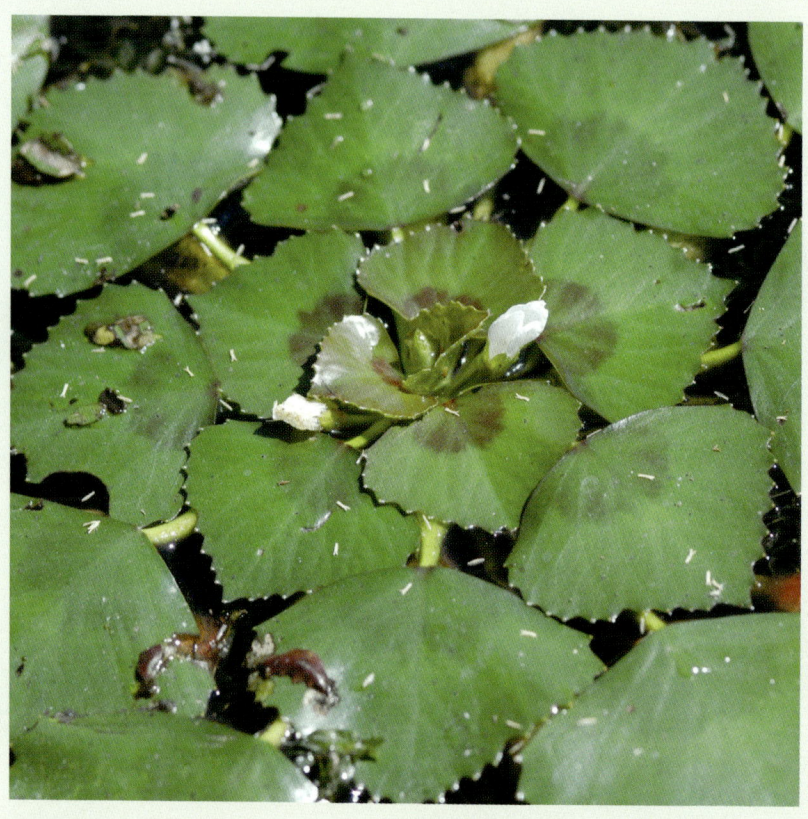

분 포	전국 각지	채취기간	9~10월 열매 성숙
생 지	저수지, 늪, 연못	취급요령	날것 또는 가루를 내어 쓴다.
키	물밑 흙 속 뿌리에서 수면 잎까지	성 미	평온하며, 달다.
분 류	한해살이풀(수면 부유 식물)	독성여부	없다.
번 식	씨	동속약초	애기마름의 씨·줄기
약 효	씨·줄기		

마름은 말율(末栗)·수율(水栗)·지(芝)·지실(芝實)·능(菱)·능각(菱角)이라고도 한다. 뿌리는 물밑의 진흙 속에 있고 원줄기는 수면까지 길게 자라며 끝에서 많은 잎이 사방으로 퍼져 수면을 덮는다. 물속의 마디에서는 깃 모양의 뿌리가 내린다. 줄기를 능경(菱莖), 잎을 능엽(菱葉), 열매를 능실(菱實), 열매꼭지를 능체(菱蒂), 열매껍질을 능각(菱殼), 과육 속에 들어 있는 흰색의 녹말을 능분(菱粉)이라 한다. 열매는 날로 먹거나 가루를 만들어 먹으며 녹말 채취용으로도 쓴다. 예전에는 구황 식품으로도 이용되었다. 관상용·식용·약용으로 이용된다. 약으로 쓸 때는 날것 또는 산제로 하여 사용한다.

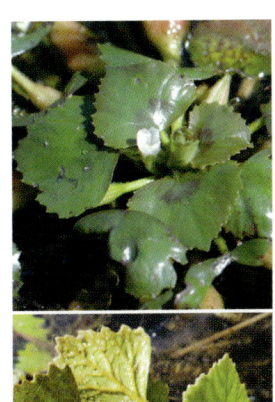
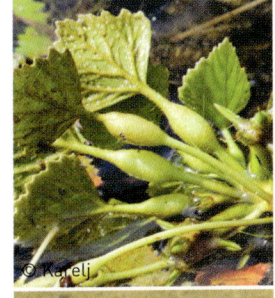
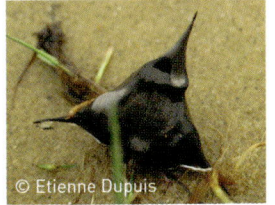

잎

뿌리와 함께 마주나지만 줄기의 끝부분에서는 뭉쳐나와 많은 잎이 수면 위에서 사방으로 퍼진다. 길이 2.5~5cm, 너비 3~8cm의 마름모꼴 비슷한 삼각형이고 위쪽 가장자리에 이빨 모양의 불규칙한 톱니가 있다. 앞면은 털이 없고 광택이 나며 뒷면 맥 위에 털이 많다. 길이 19~20cm인 잎자루에는 털이 있으며 독특하게 굵어진 부분이 있는데 길이 1~5cm의 댓잎피침형이다. 잎자루 아래쪽에 부풀어 오른 이 굵은 부분은 공기주머니인데 그 안에 공기가 들어 있어 잎이 부력을 받아 물 위에 뜰 수 있도록 해준다.

🌼 꽃

7~8월에 지름 1cm 정도인 흰색 또는 연한 붉은색의 십자화가 잎겨드랑이에 달려 피는데 꽃잎은 타원형이다. 짧은 꽃대가 위를 향하지만 열매가 커짐에 따라 밑으로 굽는데 길이는 2~4cm이다. 꽃받침 조각은 털이 있고 꽃잎·수술과 함께 각각 4개씩이며 암술은 1개이다.

🍒 열매

9~10월에 뼈대같이 딱딱한 역삼각형의 핵과가 달려 익는데 위쪽의 중앙부가 두드러지고 양 끝에 꽃받침 조각이 변한 2개의 가시가 있다. 그 속에 다육질의 흰 씨가 1개씩 들어 있다.

🟡 제조법

온포기 또는 씨 8~10g을 1회분 기준으로 달이거나 산제 또는 환제로 하여 1일 2~3회 1개월 정도 복용한다.

🔍 주의사항

1. 위암 환자 외에는 장기 복용하지 않는 것이 좋다.
2. 위와 장이 안 좋은 사람은 가스가 찰 수 있으니 소량으로 복용하는 것이 좋다.

3. 과다복용하면 양기가 손상할 수 있으며, 음경이 발기하지 않을 수 있고, 요충이 생길 수도 있다.
4. 이질이나 학질 질환이 있는 사람은 주의해야 한다.

기타 효능

주로 위경을 다스리며, 산후회복에 효험이 있다.

강장보호, 건비위, 건위, 근골위약, 번갈, 산후부종, 산후회복, 서증, 소갈증, 암(위암, 자궁암, 치암, 피부암), 월경불통, 유방염, 주독, 중독, 해열, 허약체질

이 약초는

1. 마름 열매를 우려낸 용액은 복수암·간암에 효과가 뛰어나고, 껍질에는 항암작용이 있어 폐암·위암·식도암·자궁암·피부암에 효과가 있는 것으로 밝혀졌다.
2. 열매에는 녹말과 포도당, 단백질 등이 있어 성장기 아이들에게 좋다.
3. 열매를 익혀 먹으면 기운을 보강하고 비장을 튼튼하게 해준다.
4. 근육통과 관절의 통증에 효과가 있다.
5. 《본초강목습유》에는 "사마귀에 깨끗한 물에 담근 열매꼭지를 1~2번 바르면 자연히 떨어진다"라고 적고 있고, 《본초추진》에는 "위궤양을 치료한다"라고 쓰여 있다.

10 무궁화

학명	Hibiscus syriacus
과명	아욱과
생약명	목근화(木槿花)
이명	천근피(川槿皮) · 목근피(木槿皮)

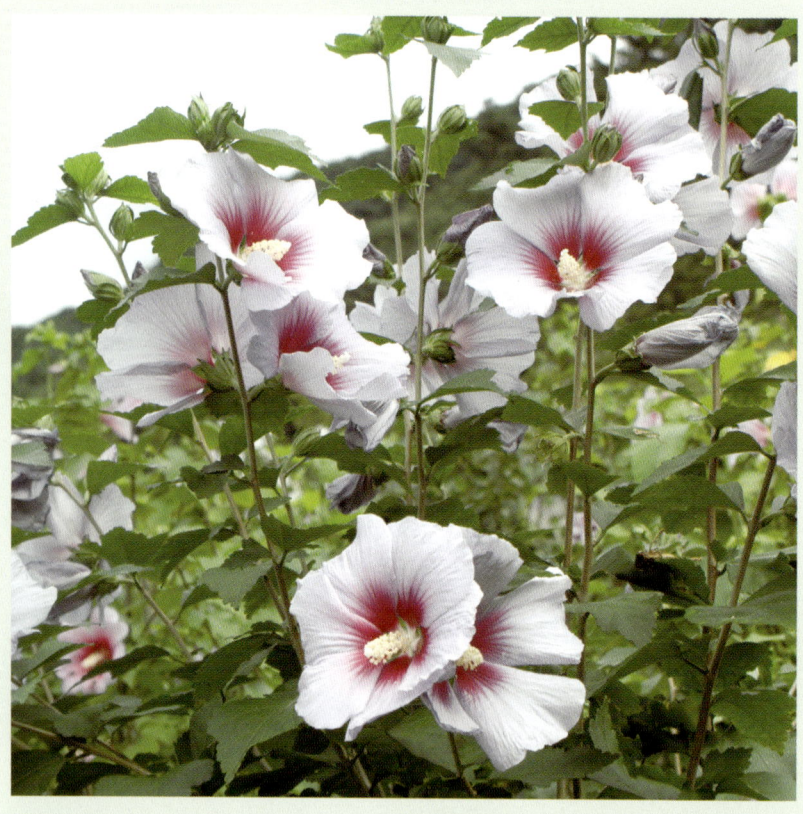

분 포	중부 이남	채취기간	7~9월
생 지	길가·화단·울타리·정원에 식재	취급요령	날것 또는 햇볕에 말려 쓴다.
키	2~4m	성 미	서늘하며, 달고 쓰다.
분 류	낙엽 활엽 관목	독성여부	없다.
번 식	꺾꽂이 · 접목 · 씨	동속약초	단심무궁화 · 흰무궁화
약 효	반쯤 벌어진 꽃봉오리		

무궁화는 근화(槿花)·목근(木槿)·순화(舜花)·순영(舜英)·화노(花奴)·번리초(藩籬草)라고도 한다. 꽃이 7월부터 10월까지 100여 일간 계속 화려하게 피므로 무궁화란 이름을 갖게 되었다. 홑꽃은 반드시 이른 새벽에 피고 저녁에는 시들어 날마다 신선한 새 꽃을 보여준다. 한국을 대표하는 국화(國花)이다. 나무 전체에 털이 없고 많은 가지를 치며 회색을 띤다. 관상용·생울타리용·가로수·약용으로 이용되나 무궁화는 예로부터 관상용에 앞서 약용 식물로 다루어져 왔다. 약으로 쓸 때는 주로 탕으로 하여 사용한다.

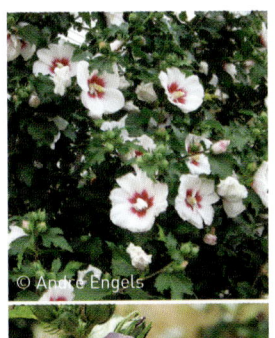
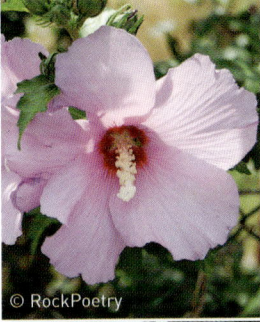
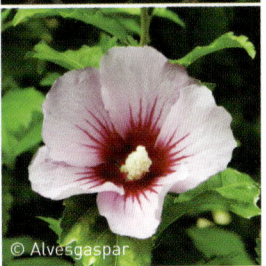

잎

늦게 돋아나고 어긋나며 잎자루는 길이 5~15mm 정도로 짧다. 잎몸은 길이 4~10cm의 마름모를 닮은 달걀꼴이고 가장자리가 3갈래로 깊게 갈라진 것도 있으며 가장자리에 불규칙한 톱니가 있다. 앞면에는 털이 없으나 뒷면 맥 위에 털이 있다.

꽃

7~10월에 반드시 새로 자란 가지의 잎겨드랑이에서 1개씩 돋아나는데

대체로 지름 7.5cm 안팎의 종 모양이고 꽃자루는 짧다. 무궁화는 꽃의 밑에 꽃대가 있어 그 위에 꽃받침이 있고 5개의 꽃잎이 있다. 꽃잎 위에 씨방이 있고 씨방에서부터 암술이 곧게 위로 뻗쳐 암술머리가 5개 있다. 암술대 주위로 수술이 돋아나는데 20~40개의 단체 수술이 생겨 암술대를 싸고 있다. 이것이 홑꽃의 기본형인데 암술대 주위의 수술이 꽃잎으로 변하여 반겹꽃 · 겹꽃으로 분화가 일어난다. 홑꽃의 꽃잎 5개는 대체로 거꿀달걀꼴인데 밑부분에서는 서로 붙어 있다. 색깔은 대개 홍자색 계통이지만 흰 꽃도 있다. 순백색 이외의 무궁화는 모두 중심 부분에 붉은색을 가지고 있어 우리나라에서는 옛날부터 단심(丹心)이라고 불러 왔다. 무궁화의 색깔은 이처럼 연분홍 · 분홍 · 다홍 · 보라 · 자주 · 등청 · 벽돌색 · 순백색 등 다양하다.

열매
10월에 길쭉한 타원형의 삭과가 달려 익는데 5개로 갈라진다. 그 안에 편평하며 털이 있는 갈색의 씨가 들어 있다.

제조법
꽃봉오리 5~6g을 1회분 기준으로 달여서 1일 2~3회 4~5일 정도 복용하면서 달인 물을 환부에 바른다.

주의사항
1. 무궁화는 독이 없어 과다복용하지 않으면 부작용은 없다.

2. 간혹 복용 시 가슴이 답답해지거나 머리가 무거운 증상, 배가 팽창한 느낌이 올 수도 있으나 5일 정도 복용을 중단하면 다시 괜찮아진다.
3. 강정제나 보약이 아니므로 과다복용과 장기 복용은 금한다.

기타 효능

주로 부인과 · 순환계 · 피부과 질환을 다스린다.

건비위, 구토, 기관지염, 대하증, 독두병, 독창, 변혈증, 비염, 선창, 설사, 소갈증, 수렴제, 습비, 어혈, 원형탈모증, 위산과다증, 위염, 위장염, 이질, 인두염, 인후염 · 인후통, 장염, 장출혈, 적백리, 중독, 천식, 청혈, 축농증, 출혈, 치질, 탈항, 피부병, 피부염, 해열, 후두염

이 약초는

1. 무궁화 줄기에는 세라마이드(Ceramide) 성분이 들어 있어 멜라닌 색소를 억제하며 피부 미백에 뛰어난 효과를 보인다. 또한 스핑고당지질(sphingoglycolipid)이 다량 함유되어 있어 아토피성 피부염에도 효과가 있다.
2. 이질이나 설사, 질염 등을 다스리는 데 쓰이며, 옴이나 습진 등의 피부 질환을 다스리는 데 쓰인다.
3. 불면증이 있는 사람과 아이들이 코피를 자주 흘릴 때 무궁화 줄기의 껍질을 달여 마시면 효과가 있다.
4. 《동의보감》에는 "성질이 서늘하고 독이 없다. 이질과 풍열을 치료하고 풍을 다스린다"라고 기록되어 있다.

11 미역

학명	*Undaria pinnatifida*
과명	미역과
생약명	곤포(昆布)
이명	윤포(윤布)·해곤포(海昆布)

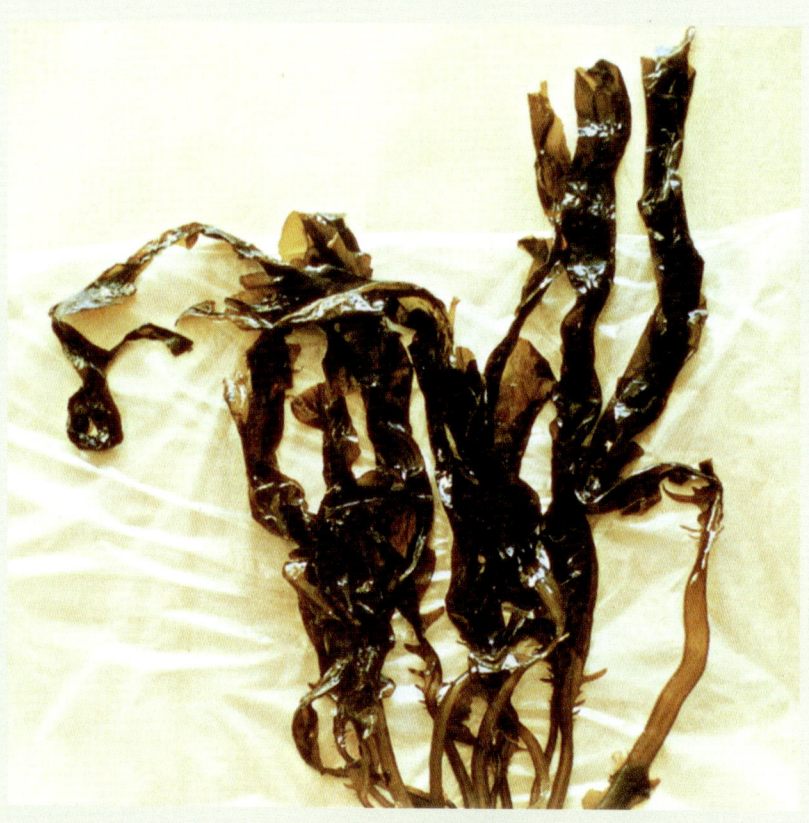

분 포	전국 연안	채취기간	가을~이듬해 봄
생 지	해안의 바위	취급요령	햇볕에 말려 쓴다.
키	1~1.5m, 폭 50㎝ 정도	성 미	차며, 짜다.
분 류	한해살이 바닷말(갈조류)	독성여부	없다.
번 식	포자	동속약초	참미역, 다시마 등의 줄기 전체
약 효	줄기 전체		

미역은 감곽(甘藿)·해채(海菜)라고도 한다. 몸은 녹갈색 또는 흑갈색을 띠는데 외형적으로는 뿌리·줄기·잎의 구분이 뚜렷한 엽상체(葉狀體) 식물이다. 줄기는 갈라지지 않으며 위쪽 부분은 부드러운 막질의 잎이 되는데 그 중앙에는 줄기의 이음 부분인 중륵이 아래위로 뻗어 있다. 줄기는 납작하게 눌린 타원형이고 그 밑의 뿌리는 나뭇가지 모양으로 여러 번 갈라져서 복잡하게 얽힌 모양을 하고 바위에 붙어 있다. 엽상체의 생장점은 줄기에서 잎으로 이어지는 부분에 있는데 대체로 가을에서 겨울 동안에 자라고 봄에서 초여름 동안에 무성 포자를 내어 번식하며 초여름부터 한여름에 고사(枯死)하는 온해성

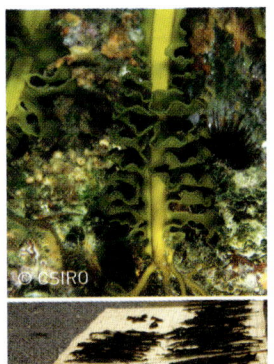

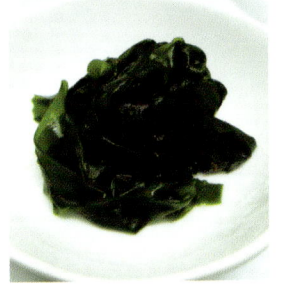

바닷말이다. 줄기가 마르면 겉에 하얀 서리 같은 백상(白霜)이 나 있다. 다시마보다 얇고 부드러우며 칼슘 함량이 많고 흡수율이 높아 산모에게 좋다. 또한 갑상샘 호르몬의 주성분인 요오드의 함량도 높다. 약으로 쓸 때는 탕으로 하거나 산제로 하여 사용한다.

◯ 잎

중륵(中肋 : 잎의 한가운데를 세로로 통하고 있는 굵은 잎맥)과 잎으로 구성된 엽상부(葉狀部)의 전체 모양은 둥근 달걀꼴 또는 댓잎피침형이다. 중

륵이 발달해 있으며 잎의 좌우 양옆은 깃꼴로 갈라져 있다. 잎 표면에 많은 털집이 있는데 육안으로는 작은 점이 흩어져 있는 것처럼 보인다. 엽상부의 중륵은 아래쪽 줄기로 이어지고 납작하며 밑부분에서는 미역귀라고 불리는 포자잎을 이루어 이곳에 포자가 형성된다. 겉에는 표피세포가 변하여 된 점액샘이 발달하여 점액질을 분비하므로 표면은 미끌미끌하다.

포자

일반적으로 미역이라고 부르는 것은 포자체이고 포자잎에 포자주머니가 만들어지면 곧 편모를 가진 포자가 방출된다. 포자를 방출한 후에 모체는 녹아 버리지만 포자는 돌이나 바위에 붙어 발달하여 아주 작은 실 모양의 배우체가 된다. 배우체에는 암수의 구별이 있고 각각 알이나 정자를 만드는데 수정은 정자가 알이 있는 곳으로 헤엄쳐 나와 이루어진다. 수정란은 발아, 성장하여 미역(포자체)이 된다.

제조법

온포기 말린 가루 12g을 1회분 기준으로 물에 타서 1일 2~3회 10일 정도 복용한다.

주의사항

1. 세계보건기구(WHO)의 하루 평균 요오드 권장량은 150μg이므로 과다복용하면 좋지 않다.

2. 미역을 과다복용하면 요오드로 인해 갑상샘에 좋지 않다.

3. 위와 콩팥이 약한 사람은 소량으로 복용하는 것이 좋다.

기타 효능

주로 혈압과 담경을 다스리며, 종독에도 효험이 있다.

각기, 갑상샘 질환(갑상샘염), 건선, 고혈압, 고환염, 골다공증, 관상동맥 질환, 기미·주근깨, 다혈증, 담, 동맥경화, 발모제, 변비(조시), 비만증, 비염, 산증, 심장병, 알레르기, 암(암 예방/항암/악성종양 예방, 피부암), 림프절염, 충치, 콜레스테롤 억제, 편도선염

이 약초는

1. 미역에는 단백질, 탄수화물, 미네랄, 칼슘 등이 많아 산모가 미역국을 먹으면 자궁근육 수축을 도우며, 모유 분비가 잘된다.
2. 요오드 성분이 들어 있어 상처 난 곳에 혈액의 흐름을 도우며 상처를 빨리 낫게 한다.
3. 중성지방과 콜레스테롤을 억제하는 알긴산이 포함되어 피를 맑게 하고, 동맥경화 및 노화 예방에 좋으며, 신진대사를 증진하는 데 좋다.
4. 풍부한 무기질, 식이섬유, 후코이단이 들어 있어 면역력을 높이며 악성 종양의 진행을 억제하는 데 탁월한 효과가 있다.
5. 미역에 함유된 식물성 섬유는 발암물질을 비롯한 몸에 해로운 독소를 흡착해 몸 밖으로 배출하고 피부를 윤택하게 한다.

12 방아풀

학명	*Isodon japonicus*
과명	꿀풀과
생약명	연명초(延命草)
이명	회채화(回菜花)

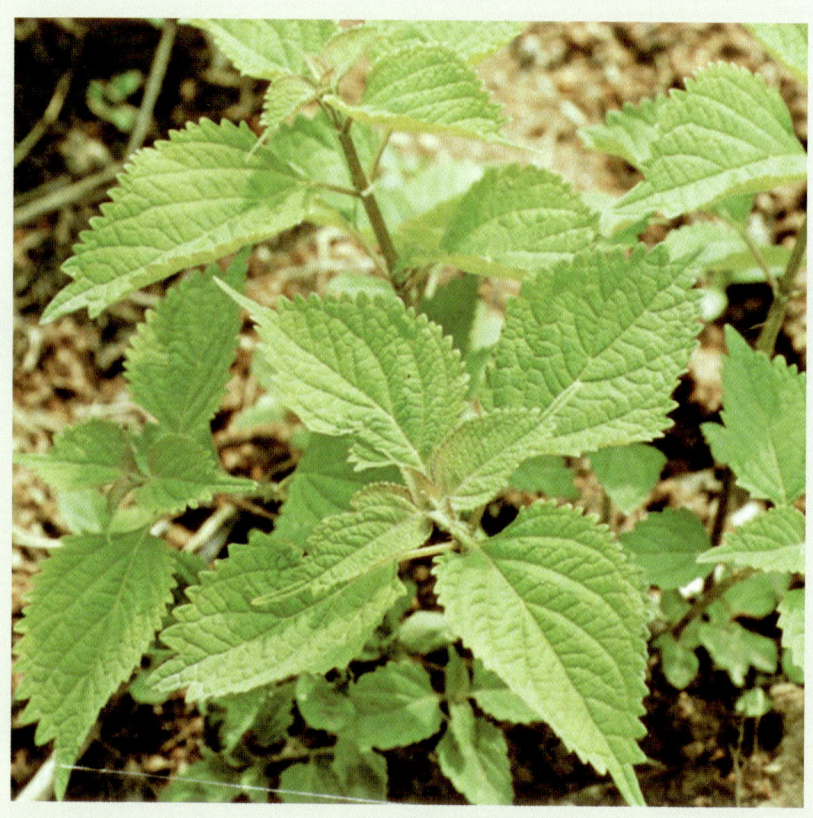

분 포	전국 각지	채취기간	8~9월(개화기)
생 지	산과 들	취급요령	그늘 또는 햇볕에 말려 쓴다.
키	50~100cm	성 미	차며, 쓰다.
분 류	여러해살이풀	독성여부	없다.
번 식	씨	동속약초	오리방아풀·자주방아풀
약 효	온포기		

방아풀은 다년생이며 우리나라 전국 각지의 산과 들에 분포한다. 회채화라고도 한다. 땅속줄기에서 나온 줄기가 곧게 서는데 네모진 능선에 부드러운 털이 밑을 향하여 나 있으며 가지를 많이 낸다. 관상용·밀원·식용·약용으로 이용된다. 어린순은 나물로 먹는다. 약으로 쓸 때는 탕으로 하거나 생즙을 내거나 산제로 하여 사용한다. 외상에는 짓이겨 붙인다.

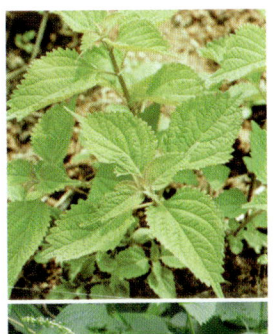
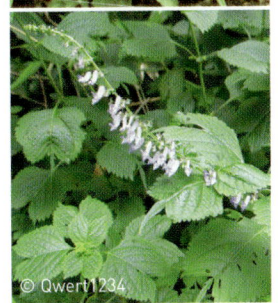

🍃 잎

마주나며 길이 6~15cm, 너비 3.5~8cm의 넓은 달걀꼴로서 가장자리에 톱니가 있으며 끝이 뾰족하고 밑은 갑자기 좁아져서 잎자루의 날개가 된다. 빛깔은 녹색이며 맥 위에 잔털이 난다.

✱ 꽃

8~9월에 연한 자주색 꽃이 취산 꽃차례로 가지 끝이나 잎겨드랑이에 달려 피면서 큰 원추 꽃차례를 이룬다. 꽃받침은 5개로 갈라지는데 갈라진 조각은 삼각형이다. 꽃부리는 입술 모양이고 길이는 5~7mm이다. 윗입술꽃잎은 4개로 갈라지고 아랫입술꽃잎은 밋밋하다. 수술과 암술이 꽃부리 밖으로 나온다.

🍒 열매

10월에 편평한 타원형의 분과가 달려 익는데 위쪽에 샘점이 있다.

😃 제조법

온포기 10~12g을 1회분 기준으로 달이거나 산제 또는 환제로 하여 1일 2~3회 1개월 정도 복용한다.

🔍 주의사항

1. 비위가 약한 사람은 주의해야 한다.
2. 열이 많은 사람은 소량으로 복용하는 것이 좋다.
3. 과식한 후나 열병이 났을 때 복용하면 부작용이 올 수 있다.

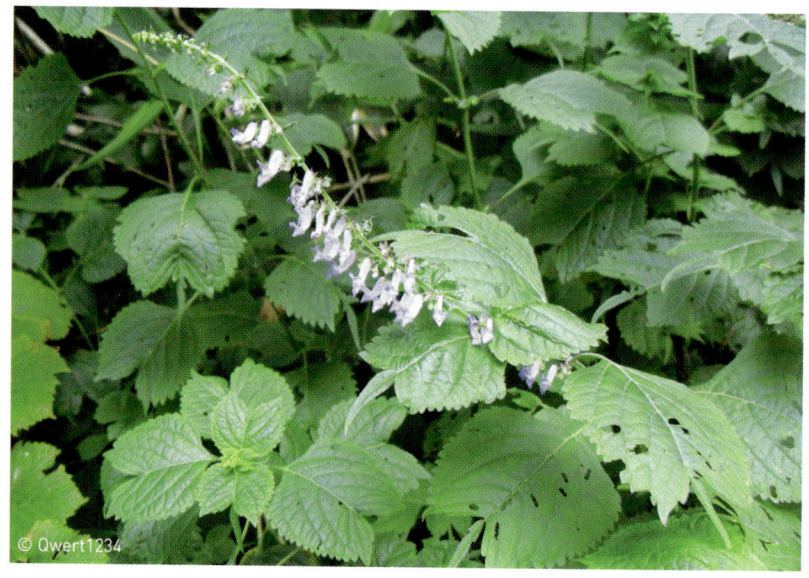

📝 기타 효능

주로 위장병과 피부병을 다스린다.

건위, 구충, 담석증, 복통, 암(치암, 피부암), 옹종(외옹), 종독, 중독, 진통, 타박상

이 약초는

1. 항진균작용을 하고 폐렴의 원인이 되는 렙토스피라균(leptospira)을 억제한다.
2. 소화가 안 되거나 감기에 걸렸을 때 쓰면 효과가 좋다.
3. 플렉토란틴(plectoranthin) 성분이 들어 있어 진통, 해독 등에 효과가 있다.
4. 암세포 증식을 억제하는 항암 성분이 들어 있고, 병으로 쇠약한 심장의 경련을 완화히는 효과가 있다.
5. 습기를 제거하면서 급성 피부염에 쓰이고, 급성 담당염에 담즙 분비를 촉진하는 데 쓰인다.

13 벚나무

학명	*Prunus serrulata* var. *spontanea*
과명	장미과
생약명	화피(樺皮)

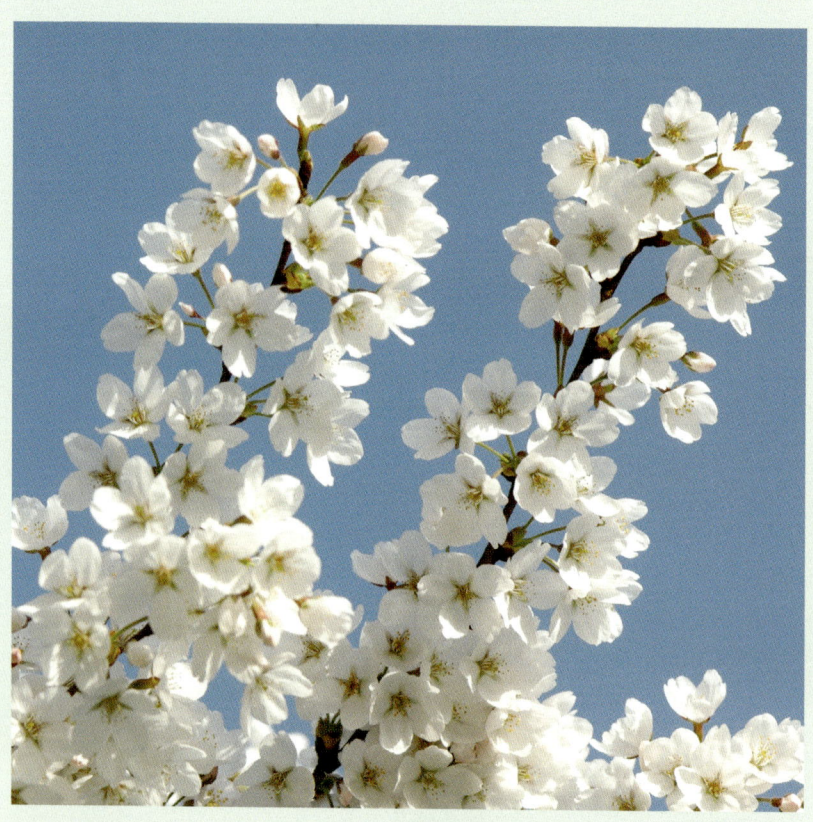

분 포	전국 각지	채취기간	수시(나무껍질), 6~7월(열매)
생 지	산지, 마을 부근, 길가에 식재	취급요령	햇볕에 말려 쓴다.
키	6~20m	성 미	차며, 쓰다.
분 류	낙엽 활엽 교목	독성여부	없다.
번 식	씨	동속약초	능수벚나무 · 분홍벚나무 · 좀벚나무 · 흰귀룽나무
약 효	나무껍질 · 열매		

벚나무는 한국·중국·일본에 분포한다. 나무껍질은 검게 자줏빛을 띠는 갈색이고 옆으로 벗겨진다. 작은 가지에는 털이 없다. 방향성이 있다. 벚나무는 때로는 개벚나무와 구별하기가 곤란하지만 개벚나무는 톱니의 밑부분이 넓어서 침처럼 되지 않는 점이 다르다. 관상용·약용·식용으로 이용된다. 열매인 버찌는 약간 떫기는 하지만 맛이 좋아 식용한다. 약으로 쓸 때는 주로 탕으로 하여 사용한다.

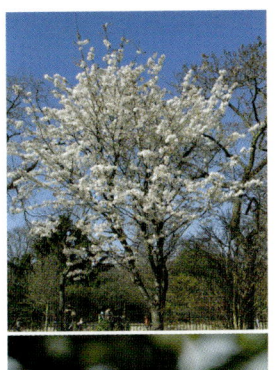

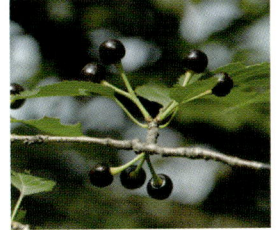

◯ 잎

어긋나며 길이 6~12cm의 달걀꼴 또는 달걀을 닮은 댓잎피침형으로서 끝이 급하게 뾰족해지고 밑은 둥글거나 약간 좁아지며 가장자리에 잔톱니 또는 침 같은 겹톱니가 있다. 양면에 털이 없으나 어릴 때는 앞면에 털이 약간 있기도 하다. 어린잎은 적갈색 또는 녹갈색이지만 완전히 자란 잎의 앞면은 짙은 녹색, 뒷면은 다소 분백색을 띤 연한 녹색이다. 잎자루는 길이 2~3cm이며 위쪽에 붉은 꿀샘이 2~4개 있다.

✸ 꽃

4~5월에 지름 2.5cm 정도인 분홍색 또는 흰색의 오판화가 잎보다 먼저 피는데 2~5개가 잎겨드랑이에 달려 산방 또는 총상 꽃차례를 이룬

다. 꽃자루는 길이 1.5~3cm로서 가늘고 털이 없으며 밑부분에 꽃턱잎이 있다. 꽃잎과 꽃받침 조각은 각각 5개이고 수술은 40개 안팎이다. 꽃받침통 및 암술대에는 털이 없다.

🍒 열매
6~7월에 길이 6~8mm의 둥근 핵과가 달려 붉은색에서 흑자색으로 익어 가는데 이것을 버찌라고 한다.

🍯 제조법
나무껍질 6~8g을 1회분 기준으로 달여서 1일 2~3회 4~5일 정도 복용한다.

🔍 주의사항
1. 푸루나신(prunasin)이라는 성분이 들어 있어 임산부가 과다복용하면 선천적인 기형을 일으킬 수 있다고 한다.
2. 예민한 사람은 알레르기 반응이 나타날 수 있다.
3. 오염되기 쉬운 도롯가의 조경나무는 약재 사용을 금한다.

📝 기타 효능
주로 피부과·호흡기 질환을 다스린다.

각기, 견비통, 당뇨병, 대변불통, 대하증, 멀미, 무좀, 부종, 소갈증, 숙취, 식체(과일, 어류(물고기)-바닷물고기, 수박), 심장병, 애역, 어혈, 완하, 유종, 은진, 주독, 중독(과일중독), 진통, 창종, 치은염, 치통, 통경, 피부소양증, 피부염, 한진, 해수, **[소아 질환]** 경풍

이 약초는

1. 항산화작용하는 안토시아닌(anthocyanin) 성분이 풍부해 몸속의 발암물질을 배출하는 역할을 하며, 인슐린 분비를 50% 정도 활발하게 한다.
2. 항산화 물질인 케르세틴이 들어 있어 암세포 증식을 억제한다.
3. 까맣게 익은 버찌를 하루에 15개~25개를 먹으면 통풍의 염증을 호전시켜 준다.
4. 어린 가지의 껍질은 설사를 그치게 하고, 벚나무 잎은 피부병이나 습진에 사용한다.
5. 미네랄이 풍부해 허약한 체질을 개선해주고, 사쿠라닌(sakuranin) 성분이 들어 있어 기침을 멎게 한다.

14 뽕나무

학명	*Morus alba*
과명	뽕나뭇과
생약명	상백피(桑白皮)
이명	상근피(桑根皮) · 포화(蒲花)

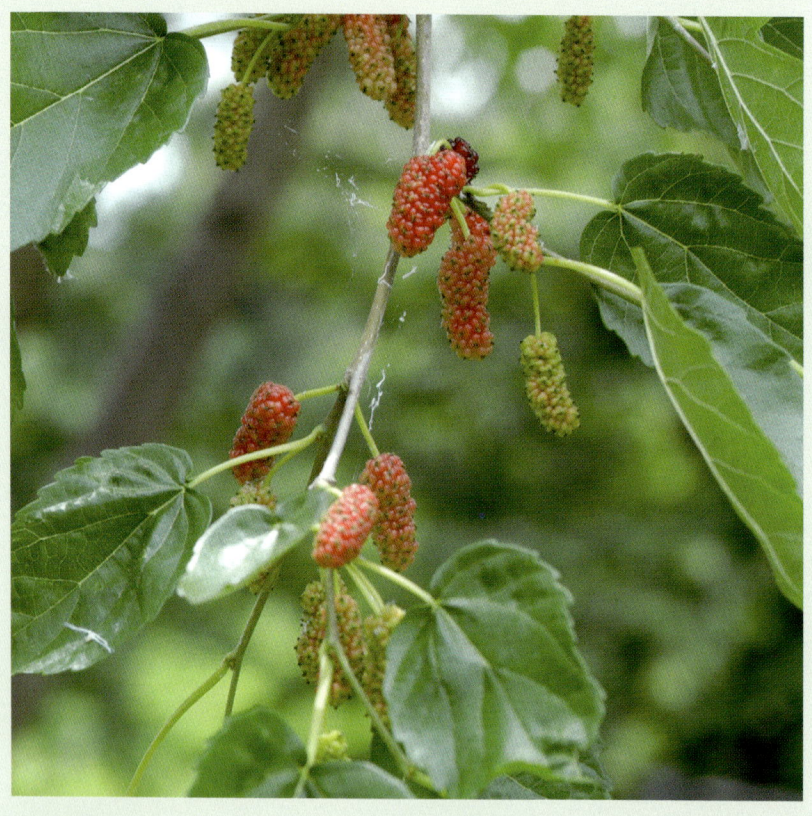

분 포	전국 각지	채취기간	수시(뿌리껍질), 6~7월(기타)
생 지	마을 부근 식재	취급요령	날것 또는 햇볕에 말려 쓴다.
키	재배종 2~4m, 야생종 10m 이상	성 미	차며, 달다.
분 류	낙엽 활엽 교목 또는 관목	독성여부	없다.
번 식	씨	동속약초	가시뽕 · 꼬리뽕 · 들뽕 · 몽고뽕 · 산뽕 · 왕뽕
약 효	열매 · 잎 · 가지 · 꽃 · 뿌리껍질		

뽕나무는 상(桑)·상목(桑木)·오디나무라고도 한다. 야생하는 것은 산뽕이라 하여 높이가 10m 이상 되는 것도 있으나, 재배종은 매년 가지를 치므로 관목 모양이 된다. 다양한 품종이 있는데 우리나라에서 가장 많이 재배되는 종은 백뽕나무(白桑 : M. alba)이다. 작은 가지는 회갈색 또는 회백색이며 잔털이 있으나 점차 없어진다. 양잠·공업용·식용·약용으로 이용된다. 열매는 단맛이 있어 먹을 수 있다. 잎은 누에의 사료, 나무껍질은 황색 염료, 그리고 목재는 뒤틀림이 적으므로 장롱·경대·악기 등의 가구재·세공재로 쓰인다. 잎을 상엽(桑葉), 뿌리껍질을 상백피라 하며 약재로 쓴다. 특히 동쪽으로 뻗은 뿌리

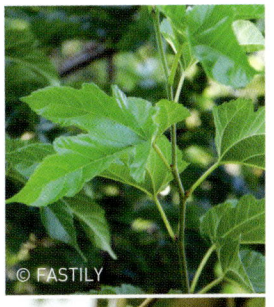

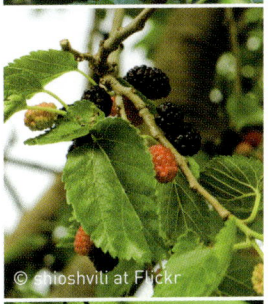

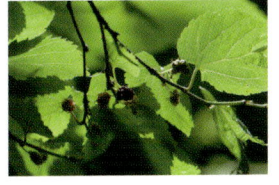

의 껍질이 약효가 좋다. 흙 밖으로 나온 뿌리는 쓰지 않는다. 땅속에 있는 뿌리를 채취하여 바깥쪽 껍질을 긁어낸 뒤에 속의 흰 껍질을 벗긴 백피만을 쓴다. 뽕나무겨우살이는 상상기생(桑上寄生)이라 하며 귀중한 약재로 취급된다. 열매는 생식하거나 술을 담근다. 약으로 쓸 때는 탕으로 하거나 산제 또는 환제로 하여 사용한다.

◉ 잎

어긋나며 길이 10cm 정도인 달걀 모양의 원형 또는 긴 타원 모양의 달

갈꼴로서 3~5개로 갈라지는데 끝이 뾰족하고 가장자리에 둔한 톱니가 있다. 표면은 거칠거나 평활하며 3~5쌍의 맥이 있고 잎자루와 더불어 뒷면 맥 위에 잔털이 있다. 잎을 자르면 유즙이 나온다.

🌼 꽃

6월에 암수딴그루 또는 암수한그루로 잎겨드랑이에 황록색의 꽃이삭이 달린다. 수꽃이삭은 새 가지 밑부분의 잎겨드랑이에 꼬리처럼 생긴 미상 꽃차례로 달려 밑으로 처진다. 암꽃이삭은 길이 5~10mm이며 암술대가 거의 없고 암술머리는 2개이다. 씨방에는 털이 없다.

🔥 열매

6월에 액질의 핵과가 원형 또는 타원형으로 달려 검은 자주색으로 익는다. 이 열매를 '오디'라고 한다.

😊 제조법

뿌리 4~6g을 1회분 기준으로 달여서 1일 2~3회 4~5일 정도 복용하면서 달인 물을 환부에 바른다.

🔍 주의사항

1. 복용 중에 도라지, 복령, 지네를 금한다.
2. 해수가 있거나 중풍이 있는 사람은 복용을 금한다.
3. 약재를 다룰 때 쇠붙이 도구(철)를 쓰지 않는다.

4. 성질이 차므로 몸이 냉한 사람은 과다복용을 금한다.

📝 기타 효능

주로 소화기 · 순환계 · 신경계 · 호흡기 질환을 다스린다.

각기, 감기, 강장보호, 갱년기장애, 거담, 건망증, 경련, 고혈압, 곽란, 관절염, 관절통, 구충(촌충), 기관지염, 기관지천식, 기미 · 주근깨, 기억력감퇴, 냉한, 노망, 노이로제, 뇌일혈, 뇌졸중, 누낭염, 누안, 단독, 당뇨병, 당뇨지갈, 대하증, 독두병, 두통, 마비, 적면, 명목, 목적동통, 몸살, 몽설, 무좀, 발모제, 발열(신열), 백내장, 변비, 보간 · 청간, 보로, 보양, 보폐 · 청폐, 보혈, 복수, 복통, 부종, 분자, 불면증, 불임증, 비뉴혈, 비만증, 빈뇨증, 산후복통, 산후증, 산후출혈, 산후풍, 설사, 소갈증, 소변불리, 소변불통, 소복팽만, 소종양, 소화불량, 수족마비, 수족불수, 수종, 숙취, 습진, 시력감퇴, 식체(가물치, 개고기, 복어), 신경통, 신부전, 신장병, 윤장, 음부소양증, 음위, 음종(남성외음부부종), 축농증, 타박상, 토혈, 편두통, 폐결핵, 폐렴, 풍, 풍습, 피로곤비, 피부미용(거칠어진 피부-고운 살결을 원할 때, 피부노화방지), 피부윤택, 피부병, 피부소양증, 피부염, 한열왕래, 해수, 해열, 행혈, 현훈증, 환각증, 황달, [소아 질환] 간질, 감적, 경풍, 백일해, 불면증, 소아열병, 소아천식, 피부병, 해열, 헛배 나온 데

- 잎

갱년기장애, 경련, 고혈압, 구갈, 구충(회충), 기관지천식, 기침, 노이로제, 누낭염, 두드러기, 두통, 류머티즘, 마비증세, 명목, 목적동통, 무좀,

발열, 부종, 불면증, 비만증, 수종, 신경통, 아구창, 안오장, 외이도염, 원형탈모증, 유선염, 유정증, 이완출혈, 주부습진, 중풍, 천식, 청열풍, 편두통, 풍습비, 피부병, 피부소양증, 하지부종, 한열, [소아 질환] 밤에 보챌 때, 소아열병

• 뿌리

각기, 감기, 거칠어진 피부, 거풍, 경풍, 경혈, 고혈압, 곽란, 구충(촌충), 기관지염, 단독, 몽정, 발한, 백일해, 복수증, 부종, 빈뇨, 사독, 산후증, 소변불리, 소종, 수종, 신경통, 양모, 여드름, 유정증, 이뇨, 자양강장, 장모발, 중풍, 진정, 진해, 창종, 천식, 축농증, 충독, 토혈·각혈, 폐결핵, 폐렴, 폐열, 풍, 풍습, 피부소양증, 해수, 해열, 행혈, 황달, [소아 질환] 경련, 소아열병

• 열매(오디)

강정제, 관절통, 귀울림(이명), 기억력증진, 노화방지, 단독, 당뇨지갈, 대머리예방, 머리털검게, 무좀, 변비, 보혈, 부종, 불면증, 산후하혈, 설사, 시력저하, 안정, 어혈, 음식체(개고기), 이뇨, 자양강장, 조갈증, 풍, 피부병, 해열, 현기증, [소아 질환] 불면증, 소아열병

• 가지

관절염, 류머티즘, 수족마비, 풍습, 피부소양증

이 약초는

1. 주요 성분으로는 카로틴(carotene, 적황색 물질), 비타민 B · C 등을 함유하고 있으며 이 밖에 유기산과 당류가 들어 있다.
2. 오디의 효능은 피를 맑게하고 입이 마르고 가슴이 두근거리며 잠을 이루지 못하는 증상을 치료한다.
3. 해열, 진해, 이뇨, 소종 등에 효능이 있다.
4. 어린 가지는 피부의 가려움증을 치료하고, 류머티성 관절염, 고혈압, 수족 마비 등을 치료하는 데 쓰인다.

15 솔나물

학명	*Galium verum var. asiaticum*
과명	꼭두서닛과
생약명	봉자채(蓬子菜)
이명	황미화(黃米花) · 황우미(黃牛尾)

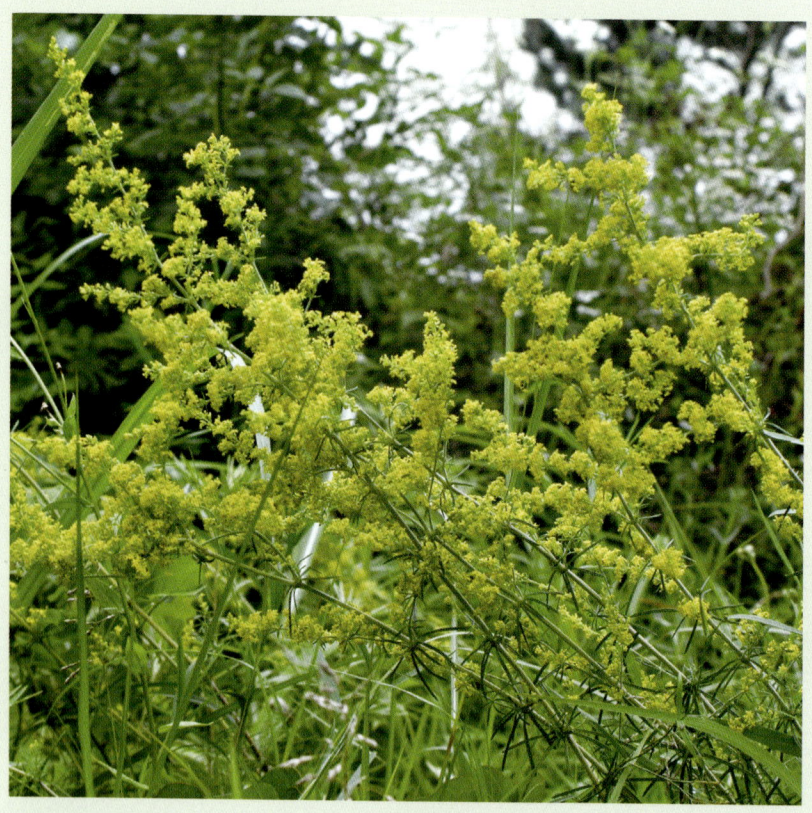

분 포	전국 각지	약 효	온포기
생 지	들	채취기간	6~8월(개화기)
키	70~100cm	취급요령	햇볕에 말려 쓴다.
분 류	여러해살이풀	성 미	차며, 쓰고 약간 맵다.
번 식	씨	독성여부	없다.

솔나물은 전국적으로 널리 분포하고 있으며 양지바른 풀밭과 둑에 난다. 큰솔나물·송엽초(松葉草)·황미화·봉자채라고도 한다. 줄기는 곧게 서서 자라며 마디가 많고 꽃차례와 더불어 마디에 잔털이 있다. 줄기의 위쪽에서 가지가 갈라진다. 유사종으로 흰 꽃이 피는 흰솔나물, 씨방에 털이 있는 털솔나물, 연한 황색 꽃과 씨방에 털이 있는 흰털솔나물, 연한 황색 꽃이 피는 개솔나물, 잎에 털이 많은 털솔나물 등이 있다. 관상용·밀원·식용·약용으로 이용된다. 어린순은 나물로 먹는다. 약으로 쓸 때는 탕으로 하거나 생즙을 내어 사용한다.

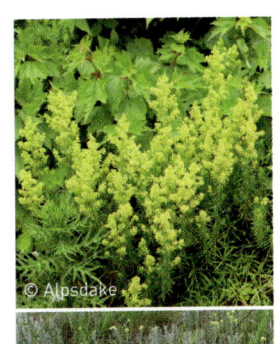
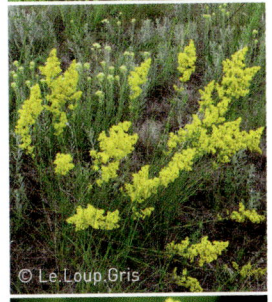
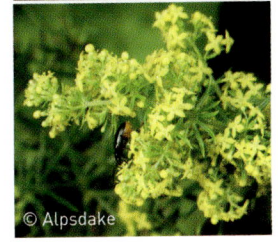

● 잎

8~10개씩 줄기를 중심으로 돌려나는데 길이 2~3cm, 너비 1.5~3mm의 선형으로서 끝이 길게 뾰족하며 가장자리가 밋밋하다. 앞면에는 털이 없으나 뒷면에는 흰 털이 빽빽하게 나 있다.

✳ 꽃

6~8월에 잎겨드랑이와 줄기 끝에 지름 2.5mm 정도인 황색의 잔꽃이 원추 꽃차례를 이루며 뭉쳐서 달려 핀다. 꽃부리는 4개로 깊게 갈라지

고 수술도 4개이다.

🌰 열매
9월에 쌍두 모양의 작은 이분과(二分果)가 2개씩 타원형으로 달려 익는데 겉에 털이 없다.

🟡 제조법
온포기 8~10g을 1회분 기준으로 달이거나 생즙을 내어 1일 2~3회 4~5일 정도 복용하거나 달인 물을 환부에 자주 바른다.

🔍 주의사항
1. 성질 차서 몸이 냉하거나 맥이 약한 사람은 주의해야 한다
2. 한 번에 과다복용하는 것을 금한다.
3. 꽃차를 음용할 경우 알레르기 있는 사람의 주의해야 한다.

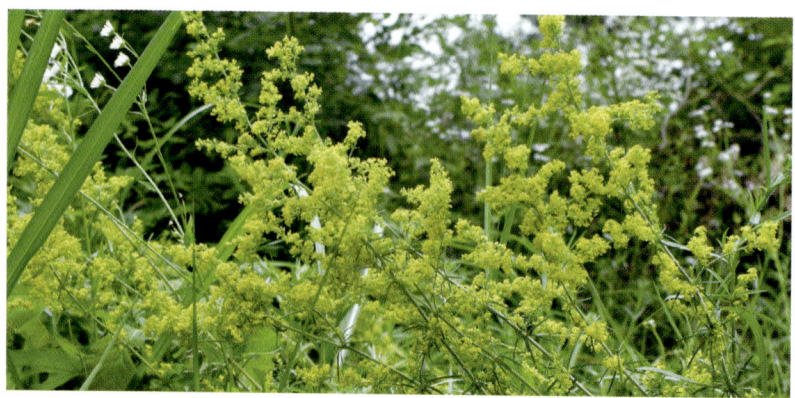

📗 기타 효능

주로 부인과·피부과 질환을 다스린다.

간염, 감기, 월경불순, 은진, 인후염·인후통, 종독, 중독, 창종, 타박상, 피부염, 해열, 행혈, 황달

이 약초는

1. 몸속의 열을 내리고 혈액순환을 촉진하며 해독작용을 한다.
2. 항염작용이 있어 인후염이나 편도선염, 피부 질환(두드러기, 가려움증 등), 타박상, 황달, 여성들의 생리불순 등에 쓰인다.
3. 몸의 부기를 내려주고, 막힌 혈을 풀어주며, 벌레에 물린데 효과가 있다.

16 옻나무

학명	*Rhus verniciflua*
과명	옻나뭇과
생약명	칠피(漆皮)
이명	칠사(漆渣)·칠저(漆底)

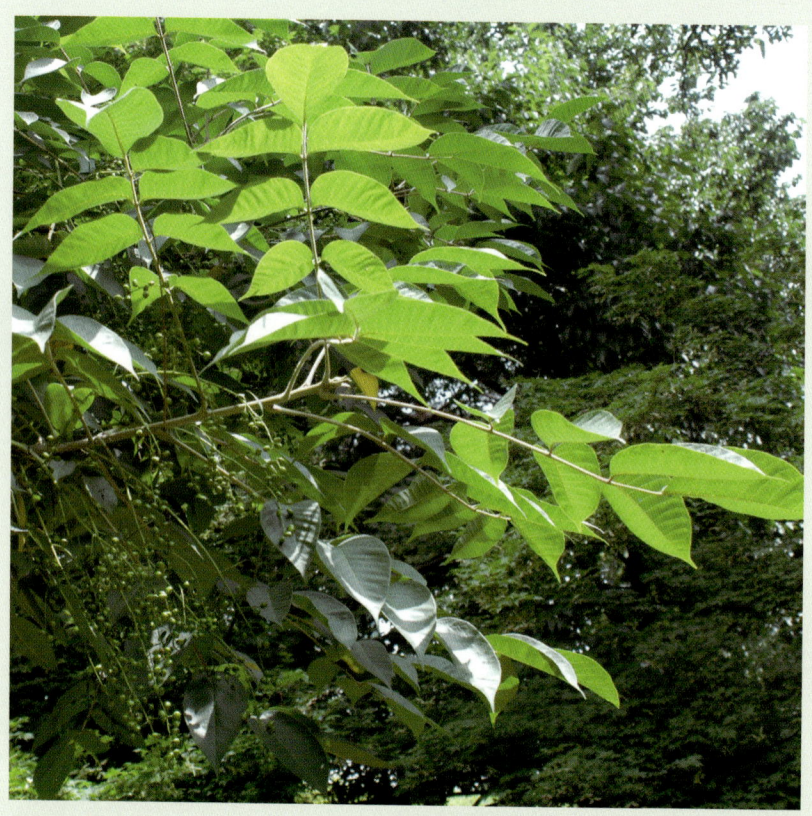

분 포	전국 각지		채취기간	연중
생 지	산기슭, 마을 부근, 논밭둑에 식재		취급요령	생옻 또는 포칠(苞漆)을 내어 쓴다.
키	12~20m		성 미	따뜻하며, 맵다.
분 류	낙엽 활엽 교목		독성여부	있다.
번 식	분주·꺾꽂이·씨		동속약초	붉나무의 나무껍질
약 효	나무껍질			

옻나무는 칠목(漆木)이라고도 한다. 나무껍질은 회백색이고 껍질눈이 있으며 작은 가지는 회황색이다. 어릴 때는 가지에 털이 있다가 곧 없어진다. 잎을 칠엽(漆葉), 씨를 칠수자(漆樹子), 나무껍질을 칠수피(漆樹皮), 나무 중심부를 칠수심(漆樹心)이라 한다. 공업용·도료·식용·약용으로 널리 이용된다. 나무껍질에 상처를 내면 수액(진)이 분비되는데 이를 생옻이라 하며, 건조해 굳힌 것을 마른옻, 즉 건칠(乾漆)이라 한다. 수액을 채취할 때 처음에는 무색투명하지만 공기에 노출되면 산화효소의 작용으로 검게 변하여 옻이 된다. 옻은 칠기 제조나 여러 가지 기구의 도료, 목제품의 접착제로 쓰인다. 또 약재로도 쓴다. 수액에는 우루시올이라는 유독 성분이 들어 있어 만지면 옻이 오르기 쉬우나 옻을 타는 사람은 10명 중 1명 정도이다. 옻을 만질 때는 손과 얼굴에 식물유·광물유의 기름을 바르고, 작업이 끝나면 따뜻한 비눗물로 깨끗이 씻는다. 어린잎은 식용할 수 있다. 약으로 쓸 때는 주로 옻닭으로 요리해서 복용한다.

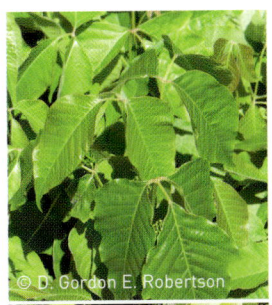
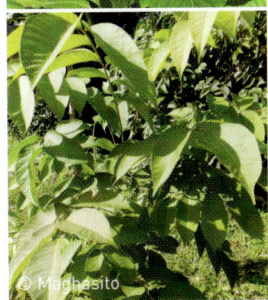
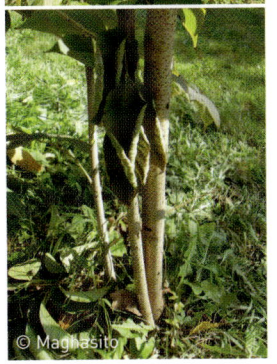

🍃 잎

어긋나고 9~11개의 작은 잎으로 구성된 홀수 1회 깃꼴겹잎이며 가지 끝에 모여 달린다. 잎자루가 포함된 길이는 25~40cm이다. 작은 잎은 길이 7~20cm의 달걀꼴 또는 타원 모양의 달걀꼴로서 끝이 뾰족하고 밑은 다소 둥글며 가장자리가 밋밋하다. 앞면에는 털이 약간 있으나 뒷면에는 많다.

✾ 꽃

5~6월에 연한 녹황색 꽃이 잎겨드랑이에서 원추 꽃차례를 이루며 달려 피는데 길이 15~25cm의 긴 꽃이삭이 밑으로 늘어진다. 암수딴그루의 단성화 또는 잡성화이다. 수꽃과 암꽃 모두 꽃잎과 꽃받침 조각이 각각 5개씩이다. 수꽃에는 5개의 수술과 퇴화한 암술이 있다. 암꽃에는 암술대가 3개로 갈라진 암술 1개와 퇴화한 수술 5개가 있다.

🍒 열매

10월에 지름 6~8mm의 동글납작한 핵과가 달려 연한 황색으로 익는데 털이 없으며 광택이 있다.

🍯 제조법

나무껍질을 닭에 넣고 고아 옻닭을 만들어 2일 1회 1개월 정도 복용한다.

🔍 주의사항

1. 복용 중에 계피, 차조기를 금한다.
2. 신체가 허약하거나 옻을 타는 사람은 복용을 금한다.
3. 우루시올 성분은 알레르기 반응을 일으키고 간에 안 좋은 영향을 준다.

📝 기타 효능

주로 소화 기능에 효험이 있으며, 통증을 다스린다.

강장보호, 건위, 관절염, 당뇨병, 복부팽만, 산후발열, 소화불량, 암(전립선암, 직장암, 피부암), 염증, 오장보익, 요통, 월경불통, 위장염, 위통, 이뇨, 자궁근종, 출혈, 통경, 해열

이 약초는

1. 플라보노이드 성분이 들어 있어 면역력을 높이며 항암작용을 한다.
2. 《동의보감》에는 "나쁜 피를 풀어주고, 장을 튼튼하게 하고, 기생충을 죽이며 피로를 다스린다"라고 기록되어 있다.
3. 옻나무 껍질과 수액에 들어 있는 넥시아(nexia)로 2006년 8월 31일 미국 국립암센터에서는 "흑색종 피부암에 걸린 말기암 환자 17명 가운데 2명을 18개월간 생존시키는 데 성공했다"고 했다.

17 용담

학명	*Gentiana scabra*
과명	용담과
생약명	용담(龍膽)
이명	초용담(草龍膽)·능유(陵遊)

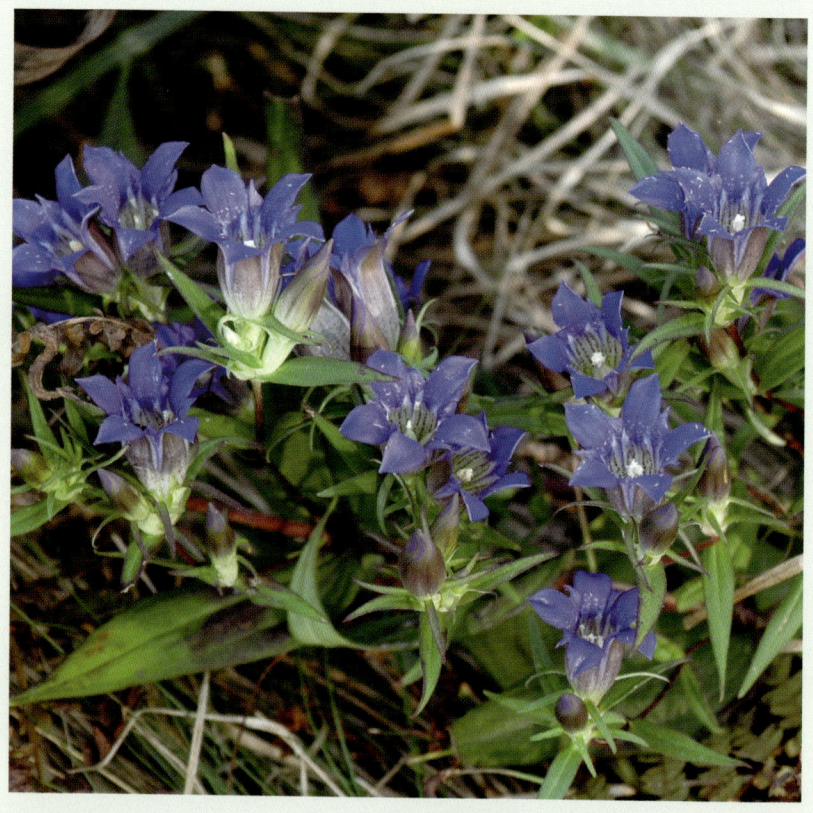

분 포	전국 각지	채취기간	9~11월
생 지	산지의 풀밭	취급요령	햇볕에 말려 쓴다.
키	20~60cm	성 미	차며, 쓰다.
분 류	여러해살이풀	독성여부	없다.
번 식	분근	동속약초	과남풀·덩굴용담·칼용담·큰용담
약 효	뿌리		

용담은 과남풀·관음풀·용담초·초용담·
초룡담이라고도 한다. 뿌리줄기는 짧고 황백
색이며 굵은 수염뿌리가 사방으로 퍼진다.
원줄기는 곧게 서서 자라며 4개의 가는 줄이
있다. 관상용·식용·약용으로 이용된다. 어
린싹과 잎은 식용한다. 뿌리를 말린 것을 용
담이라 하며 주로 약용하는데 맛이 매우 쓰
다. 이 쓴맛은 위장에 들어가 담즙 분비를 활
성화시키고 위액 분비를 촉진시키므로 고미
건위제(苦味健胃劑)로서 건위·소화작용을 한
다. 약으로 쓸 때는 탕으로 하거나 환제 또는
산제로 하여 사용하며, 술을 담가서도 쓴다.

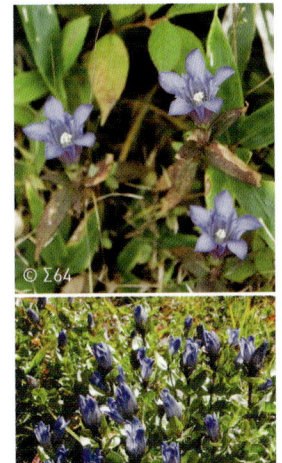

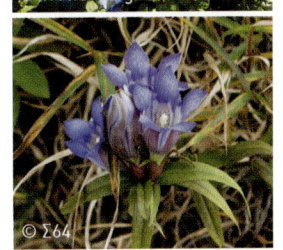

잎

마주나는데 길이 4~8cm, 너비 1~3cm의 댓
잎피침형으로서 끝이 뾰족하고 밑은 줄기를 감싸며 가장자리가 밋밋하
다. 3개의 큰 맥이 있으며 앞면은 녹색이고 뒷면은 회백색을 띤 연한 녹
색이다. 잎자루는 없다.

꽃

8~10월에 자주색 또는 청자색 꽃이 잎겨드랑이에서 4~5개씩 위를 향
해 달려 핀다. 꽃자루는 없고 꽃의 길이는 4.5~6cm이며 꽃턱잎은 댓잎

피침형이다. 꽃받침은 길이 1.2~1.8mm의 통 모양이며 끝이 뾰족하게 갈라지는데 갈라진 조각들은 약간 뒤로 젖혀진다. 꽃부리는 종 모양이며 5개로 갈라지고 갈라진 조각들 사이에는 작은 부속 조각이 있다. 5개인 수술은 꽃부리통에 붙어 있다. 암술은 1개이며 암술머리는 2개로 갈라진다.

🍒 열매

10~11월에 삭과가 달려 익는데 시든 꽃부리와 꽃받침 안에 들어 있다. 씨방에 씨가 많이 들어 있는데 넓은 댓잎피침형이며 양 끝에 날개가 있다.

🍚 제조법

뿌리 1.0~1.5g을 1회분 기준으로 달여서 1일 2회 15일 정도 복용한다.

🔍 주의사항

1. 복용 중에 지황을 금한다.
2. 임산부는 복용을 금한다.
3. 약재를 다룰 때 불, 쇠붙이 도구(철)를 쓰지 않는다.

📝 기타 효능

주로 소화기·비뇨기 질환을 다스린다.

각기, 간기능회복, 간열, 간질, 강장보호, 강화, 개창, 건위, 경련(열성경련), 과민성대장증후군, 관절염, 구충, 냉한, 뇌염, 담, 담낭염, 두통, 방광염, 보간 · 청간, 불면증, 산후풍, 설사, 소염제, 소화불량, 습열, 습진, 식욕부진, 심장마비, 심장병, 안질, 암(암 예방/항암/악성종양 예방, 백혈병, 유방암, 피부암), 연주창, 오한, 요도염, 위산결핍, 위산과다증, 위염, 은진, 음낭습, 이뇨, 종기, 창종, 풍, 하초습열, 해열, 황달, **[소아 질환]** 감적, 경풍

이 약초는

1. 몸의 열을 내려주고, 염증을 가라앉히며, 소화 기능을 촉진한다.
2. 두통이나 피부습진, 인후통, 요도염, 관절염, 안구출혈, 혈압강화 등에 효과가 있다.
3. 겐티오피크린(gentiopicrin) 성분이 들어 있어 유방암, 비인암, 췌장암, 피부암 등에 효과가 있다.
4. 소화불량, 위액이 너무 적게 나올 때, 밥맛이 없을 때, 고혈압 등에 효과가 있다.

18 주목

학명	*Taxus cuspidata*
과명	주목과
생약명	주목(朱木)
이명	적백송(赤柏松)

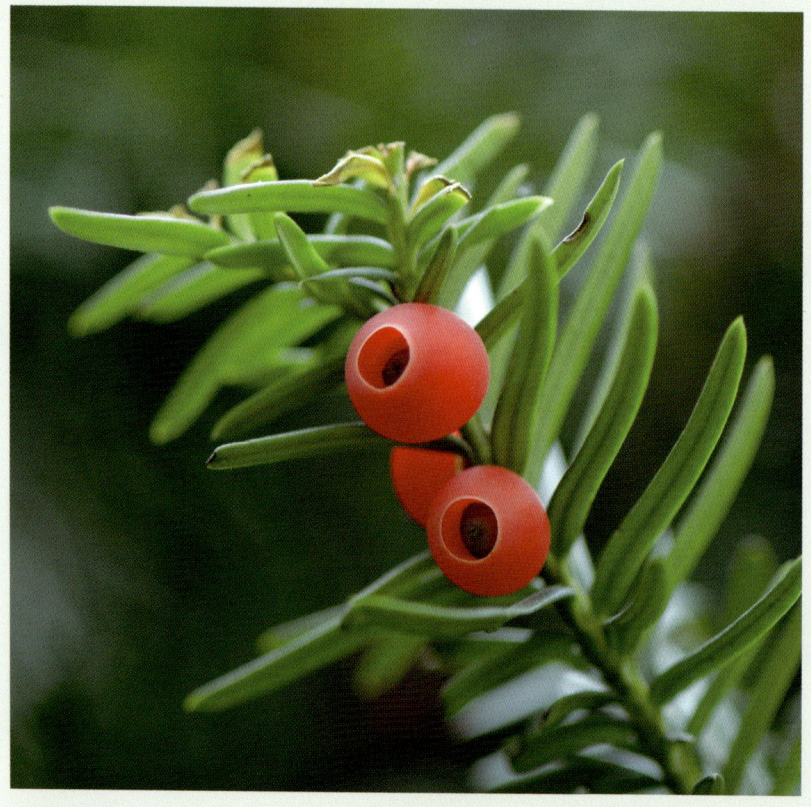

분 포	전국 각지	약 효	씨·햇순
생 지	고산 지대	채취기간	7~8월
키	17~22cm	취급요령	날것 또는 그늘에 말려 쓴다.
분 류	상록 침엽 교목	성 미	서늘하며, 달고 쓰다.
번 식	씨	독성여부	없다.

주목은 적목·경목·노가리나무라고도 한다. 가지가 사방으로 퍼지며 자라는데 큰 가지와 원대는 적갈색이며 나무껍질은 얇게 띠 모양으로 벗겨진다. 어린 가지는 녹색을 띠다가 2년 정도 지나면 갈색으로 변한다. 국내에서만 자생하는 한국 특산 식물이다. 공업용·식용·약용으로 이용된다. 목재는 가구재·건축재 및 붉은색 염료로 쓰이고 열매는 식용한다. 씨를 주목실(朱木實)이라 하며 약재로 쓴다. 한국산 주목 씨눈에서 항암물질인 택솔을 대량 증식할 수 있음이 밝혀졌으며 줄기·잎·씨눈에 기생하는 곰팡이를 증식하여 택솔을 대량 생산하는 기술이 이미 개발되었다. 약으로 쓸 때는 탕으로 하거나 술을 담가 사용한다.

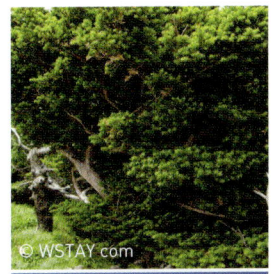
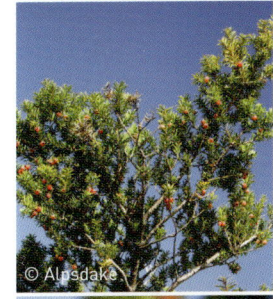
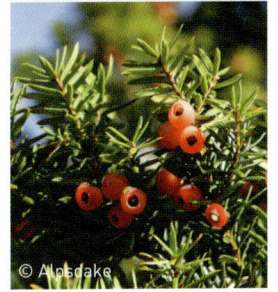

잎

바늘 모양의 잎이 나선 모양으로 달리지만 옆으로 뻗은 가지에서는 깃처럼 2줄로 배열한다. 잎몸은 길이 1.5~2.5cm, 너비 2~3mm의 선형으로서 끝이 갑자기 뾰족해지고 밑은 좁아진다. 앞면은 짙은 녹색이고 뒷면에 2개의 엷은 황록색 줄이 있다. 잎맥은 양면으로 도드라지고 뒷면에는 가장자리와 주맥 사이에 연한 황색의 기공조선(氣孔條線 : 잎의 숨구멍이 늘어선 흰 선)이 있다. 잎은 2~3년 만에 떨어진다.

✸ 꽃

4월에 잎겨드랑이에 달려 피는데 암수딴그루 또는 암수한그루의 단성화이다. 수꽃은 황색의 잔꽃이삭이 달리며 6개의 비늘 조각으로 싸여 있고 8~10개의 수술과 8개의 꽃밥이 있다. 암꽃은 녹색의 달걀꼴로 1~2개씩 달리며 10개의 비늘 조각으로 싸여 있다.

🍒 열매

9월에 달걀 모양으로 둥근 핵과가 달려 붉게 익는데 다육질이고 맛이 달며 안에 씨가 들어 있다. 열매는 컵같이 생겨 과육의 한쪽 가운데가 비어 있어 밖에서 씨가 들여다보인다.

🟡 제조법

새싹 또는 덜 익은 열매 5g, 인삼 뿌리 3g, 알로에 온포기 2g을 1회분 기준으로 달이거나 산제 또는 환제로 하여 1일 2~3회 1개월 정도 복용한다.

🔍 주의사항

1. 복용 중에 고삼, 복령을 금한다.
2. 약재를 다룰 때 쇠붙이 도구(철)를 쓰지 않는다.
3. 과다복용하면 위염을 일으킬 수도 있다.

📝 기타 효능

주로 비뇨기 질환을 다스리며, 항암제로 효험이 있다.

당뇨병, 소갈증, 소변불통, 신장병, 암(대장암, 방광암, 식도암, 위암, 유방암, 자궁암, 전립선암, 폐암, 피부암), 유종, 이뇨, 통경

이 약초는

1. 택신(taxine) 성분이 들어 있어 혈당을 낮춘다. 기침과 통증에 효과가 있다.
2. 택솔(taxol) 성분이 들어 있어 암세포 증식을 억제한다.
3. 이뇨작용이 있어 신장병에 효과가 있다.
4. 나무의 추출액으로 옷에 염색을 하기도 한다.
5. 감기몸살이나 비염에 큰 효과가 있다.

19 팬지

학명	*Viola tricolor var. hortensis*
과명	제비꽃과
생약명	삼색근(三色菫)
이명	삼색화(三色花)·삼색채(三色菜)·유접화(遊蝶花)

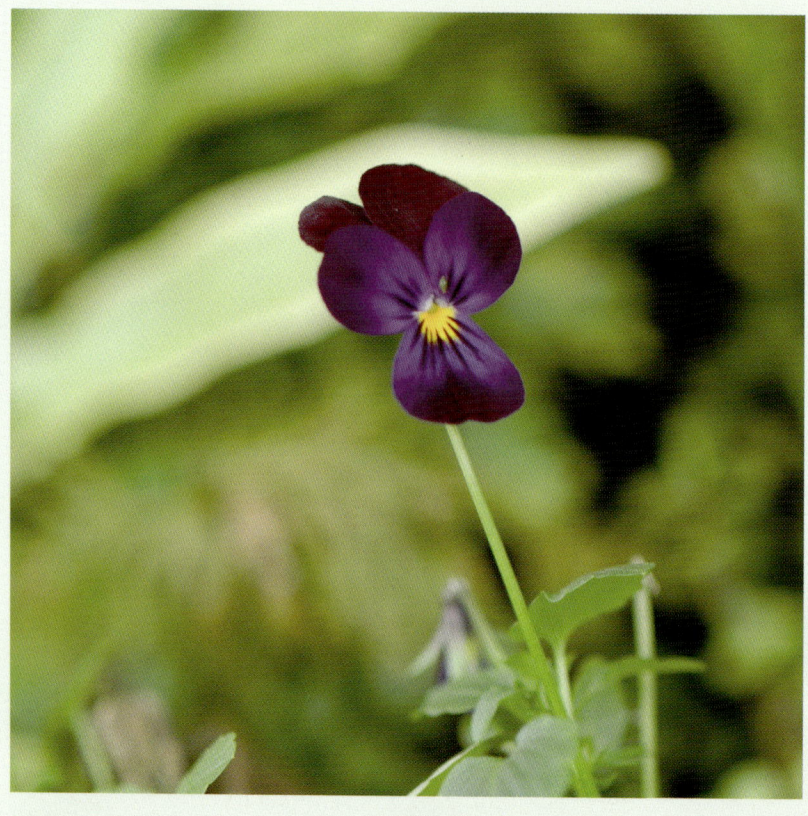

분 포	전국 각지	약 효	온포기
생 지	재배	채취기간	5월경
키	15~30cm	취급요령	햇볕에 말려 쓴다.
분 류	한해살이 또는 두해살이풀	성 미	서늘하며, 달고 쓰다.
번 식	씨	독성여부	있다.

팬지는 삼색오랑캐꽃·삼색제비꽃·호접제비꽃이라고도 한다. 팬지라는 이름은 불어의 '팡세', 즉 명상이라는 말에서 온 것인데 꽃 모양이 마치 명상에 잠긴 사람의 얼굴을 닮았다고 해서 붙여진 명칭이다. 지중해 연안 유럽이 원산지이다. 1년초 중에서 내한성이 가장 강한 화초이다. 줄기는 곧게 자라거나 옆으로 뻗으며 가지가 많이 갈라진다. 관상용·약용으로 이용된다. 약으로 쓸 때는 탕으로 하거나 생즙을 내어 사용한다.

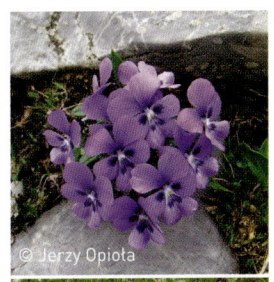
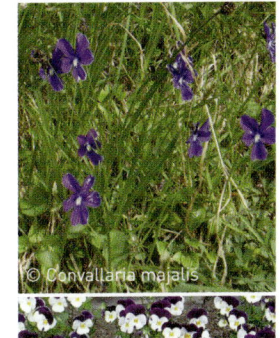
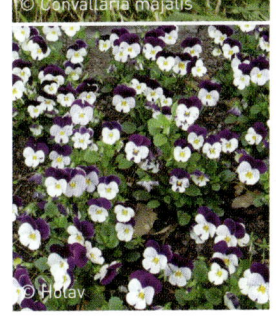

잎

어긋나는데 밑부분의 잎은 달걀을 닮은 원형이지만 위쪽의 잎은 약간 가늘고 긴 주걱 모양이다. 가장자리에 둔한 톱니가 있고 끝이 둔한 편이다. 잎자루는 길며 큰 턱잎이 있다.

꽃

4~5월에 지름 3~12cm의 흰색·노란색·자주색 꽃이 잎겨드랑이에서 나온 긴 꽃자루 끝에 1개씩 달려 핀다. 꽃잎은 5개이나 모양이 서로 같지 않다. 위의 꽃잎 2개는 보통 무늬가 없다. 밑의 꽃잎 3개는 좌우의 것과 가운데 것이 평형을 이루고 무늬가 있는 것이 기본 형태이나 무늬

에 변형이 많다. 하지만 원예 품종은 단색에서부터 여러 가지 혼합색이 다양하고 오렌지색·갈청색·적색·청색 등 변화가 많다.

🍒 열매

6월에 열매가 달려 익는다.

😊 제조법

온포기를 진하게 달인 물로 1일 5~6회 3~4일 정도 환부를 닦아준다.

🔍 주의사항

1. 잎을 많이 사용해 복용하면 구토를 일으키므로 주의해야 한다.
2. 성질이 차므로 설사를 자주하는 사람이나 몸이 냉한 사람은 주의해야 한다.
3. 과다복용하지 말고 기준량을 지키는 것이 좋다.

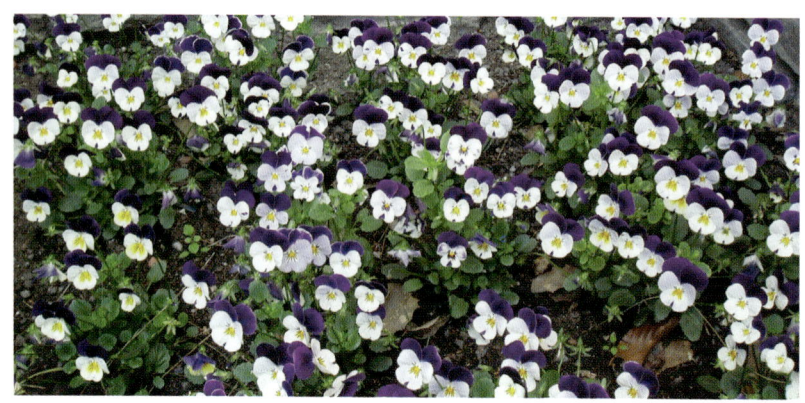

기타 효능

주로 소화계를 다스리고, 이뇨작용을 돕는다.

고혈압, 변비, 서증, 소변불리, 어혈, 완하, 청혈, 피부염

이 약초는

1. 꽃에는 루틴과 정유, 사포닌, 비타민 A와 비타민 C, 대량의 토코페롤(tocopherol, 비타민 E의 본체)을 함유하고 있다.
2. 안토시안, 알칼로이드(alkaloid), 사포닌, 플라보크산틴(flavoxanthin), 에메틴(emetine) 등의 성분이 들어 있어 기관지 분비를 촉진시키고, 가래를 삭이며(기침에 좋음), 항암작용이 있어 관절염과 방광염에 효과가 있다.
3. 꽃은 피부염, 방광염, 류머티스성 관절염 등에도 쓰인다.
4. 꽃차를 꾸준히 마시면 피부노화를 늦추며 피부를 생기 있게 한다.

20 할미꽃

학명	*Pulsatilla koreana*
과명	미나리아재빗과
생약명	백두옹(白頭翁)
이명	야장인(野丈人)·호왕사자(胡王使者)

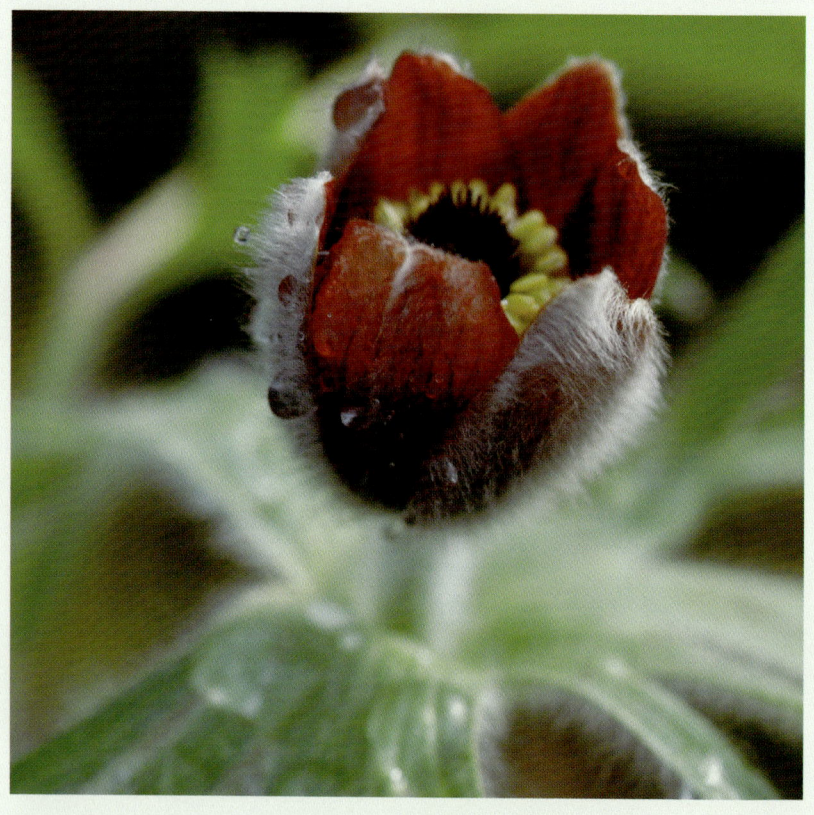

분 포	전국 각지	채취기간	가을~이듬해 봄
생 지	산기슭과 들의 양지	취급요령	날것 또는 햇볕에 말려 쓴다.
키	30~40cm	성 미	차며, 쓰다.
분 류	여러해살이풀	독성여부	약간 있다.
번 식	씨	동속약초	가는잎할미꽃·산할미꽃
약 효	뿌리		

128 • 천혜의 명약 암을 이기는 약초

할미꽃은 노고초(老姑草)·백두옹이라고도 한다. 뿌리는 굵고 진한 갈색이다. 전체에 흰 털이 빽빽이 나 있다. 흰 털로 덮인 열매 덩어리가 하얀 머리카락처럼 보이는 데다 밑으로 구부러진 꽃대의 모습이 허리가 잔뜩 굽은 할머니를 연상시켜 할미꽃이라는 이름이 생겼다. 또한 흰 털이 난 모습이 마치 백발이 성성한 할아버지 같다고 해서 백두옹이라는 별칭이 붙었다. 할미꽃의 싹은 바람이 있으면 조용하고 바람이 없으면 흔들리는데 이는 사시나무·독활·천마와 같다. 화분에 옮겨 심으면 죽는다. 뿌리를 백두옹(白頭翁)이라 하며 약재로 사용한다. 약으로 쓸 때는 탕으로 하거나 환제 또는 산제로 하여 사용하며, 술을 담가서도 쓴다.

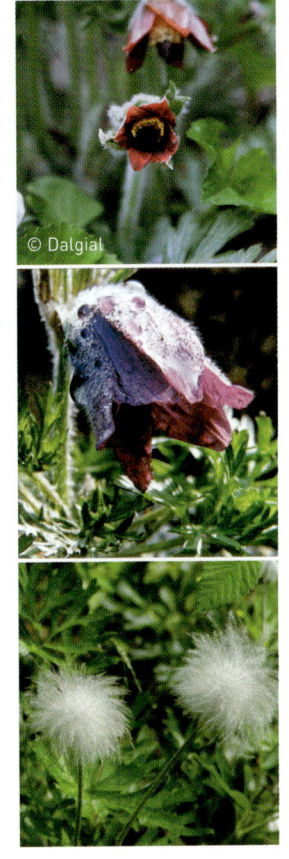
© Dalgial

◯ 잎

뿌리에서 많은 잎이 무더기로 모여나와 비스듬히 퍼지는데 잎자루가 길고 5개의 작은 잎으로 구성된 깃꼴겹잎이다. 작은 잎은 길이 3~4cm이며 3개로 깊게 갈라지는데 꼭대기에 달린 조각은 너비 6~8mm이며 끝이 둔하다. 앞면은 짙은 녹색이고 털이 없지만 뒷면에 흰 털이 많이 나 있다.

❋ 꽃

4~5월에 잎 사이에서 길이 30~40cm인 꽃줄기가 여러 대 나오고 그 끝에서 한 송이씩 밑을 향해 달려 핀다. 꽃의 색깔은 붉은빛을 띤 자주색이다. 꽃대 위쪽에 달린 작은 꽃턱잎은 3~4개로 갈라지고 꽃자루와 더불어 흰 털이 촘촘히 난다. 6개인 꽃받침 조각은 긴 타원형이며 길이 35mm, 너비 12mm 정도이고 겉에 명주실 같은 흰 털이 빽빽이 나 있으나 안쪽에는 없다. 꽃받침이 꽃잎처럼 보이며 꽃잎은 없다. 수술과 암술은 모두 많으며 꽃밥은 노란색이다.

🍒 열매

5~6월에 길이 5mm인 긴 달걀꼴의 수과를 맺는데 공처럼 둥글게 모여 달린다. 열매 끝에 암술대가 남아 있다. 암술대에는 길이 4cm 정도의 흰 털이 깃 모양으로 퍼져 빽빽이 달려 있다. 열매 아래쪽에 검은 씨가 붙어 있다.

🙂 제조법

뿌리 3~4g을 1회분 기준으로 달이거나 산제 또는 환제로 하여 1일 2~3회 1개월 정도 복용한다.

🔍 주의사항

1. 독성이 약간 있으므로 기준량을 지킨다.
2. 몸이 냉하고 설사를 자주하는 사람은 주의해야 한다.

3. 열이 많은 사람은 소량으로 복용하는 것이 좋다.

기타 효능

주로 신경계 · 이비인후과 · 순환계 · 피부과 질환을 다스린다.

건위, 과민성대장증후군, 냉병, 대장염, 대하증, 두통, 발열, 변혈증, 보혈, 부인병, 부종, 비뉵혈, 사마귀, 설사, 소염제, 수렴제, 습진, 신경통, 암(암 예방/항암/악성종양 예방, 뇌암, 대장암, 비암, 자궁암, 치암, 폐암, 피부암), 어혈, 영류, 외상소독, 월경불순, 위염, 위장염(만성), 음부소양증, 음종(남성 외음부부종), 이질, 림프절염, 장염, 장출혈, 적백리, 적취, 청혈, 출혈, 취한, 치뉵, 타박상, 한열왕래, 해열, 행혈, 혈림, 혈전증

이 약초는

1. 암세포 증식을 억제는 풀사틸라 사포닌 D(pulsatilla saponin D), 탈산소포도필로톡신(deoxypodophyllotoxin) 성분이 들어 있어 악성 피부암, 혈관육종암, 대장암 등 암 예방에 효과가 있다.
2. 해독작용과 항균작용이 있어 포도상구균과 녹농균, 세균성 이질 등에 효과가 있다.
3. 혈압을 낮추며, 코피, 관절의 통증 등을 다스리는 데 쓰인다.
4. 무좀, 가려움증 등의 피부 질환에도 효과가 있다.

| 건강 지킴이 |

피부암
똑똑한 대처법

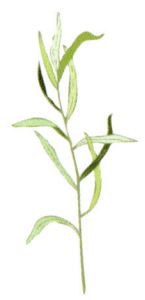

우리나라 피부암 환자가 급증하고 있다. 국립암센터 자료에 따르면, 2009년 1만 980명에서 2013년 1만 5,826명으로 44.1%가 늘었다. 피부암 중 가장 위험하다는 '악성 흑색종' 환자는 2009년 2,819명에서 2013년 3,761명으로 33.4%나 늘었다. 2013년 기준 우리나라 인구 10만 명당 3명이 악성 흑색종에, 12명은 기저세포암 등 다른 피부암에 걸린 것이다.

우리나라에서 가장 흔한 피부암은 기저세포암과 편평세포암이다. 그런데 안타까운 것은 악성 흑색종의 경우 50대 이상 중·장년층에서 더 많이 나타나고 있다. 40대 5.1%, 50대 13.9%, 60대 24.8%, 70대 이상 37.4%(2013년 국립암센터 자료).《감옥으로부터의 사색》의 저자 신영복 씨도 악성 흑색종으로 75세에 타계했다. 피부암이 발생하는 가장 중요한 원인은 유전 요인과 자외선 노출과 같은 환경 요인으로 크게 나눌 수 있다. 그 외에도 비소 섭취, 만성 궤양이나 흉터, 특정 바이러스 감염 등이 있다.

　대부분 사람들은 피부에 생긴 점을 대수롭지 않게 여긴다. 기존에 있던 점이 크기가 커지고, 색이 변하거나, 피가 나는 경우, 손과 발에 검은 점 등등, 치료를 해도 재발하는 점은 의심해야 한다.

• **피부암 초기 자가진단법**

자신의 건강을 위해서는 한 달에 한 번 이상 반드시 피부를 점검해야 한다. 피부를 살필 때는 밝은 조명 아래에서 보는 것이 좋다.

① 얼굴, 귀, 목, 가슴, 배를 점검한다.
② 양쪽 팔, 손등과 손바닥, 손톱을 점검한다.
③ 양쪽 다리와 발바닥, 종아리, 허벅지를 점검한다.
④ 손거울로 어깨, 등, 엉덩이를 점검한다.

점검할 때 다음과 같은 특성을 주의 깊게 살펴보라.

① 점 모양이 둥글지 않고 불규칙한지.
② 점의 색이 다른 점과 다른지.
③ 점의 크기가 6mm가 넘는지.

위와 같은 점이 있을 때는 가까운 병원을 찾아 진단받는 것이 좋다.

• **자외선으로부터 피부를 보호는 5가지 방법**

① 수분을 충분히 섭취한다. 피부 온도를 낮추고 피부 수분을 유지하기 위해서는 필수다.
② 과일을 충분히 섭취한다. 과일에는 항산화 성분이 많이 들어 있어 피부 손상을 막아준다.
③ 햇빛이 강할 때는 긴소매 옷, 양산, 선글라스, 모자 등을 이용하는 것이 좋다.
④ 자외선 복사량이 많은 오전 10시부터 오후 2시까지 외출하지 않는 것이 좋다.
⑤ 반드시 자외선 차단제를 사용해야 한다.

계뇨	시호
밀나물	애기풀
박새	야고
뱀딸기	참외
삼백초	천문동
살구나무	콩
세잎양지꽃	타래붓꽃
승검초	호장근

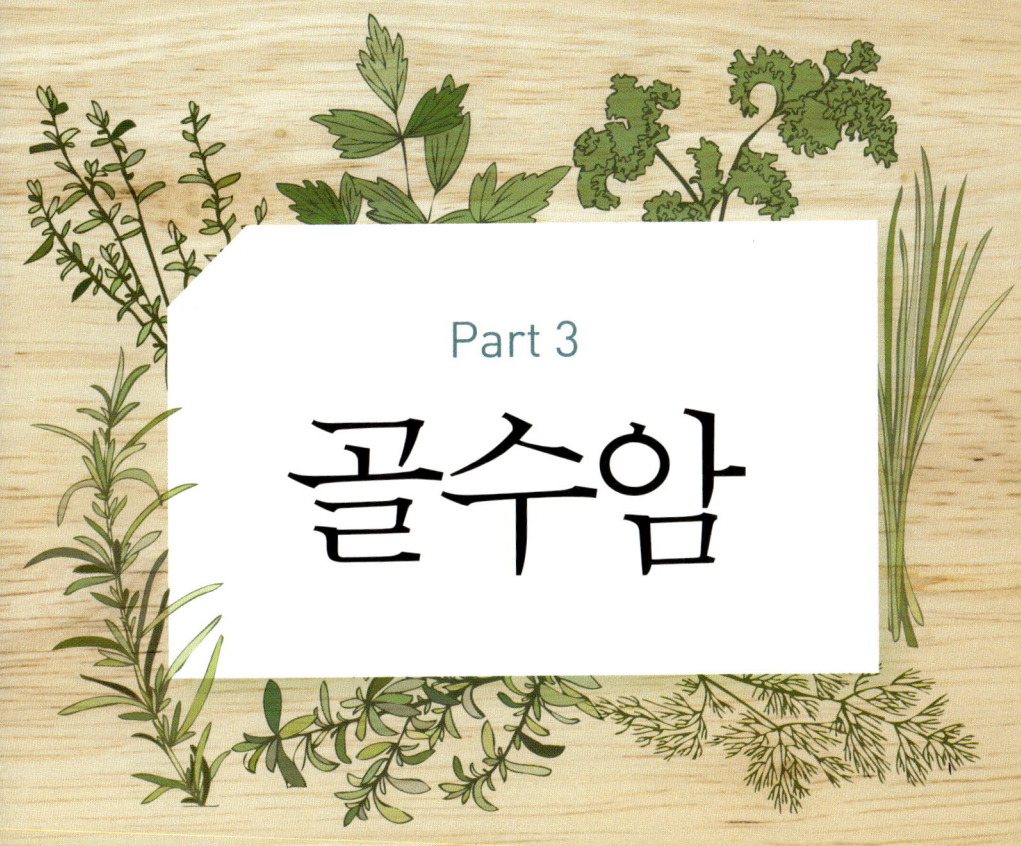

Part 3

골수암

Part 3 골수암 Marrow Cancer
골수암이란?

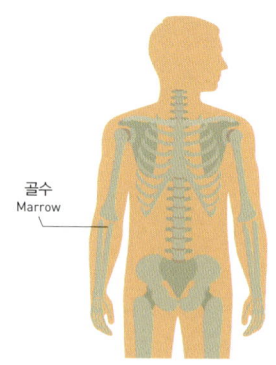

골수암의 원인과 증상

골수암은 뼛속에 들어 있는 연한 조직에 암세포가 증식하는 것을 말한다.

골수염의 원인과 증상

세균감염으로 인한 골수의 염증. 대개는 골수에 있는 적색 혹은 황색의 연한 조직체에 화농균이 침입하여 생긴다. 골수는 뼛속을 채우고 있는 연한 조직으로서 세포와 혈관이 풍부한데, 원래는 적색이고 적혈구·백혈구·혈소판을 많이 만들지만, 나이와 함께 지방으로 대체되면서 황색으로 변하고 기능을 잃게 된다.

 골수염은 긴 뼈의 중간부에 걸리기 쉽고 척추골이나 늑골 등 작은 뼈에 발생하기 쉬우며, 결핵균에 의한 것은 카리에스라 부른다. 염증을 일으키면 갑자기 한기와 고열이 나며, 염증이 진행됨에 따라 침범된 부분의 뼈에 통증이 나타나고 쑤시기 시작하는데 통증이 매우 심하다. 곪거

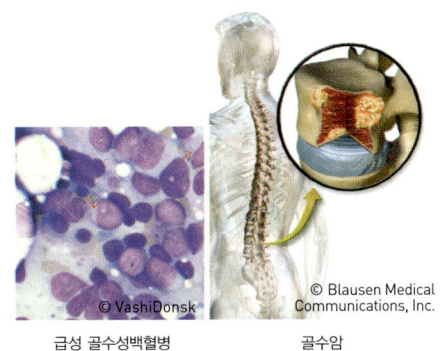

급성 골수성백혈병　　　골수암

나 부스럼이 나서 부어오르는 종창(腫脹) 등이 일어나고, 때로는 치명적인 경우도 생긴다.

다음의 약초와 처방으로 다스릴 수 있다.

01 계뇨

학명	*Paederia scandens*
과명	꼭두서닛과
생약명	계뇨등(鷄尿藤)
이명	취피등(臭皮藤)·취경자(臭莖子)·계시등(鷄矢藤)

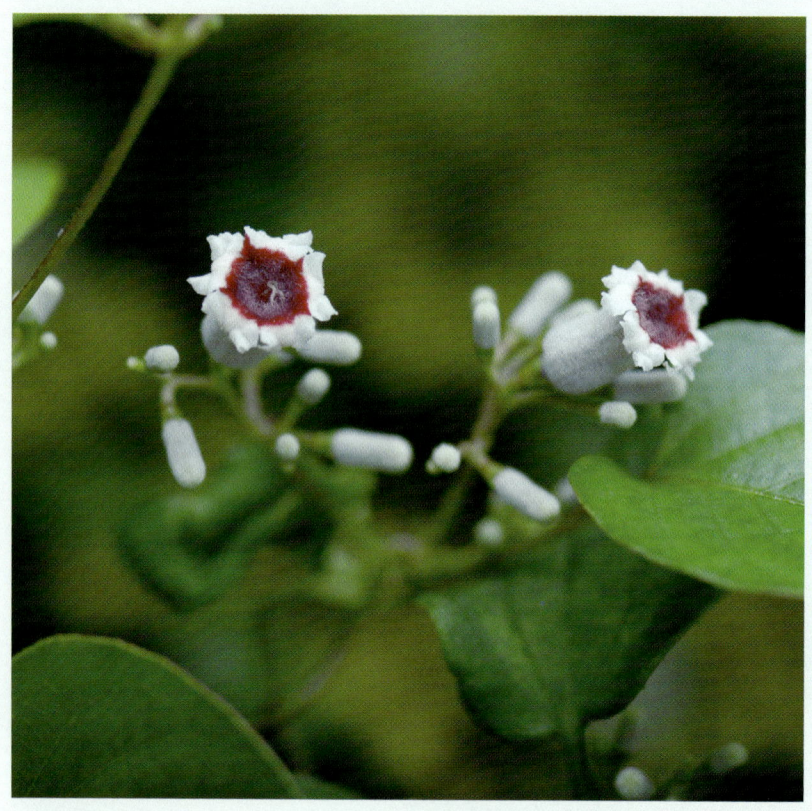

분 포	중부 이남	채취기간	여름~가을
생 지	산기슭 양지	취급요령	그늘에 말려 쓴다.
키	5~7m	성 미	평온하며, 달고 시다.
분 류	낙엽 활엽 덩굴풀	독성여부	없다.
번 식	씨	동속약초	좁은잎계뇨등·털계뇨등
약 효	온포기		

계뇨는 남쪽의 따뜻한 지방과 제주도 및 울릉도에 분포한다. 계뇨등·여청(女靑)·우피동(牛皮凍)이라고도 한다. 어린 가지에 흰 털이 있고, 윗가지는 겨울에 말라죽는다. 줄기와 잎에서 냄새가 난다. 뿌리를 계뇨등근(鷄尿藤根), 열매를 계뇨등과(鷄尿藤果)라 한다. 약으로 쓸 때는 탕으로 하거나 술을 담가 사용하며, 외상에는 짓이겨 붙이거나 달인 물로 씻는다.

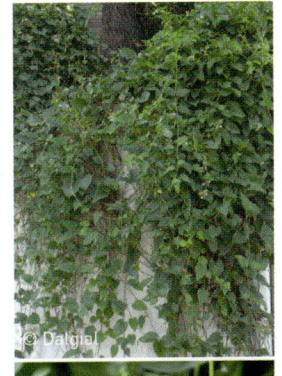
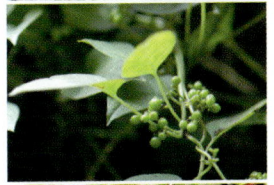
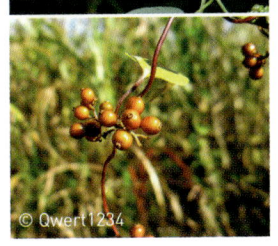

◐ 잎

마주나고 길이 5~12cm, 너비 1~7cm의 달걀꼴 또는 타원 모양의 피침형으로서 끝이 뾰족하다. 앞면에는 처음에 털이 있고 뒷면은 잔털이 있거나 없는 것이 있으며 가장자리에 톱니가 없이 밋밋하다.

✤ 꽃

7~8월에 흰빛을 띤 자주색의 꽃이 원추 또는 취산 꽃차례로 잎겨드랑이나 줄기 끝에 달려 핀다. 꽃부리는 긴 통 모양인데 바깥은 흰색이며 안에는 자주색 반점이 있고 끝이 5갈래로 갈라진다. 수술은 5개인데 2개가 길며, 암술대는 2개이다.

🍒 열매

9~10월에 황갈색으로 달려 익는데 지름이 5~6mm이며 둥글고 윤기가 난다.

😃 제조법

온포기 15~20g을 1회분 기준으로 달여서 1일 2~3회 10~15일 정도 복용한다.

🔍 주의사항

1. 닭 오줌 냄새가 나는데 비위가 상할 수도 있다.
2. 과다복용하지 않는 것이 좋다.

📋 기타 효능

주로 근골계의 질병을 다스리며, 혈증에 효험이 있다.

간염(급성 간염), 골수염, 관절염, 기관지염, 배농, 복통, 종독, 중독, 진통, 출혈, 타박상, 풍, 풍습, 해수, 행혈, 흉협고만

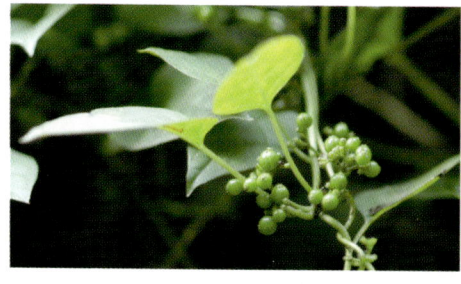 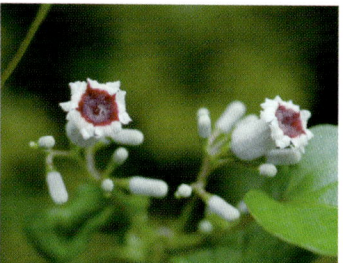

이 약초는

1. 한여름 일사병으로 쓰러질 때 생즙을 만들어 마시면 효과가 있다.
2. 위가 쓰리고 가슴이 답답할 때는 뿌리를 다려 마시면 효과가 있다.
3. 항염 성분이 들어 있어 피부 질환, 관절염, 간염, 림프절염, 만성 골수염 등에 효과가 있다.
4. 중국에서는 통증을 멎게 하는 약재로 쓰인다.

02 밀나물

학명	*Smilax riparia var. ussuriensis*
과명	백합과
생약명	노룡수(老龍須)
이명	우미채(牛尾菜)·마미신근(馬尾伸根)

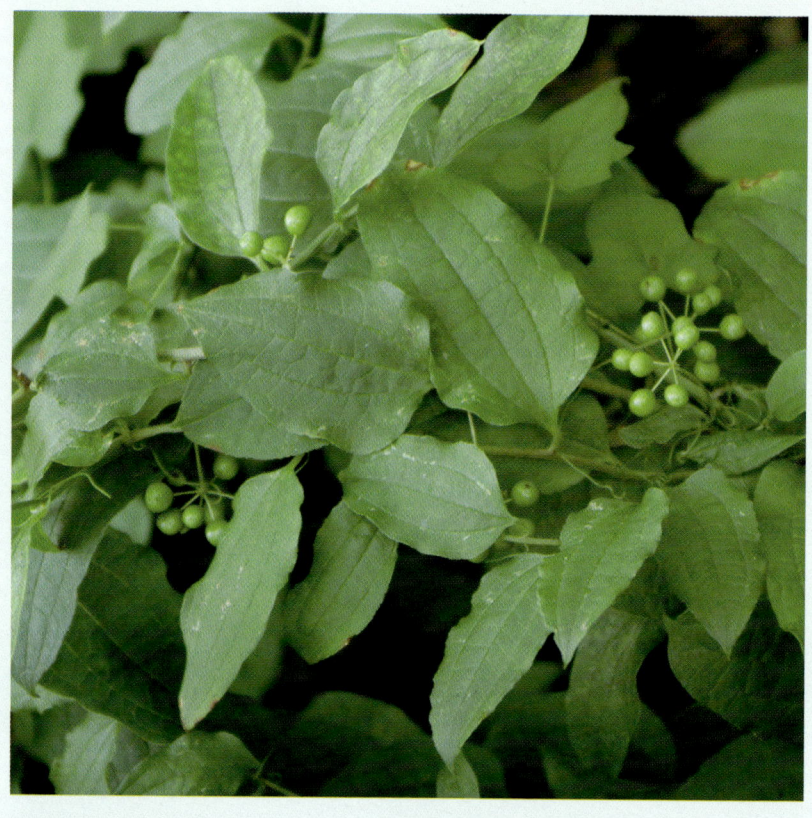

분 포	전국 각지	약 효	줄기·뿌리
생 지	야산이나 들	채취기간	여름~가을
키	길이 2~3m	취급요령	그늘에 말려 쓴다.
분 류	여러해살이 덩굴풀	성 미	평온하며, 달고 쓰다.
번 식	씨	독성여부	없다.

우리나라 전역에서 흔하게 볼 수 있는 풀로 중국과 일본 등지의 산비탈에 자생한다. 뿌리줄기에서 많은 수염뿌리가 나온다. 줄기에서 가지가 많이 갈라지고 모난 줄이 있다. 잎겨드랑이에서 자란 1쌍의 덩굴손으로 물체를 감으며 기어오른다. 밀나물과 비슷하지만 잎이 좁은 유사종을 좁은잎밀나물이라고 한다. 관상용·식용·약용으로 이용된다. 봄에 연한 순을 나물로 먹거나 초간장에 무쳐 먹는다. 뿌리를 우미채라 하여 약재로 쓴다. 약으로 쓸 때는 탕으로 하여 사용한다.

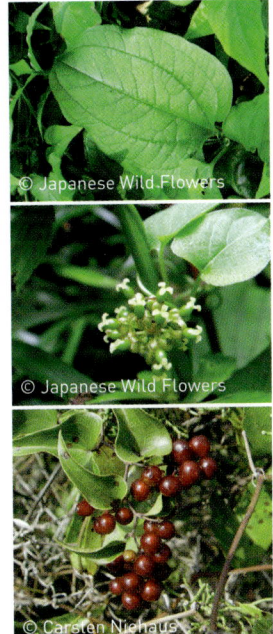

🍃 잎

어긋나고 길이 5~15cm, 너비 2.5~7cm의 달걀꼴 또는 달걀 모양의 긴 타원형으로서 끝이 뾰족하고 밑부분은 둥글거나 심장 밑처럼 생겼다. 앞면은 녹색인데 털이 없고 뒷면은 맥 위에 대개 잔돌기가 있으며 가장자리가 밋밋하다. 잎자루는 길이 5~30mm이고 밑부분에 턱잎이 변한 1쌍의 덩굴손이 있다.

✽ 꽃

5~7월에 황록색으로 피는데 잎겨드랑이에서 나온 꽃대 끝에 산형 꽃차례를 이루며 달린다. 꽃대는 잎자루보다 훨씬 길고 길이 7~12mm의

작은 꽃자루가 15~30개쯤 달린다. 암수딴그루이다. 꽃차례받침은 길이 1.5~2mm의 댓잎피침형이다. 꽃덮이 조각은 6개이다. 수꽃의 꽃덮이 조각은 길이 4mm의 댓잎피침형으로서 뒤로 젖혀진다. 수술은 6개이고 꽃밥의 길이는 1.5mm 정도이다. 암꽃의 꽃덮이 조각은 길이 2~3mm 의 긴 타원형이고 뒤로 젖혀진다.

🍂 열매

8~9월에 지름 약 1cm의 둥근 장과가 달려 검푸르게 익는다.

🍋 제조법

줄기 또는 뿌리 4~6g을 1회분 기준으로 달이거나 산제 또는 환제로 하여 1일 2~3회 10~15일 정도 복용한다.

🔍 주의사항

1. 아직 부작용에 대한 보고는 없다.
2. 기준량을 지켜 복용한다.

📝 기타 효능

주로 신경계 · 순환계 · 소화기 질환에 효험이 있다.

결핵, 골반염, 골수염, 근골동통, 대변불통, 대하증, 동통, 두통, 매독, 보신 · 보익, 비증, 설사, 소화불량, 졸도, 타박상, 풍, 풍습, 행혈, 현훈증

이 약초는

1. 사포닌과 베타시토스테롤 성분이 들어 있어 항암작용과 항산화작용을 하고, 콜레스테롤을 낮추는 효과가 있다.
2. 폐 기능과 소화 기능을 돕는다.
3. 노화를 방지하고 혈액순환을 원활하게 한다.
4. 기운이 약해서 발생하는 부종, 근육통, 관절통 등에 사용한다.
5. 감기 증상에 도움을 주며, 염증성 질염이나 방광염, 림프절염을 다스리는 데 쓰인다.
6. 특히 결핵성골수염에 효험하다.

03 박새

학명	*Veratrum patulum*
과명	백합과
생약명	여로(藜蘆)
이명	총규(蔥葵) · 산총(山蔥)

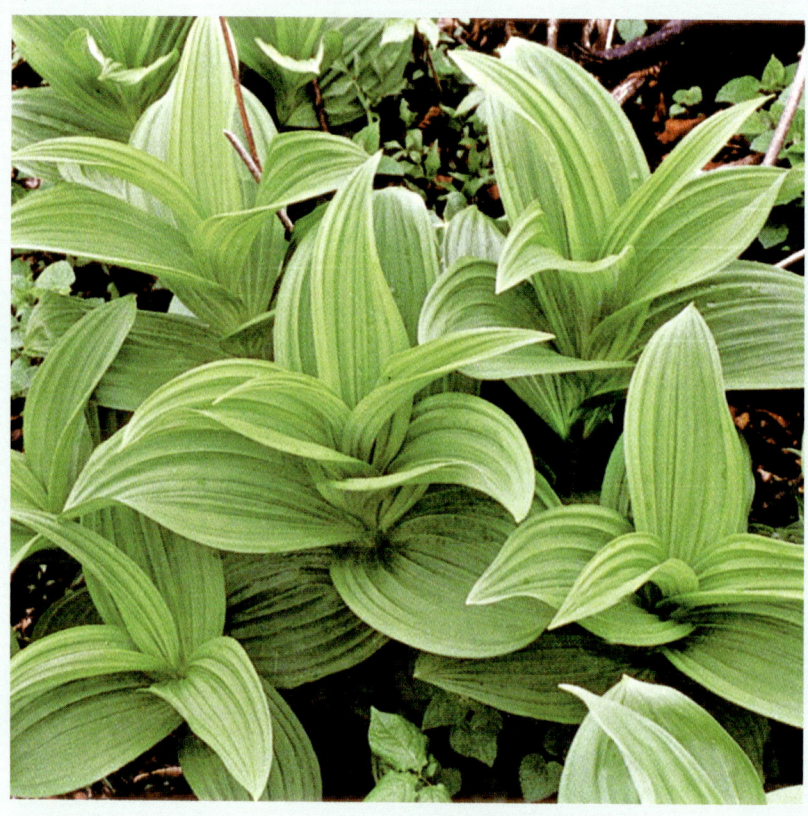

분 포	전국 각지	채취기간	꽃줄기가 생기기 전
생 지	깊은 산 습지, 습한 초원	취급요령	그늘에 말려 쓴다.
키	1.5m 정도	성 미	차며, 쓰고 맵다.
분 류	여러해살이풀	독성여부	있다.
번 식	씨	동속약초	여로 · 참여로 · 흰여로
약 효	뿌리		

박새는 동운초(東雲草)라고도 한다. 대개 무리 지어 자란다. 굵고 짧은 뿌리줄기 밑에서 굵고 긴 수염뿌리가 많이 나와 사방으로 퍼진다. 원줄기는 곧게 서는데 원추형이고 속이 비어 있다. 줄기 밑부분에 묵은 비늘조각잎의 평행맥이 흰색 또는 연한 갈색의 섬유로 남아 있다. 뿌리줄기를 여로라 한다. 독성이 강하여 농약용 살충제 또는 약재로 쓰인다. 약으로 쓸 때는 환제 또는 산제로 하여 사용한다.

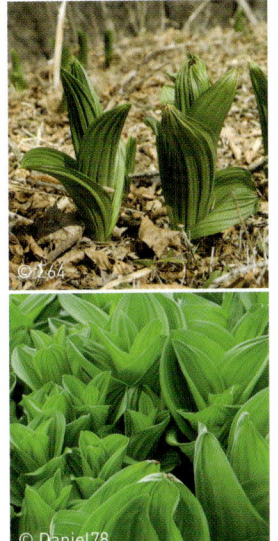

잎

어긋나며 밑부분의 잎은 잎집만이 원줄기를 둘러싼다. 중앙 부분의 잎은 타원형 또는 넓은 타원형으로서 세로로 주름이 지는데 큰 것은 길이 30cm, 너비 20cm 이상 자란다. 세로로 여러 개의 평행맥이 있으며 뒷면에 털처럼 생긴 돌기가 있다.

꽃

7~8월에 지름이 25mm 정도 되는 연한 황백색 꽃이 원줄기 끝에 작은 꽃자루를 많이 내어 원추 꽃차례를 이루며 빽빽이 달려 핀다. 암수딴그루의 단성화로서 암꽃과 수꽃이 있다. 꽃차례에는 양털 같은 꼬불꼬불한 털이 빽빽이 난다. 작은 꽃자루의 길이는 2~7mm이고 꽃턱잎은 달

갈꼴이다. 꽃덮이 조각과 수술은 각각 6개씩이고 암술머리는 3개이며 씨방에 털이 있다.

🍒 열매
8~9월에 길이 2cm 정도인 달걀을 닮은 타원형의 삭과가 달려 익는데 위쪽이 3개로 갈라진다.

🟡 제조법
뿌리 0.3~0.5g을 1회분 기준으로 달이거나 산제 또는 환제로 하여 1일 2~3회 1개월 이상 복용한다.

🔍 주의사항
1. 독성이 있어 과다복용하면 속이 메스껍거나 토하고, 심장박동이 빨라지며, 저혈압을 유발할 수 있다.
2. 독성이 강하므로 기준량을 엄격히 지켜 사용한다.
3. 허약체질과 임산부는 사용하지 않는 것이 좋다.
4. 산마늘과 비슷해 주의가 필요하다.

📋 기타 효능
주로 순환계 · 이비인후과 · 운동계 질환을 다스린다.

간질, 감기, 강심제, 개창, 건선, 고혈압, 곽란, 구토, 두설, 변지, 선창, 습비, 식체(어류(물고기)-바닷물고기), 악창, 암(골수암), 외상소독, 월경불

순, 유즙분비부전, 이질, 중풍, 축농증, 치통, 풍비, 황달

이 약초는

1. 항암 성분인 알칼로이드가 들어 있어 암세포 증식을 억제한다.
2. 박새의 뿌리는 두통이나 후두염, 편도선염, 비염, 악성 종기, 피부 질환, 피부소양증 등에 사용한다.
3. 삼출성 흉막염(가슴막염(늑막염))에 사용하고, 가래를 배출시키는 데 사용한다.
4. 《동의보감》에는 "머리에 난 부스럼, 옴으로 가려운 것, 악창과 버짐을 낫게 한다. 여러 가지 벌레를 죽이고 풍담(風痰)을 토하게 한다"라고 기록되어 있다.

04 뱀딸기

학명	*Duchesnea chrysantha*
과명	장미과
생약명	사매(蛇苺)
이명	용토주(龍吐珠) · 지매(地苺)

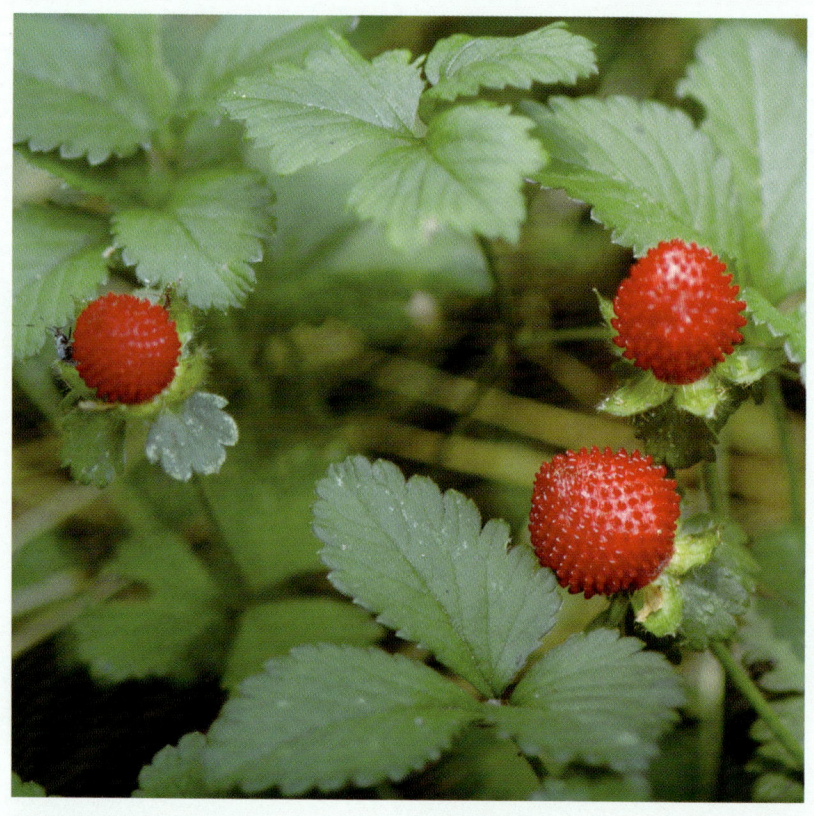

분 포	전국 각지	약 효	온포기
생 지	산과 들, 논밭둑, 풀밭, 길가	채취기간	4~6월, 9~10월
키	10~15cm	취급요령	햇볕에 말려 쓴다.
분 류	여러해살이풀	성 미	평온하며, 달고 쓰다.
번 식	마디줄기에서 새싹이 난다.	독성여부	약간 있다.

뱀딸기는 배암딸기·사매·지매·잠매(蠶莓)라고도 한다. 덩굴성 줄기가 땅 위에서 옆으로 뻗으며 번식하는데 꽃이 필 때까지는 짧게 자라지만 열매가 익을 무렵에는 사방으로 길게 뻗는다. 줄기가 기면서 마디마다 수염뿌리를 내리고 싹을 낸다. 줄기에는 긴 털이 있다. 뱀딸기는 뱀이 먹는 딸기라는 뜻에서 붙여진 이름이다. 사람이 먹는다고 해롭지는 않으나 그다지 맛이 없다. 뱀딸기처럼 야생에서 자라는 딸기류에는 멍석딸기·산딸기·줄딸기 등이 있는데 대개 새콤달콤하여 맛이 있으나 뱀딸기는 예외이다. 그러나 아이들이 따서 먹기도 한다. 온포기를 사과초(蛇果草) 또는 정창초(疔瘡草)라고 한다. 관상용·식용·약용으로 이용된다. 어린순은 비타민과 미네랄이 풍부해서 녹즙으로 먹는다. 약으로 쓸 때는 주로 탕으로 하여 사용한다.

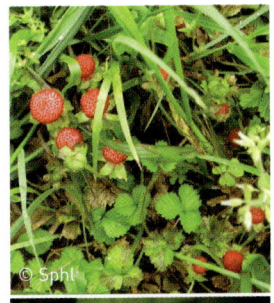
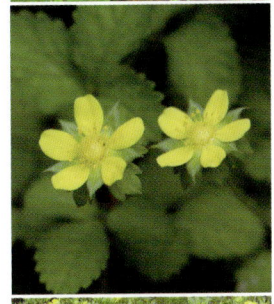
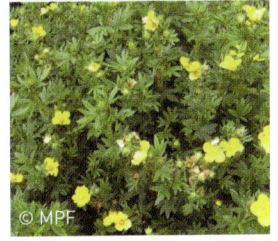

잎

어긋나며 3개의 작은 잎으로 구성된 3출 겹잎이고 잎자루가 길다. 작은 잎은 길이 2~3.5cm, 너비 1~3cm의 달걀꼴 또는 달걀을 닮은 원형으로서 가장자리에 이빨 모양의 톱니가 있고 끝이 둔하다. 앞면에는 털이 별로 없으나 뒷면에는 잎맥을 따라 비스듬히 누운 긴 털이 있다. 턱잎은 길이 7mm 정도의 달걀을 닮은 댓잎피침형이며 가장자리가 밋밋하다.

🌼 꽃

4~5월에 노란색의 오판화가 잎겨드랑이에서 나온 긴 꽃대 끝에 1개씩 달려 핀다. 꽃받침 조각은 달걀꼴이다. 덧꽃받침은 5개로 갈라지고 다시 얕게 3개로 갈라지는데 꽃받침보다 크며 꽃받침과 더불어 털이 있다. 꽃잎은 길이 5~10mm의 넓은 달걀꼴이다.

🍒 열매

6월에 지름 1cm 정도인 육질의 둥근 수과가 달려 붉게 익는데 작은 알갱이들이 다닥다닥 붙어 뭉쳐 있다.

😊 제조법

온포기 3~5g을 1회분 기준으로 달이거나 산제 또는 환제로 하여 1일 2~3회 1주일 정도 복용한다.

🔍 주의사항

1. 약재를 너무 많이 쓰지 않는 것이 좋다.
2. 몸이 약하거나 소화력이 약한 사람은 주의해야 한다.
3. 과다복용하면 기운이 빠지거나 설사를 하기도 한다.

📝 기타 효능

주로 피부과 · 호흡기 · 순환계 질환을 다스린다.

각기, 감기, 결기, 당뇨병, 동상, 발열, 보혈, 상한, 설사, 암(골수암), 양혈 거풍, 열독증, 옹종, 월경불순(휘발성), 위염, 종독, 종창, 중독, 중풍, 천식, 타박상, 탕화창(화상), 토혈, 통경, 피부염, 해수, 해열, 행혈, 혈압조절, [소아 질환] 태독

이 약초는

1. 항암 효과가 높고 특히 백혈병 골수이식수술에 빠른 효과가 나타난다.
2. 리놀렌산, 스테롤 성분이 들어 있어 디프테리아와 세균성 이질, 급성 충수염에 효과가 있다.
3. 열성 경련, 토혈, 이질, 화상에 효과가 있다.
4. 인후염이나 인후부의 통증을 다스는 데 쓰인다.
5. 《동의보감》에는 "가슴과 배가 뜨거운 것을 낫게 하고 월경불순을 낫게 하며 뱀이나 벌레에 물린데 사용한다"라고 기록되어 있다.

05 삼백초

학명	*Saururus chinensis*
과명	삼백초과
생약명	삼백초(三白草)
이명	전삼백(田三白) · 오엽백(伍葉白) · 백화련(白花蓮)

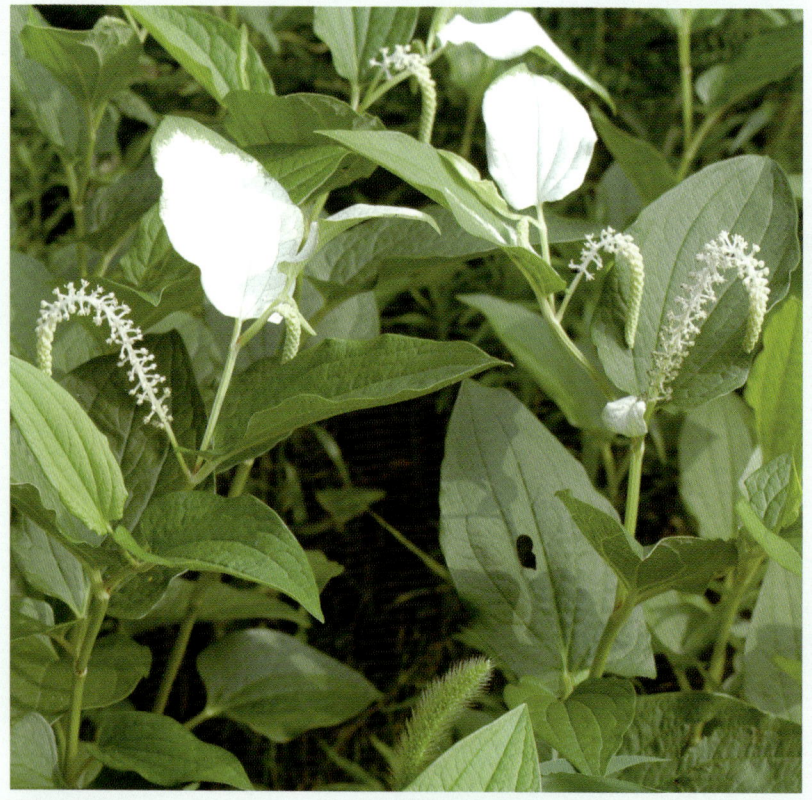

분 포	제주도, 중부 이남	약 효	온포기
생 지	습지	채취기간	여름~가을
키	50~100cm	취급요령	햇볕에 말려 쓴다.
분 류	여러해살이풀	성 미	차며, 쓰고 맵다.
번 식	분주 · 땅속줄기	독성여부	없다.

삼백초는 삼백(三白)이란 뿌리·잎·꽃 3가지가 희다고 해서 붙여진 이름인데 꽃이 필 때쯤 꽃 밑에 있는 2~3개의 잎이 하얗게 변한다. 흰 뿌리줄기가 진흙 속을 길게 옆으로 뻗으면서 마디마다 수염뿌리가 나온다. 줄기는 곧게 서서 자란다. 온포기에 야릇한 쓴맛이 있고 독한 냄새를 풍기는데 송장 썩는 냄새가 난다 하여 송장풀이라는 별명이 붙었다. 약효와 생김새가 약모밀과 비슷하나 심장 밑을 닮은 잎의 모양이나 꽃잎처럼 보이는 4장의 꽃턱잎으로 구별할 수 있다. 약으로 쓸 때는 탕으로 하거나 생즙을 내어 사용한다.

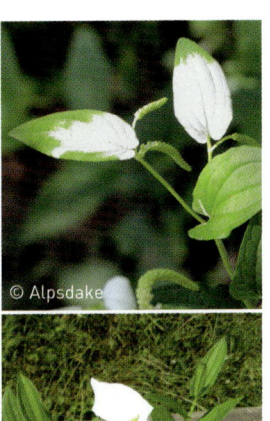

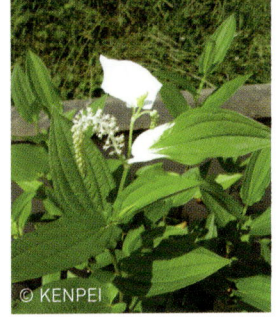

🧭 잎

어긋나며 길이 5~15cm, 너비 3~8cm인 달걀 모양의 타원형으로서 끝이 뾰족하고 밑은 심장 밑 모양으로 오목하다. 5~7개의 세로맥이 있으며 가장자리는 밋밋하다. 앞면은 연한 녹색, 뒷면은 흰색이지만 줄기 위쪽에 달린 2~3개의 잎은 앞면도 흰색이다. 잎자루는 길이 1~5cm이며 밑부분이 다소 넓어져서 원줄기를 감싼다.

✳ 꽃

6~8월에 희고 작은 꽃이 수상 꽃차례를 이루면서 줄기 끝에 많이 달려

핀다. 양성화이다. 꽃이삭은 잎과 마주나는데 길이 10~15cm이고 꼬불꼬불한 털이 있으며 처음에는 밑으로 처지다가 나중에 곧게 선다. 작은 꽃턱잎은 지름 1.5mm 정도 되는 달걀 모양의 원형이다. 작은 꽃자루는 길이 2.3mm이며 꽃잎은 없다. 수술은 6~7개이고 암술은 3~5개의 심피로 구성되며 털이 없다.

열매
7~9월에 둥근 삭과를 맺는데 익으면 위에서 갈라진다. 씨는 각 실(室)에 대개 1개씩 들어 있다.

제조법
1. 줄기 또는 잎 6~9g을 1회분 기준으로 달이거나 산제 또는 환제로 하여 1일 2~3회 10~15일 정도 공복에 복용한다.
2. 온포기 6~9g을 1회분 기준으로 달이거나 산제로 하여 1일 2~3회 10~15일 정도 복용한다.

주의사항
1. 성질이 차서 몸이 냉한 사람은 많이 먹지 말아야 한다.
2. 체질에 따라서는 구토가 발생할 수 있으니 주의해야 한다.

기타 효능
주로 신경계 · 부인과 · 소화기 질환을 다스린다.

각기, 간염, 감기, 갱년기장애, 건위, 견비통, 고혈압, 골수염, 냉병, 담석증, 동맥경화, 마비, 방광염, 변비, 복수, 비만증, 비염, 비창, 빈혈증, 소변불통, 수종, 습진, 암(암 예방/항암/악성종양 예방), 옹종, 완하, 외상소독, 요통, 유방염, 종독, 중독, 중이염, 중풍, 지방간, 충치, 치루, 치은염, 치조농루, 치질(치핵), 치통, 편도선비대, 폐농양, 폐렴, 피부미용(피부보습), 피부윤택, 해열, 협심증, 황달

이 약초는

1. 단백질, 철분, 칼륨, 칼슘, 비타민 B1, 비타민 B2, 비타민 C, 비타민 E, 식이섬유 등이 풍부하다.
2. 항균작용이 있어 해독과 세균성 설사를 치료하는 데 효과가 있다.
3. 생잎을 짓이겨 환부에 붙이면 고름이 잘 나오고 통증도 완화한다.
4. 소변을 잘 배출하게 하고, 부종, 황달, 방광염, 질염, 피부염, 아토피 등에 쓰인다.
5. 《본초학》에는 "수종과 각기를 치료하고 대소변을 잘 나오게 하며 가래를 삭이고 막힌 것을 뚫어주며 뱃속의 딱딱한 덩어리를 풀어주고 종기나 부기를 치료한다"라고 기록되어 있다.

06 살구나무

학명	*Prunus armeniaca*
과명	장미과
생약명	행인(杏仁)
이명	행핵자(杏核子)·초금단(草金丹)

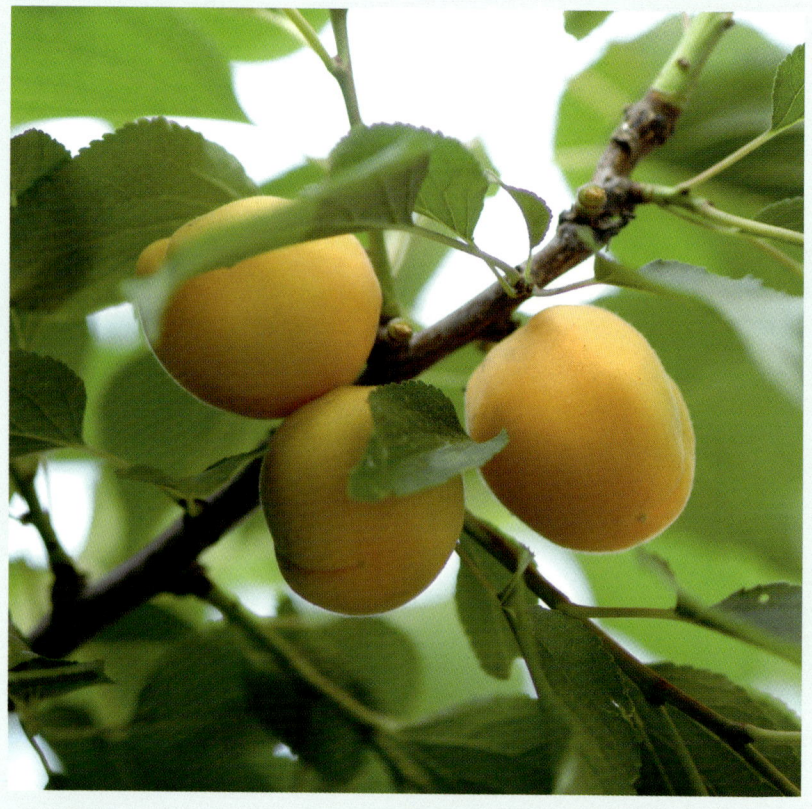

분 포	전국 각지	채취기간	6~7월(열매 성숙기)
생 지	마을 부근에 식재	취급요령	씨알맹이를 채취해 쓴다.
키	5~7m	성 미	따뜻하며, 쓰고 맵다.
분 류	낙엽 활엽 소교목	독성여부	있다.
번 식	씨	동속약초	개살구나무·귀룽나무·매화나무·산이스랏나무
약 효	인(仁: 씨껍질을 벗겨낸 씨알맹이)		

살구나무의 나무껍질은 붉은빛이 돌고 어린 가지는 갈색을 띤 자주색이며 코르크질이 약간 발달한다. 관상용·공업용·밀원·식용·약용으로 이용된다. 열매는 맛이 시고 달아 생식하거나 통조림·잼·건과 등으로 가공하기도 한다. 열매에는 비타민 A와 천연 담류가 풍부하다. 또한 말린 열매에서는 철분을 섭취할 수 있다. 씨알맹이를 행인이라 하여 약재로 쓴다. 약으로 쓸 때는 탕으로 하거나 산제로 하여 사용하며, 술을 담가서도 쓴다.

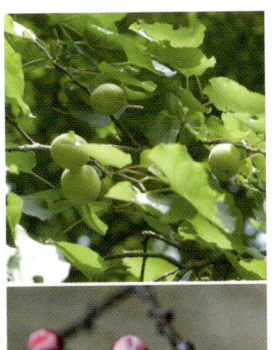
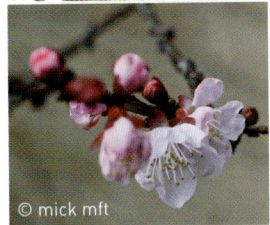
© mick mft
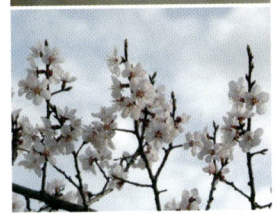

잎

어긋나며 길이 6~8cm의 넓은 달걀꼴 또는 넓은 타원형으로서 끝이 뾰족하고 가장자리에 불규칙한 홑톱니가 있다. 양면에 털은 없다.

꽃

4월에 잎보다 먼저 연분홍색의 오판화가 지난해 나온 가지에 달려 피는데 지름은 25~35mm이고 꽃자루가 거의 없다. 꽃받침 조각은 5개이고 뒤로 젖혀진다. 꽃잎도 5개이고 둥근 모양이다. 수술은 많으며 암술은 1개이다.

🍒 열매

7월에 지름 3cm 정도의 핵과가 달려 황색 또는 황색을 띤 붉은색으로 익는데 모양은 거의 둥글며 잔털로 덮여 있다. 가운데에 들어 있는 씨에는 오목한 구멍이 없다.

🍚 제조법

씨 속알맹이 3~4g을 1회분 기준으로 산제로 하여 1일 2~3회 1개월 이상 복용한다.

🔎 주의사항

1. 쌍인(씨 속 알맹이가 두 개인 것)을 쓰지 않는다.
2. 복용 중에 조, 칡, 황금, 황기를 금한다.
3. 약재를 다룰 때 쇠붙이 도구(철)를 쓰지 않는다.
4. 몸이 차갑고 설사를 자주하는 사람은 주의해야 한다.

📝 기타 효능

주로 이비인후과 · 호흡기 질환을 다스리며, 각종 체증을 풀어준다.

감기, 거담(혈담), 경련, 결막염, 광견병, 구내염, 근육통, 기관지염, 기관지천식, 난관염 · 난소염, 녹내장, 뇌동맥경화, 담, 당뇨병, 대변불통, 두창, 두통, 디프테리아, 류머티즘, 적면, 명목, 몸살, 반점, 백내장, 백태, 변비, 산후부종, 살갗이 튼 데, 서증, 소변간삽, 소변불통, 수종, 순진, 식체(살구 · 살구 씨, 쇠고기), 신부전, 실음, 심장병, 안면창백, 암(골수암, 뇌암,

방광암, 폐암, 후두암), 액취증, 열택, 요통, 위경련, 음종(남성외음부부종), 음종, 인두염, 인후염·인후통, 자궁근종, 전립선비대증, 전립선염, 종독, 중독, 중이염, 중풍, 척추 질환, 천식, 천연두, 충치, 치질(치핵), 치창, 폐결핵, 폐렴, 폐부종, 피부미용(피부노화방지), 피부윤택, 항문주위농양, 혈압조절, 호흡곤란, 호흡기병, 환각증, 후두염, 후비, 흉협고만, **[소아 질환]** 설기망자, 소아천식

이 약초는

1. 베타카로틴 함량이 풍부해 몸에 있는 유해산소가 체내 세포를 손상하는 것을 막아준다.
2. 비타민 A·C가 많아 피부노화 방지와 피로회복 등에 좋다.
3. 《동의보감》에는 "기침이 북받쳐 호흡 곤란을 일으키게 될 때, 가래를 삭인다"라고 기록되어 있다.
4. 《동의학사전》에는 "폐경, 대장경에 작용한다. 대변을 잘 나오게 하고 땀을 나게 하며 해독한다. 고기를 먹고 체한데 쓴다"라고 기록되어 있다.

07 세잎양지꽃

학명	*Potentilla freyniana*
과명	장미과
생약명	치자연(雉子筵)
이명	지풍자(地風子)·삼엽사매(三葉蛇莓)

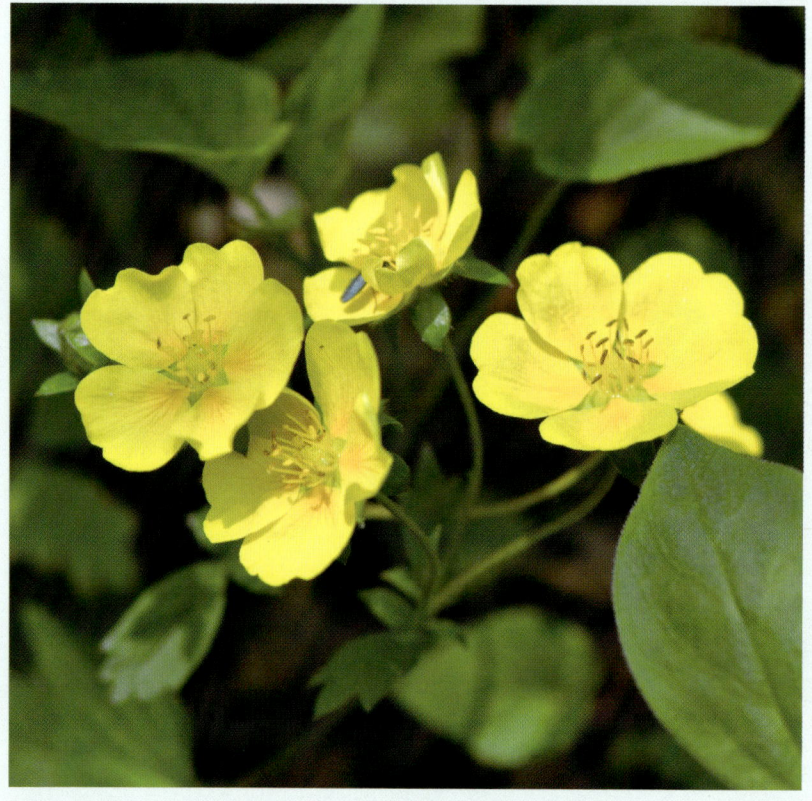

분 포	전국 각지	약 효	온포기·뿌리
생 지	산기슭의 풀밭, 밭둑	채취기간	5~6월
키	15~30cm	취급요령	햇볕에 말려 쓴다.
분 류	여러해살이풀	성 미	차며, 쓰다.
번 식	분주·씨	독성여부	없다.

세잎양지꽃은 털양지꽃·털세잎양지꽃·우단양지꽃이라고도 한다. 굵고 짧은 뿌리줄기에서 수염뿌리가 많이 나오는데 꽃이 진 다음에 옆으로 뻗는 가지가 자란다. 양지에서 흔히 볼 수 있다. 양지꽃과 비슷하지만 작은 잎이 3개이므로 세잎양지꽃이라 부른다. 뿌리를 삼장근(三長根)이라고 한다. 관상용·식용·약용으로 이용된다. 어린줄기와 잎은 봄나물로 먹는다. 약으로 쓸 때는 주로 탕으로 하여 사용한다.

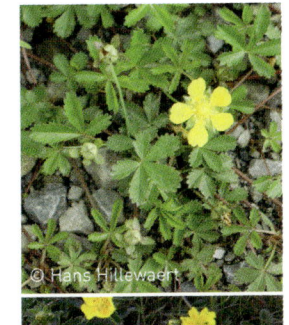
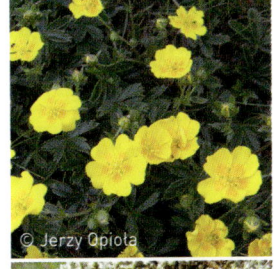
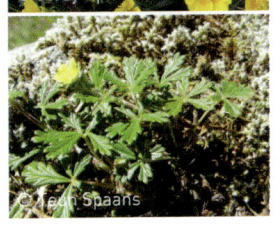

● 잎

잎은 뿌리에서 나오고 잎자루가 길며 3개의 작은 잎으로 이루어진다. 작은 잎은 길이 2~5cm, 너비 1~3cm의 긴 타원형 또는 거꿀달걀꼴로서 끝이 둥글거나 둔하고 가장자리에 둔한 톱니가 있다. 앞면에는 털이 없으나 뒷면 맥 위에 털이 난다. 꽃줄기에 돋는 잎은 이와 비슷하지만 작다. 턱잎은 달걀꼴이며 가장자리가 밋밋하다.

✽ 꽃

3~4월에 지름 1~1.5cm인 황색의 오판화가 7~10개씩 꽃줄기 끝에 취산 꽃차례로 달려 핀다. 덧꽃받침 조각, 꽃받침 조각 및 꽃잎은 각각 5개

씩이다. 꽃받침 조각은 달걀 모양의 댓잎피침형이다. 덧꽃받침 조각은 꽃받침 조각보다 작고 선형이다. 꽃잎은 거꿀달걀꼴을 닮은 원형으로서 끝이 오목하게 들어가 있으며 길이는 꽃받침보다 1.5배 길다. 수술과 암술은 많으며 꽃턱에 털이 있다.

🍒 열매

5월에 연한 갈색의 수과가 달려 익는데 털이 없고 주름살이 있다. 열매 안에 길이 약 1mm의 작은 씨가 들어 있다.

🟡 제조법

1. 뿌리 또는 줄기잎 5~10g을 1회분 기준으로 달이거나 산제 또는 환제로 하여 1일 2~3회 10~12일 정도 공복에 복용한다.
2. 온포기 8~10g을 1회분 기준으로 달여서 1일 2~3회 1주일 정도 복용한다(결핵성골수염).

🔍 주의사항

1. 사람에 따라 복부가 팽창하고 현기증 등이 나타날 수 있다. 그때는 복용을 며칠 중단하고 있으면 좋아진다.
2. 과다복용하지 말고 기준량을 지킨다.

📋 기타 효능

주로 이비인후과·순환계 질환을 다스린다.

골반염, 골수염(결핵성골수염), 구내염, 보혈, 어혈, 옹종, 음축, 림프절염, 종독, 중독, 출혈, 치질, 타박상, 해열

이 약초는

1. 디-카테킨(d-catechin)과 비타민 P가 들어 있어 저항력을 높여준다.
2. 소화 기능을 튼튼하게 해주고 허약한 몸을 보강해준다.
3. 혈액순환을 잘되게 하며, 아랫배의 통증에도 효과가 있다.
4. 뿌리는 해열, 지혈, 항암, 항염증, 혈당을 낮추는 효과가 있다.
5. 농촌진흥청에서는 양지꽃 뿌리 추출물이 몸속 활성산소를 제거하며 활성산소로 증가하는 염증 반응을 줄이는 데 효과적이라고 밝혔다.

08 승검초

학명	*Angelica uchiyamana*
과명	미나릿과
생약명	당귀(當歸)
이명	문귀(文歸)·건귀(乾歸)

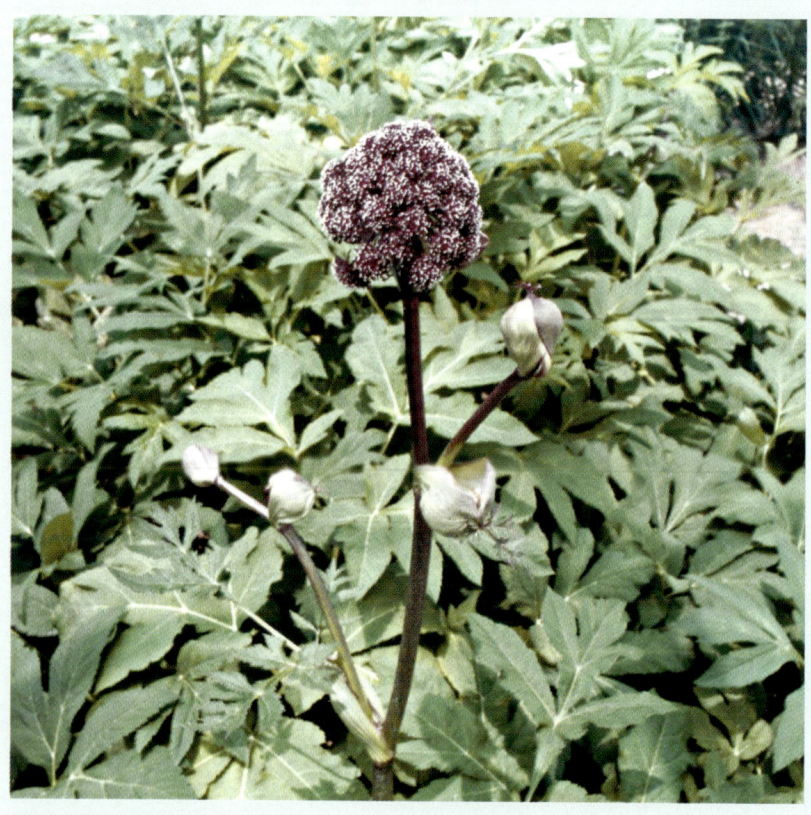

분 포	중북부 지방		채취기간	가을~이듬해 봄
생 지	산지의 서늘하고 습한 곳, 밭에 재배		취급요령	햇볕에 말려 쓴다.
키	1m 정도		성 미	따뜻하며, 맵다.
분 류	여러해살이풀		독성여부	없다.
번 식	씨		동속약초	왜당귀
약 효	뿌리			

승검초는 짙은 향기와 단맛이 나는 산나물로
서 예로부터 귀하게 여겨온 우리나라 특유
의 향채이나 항간에서는 뿌리를 귀한 약재로
쓰는 당귀라는 이름으로 더 잘 알려져 있다.
이 약을 먹으면 기혈이 마땅히 제자리로 다
시 돌아온다 하여 당귀(當歸)라는 이름이 붙
었다는 속설이 있다. 왜당귀(일당귀)·중국
당귀·참당귀와는 다른 우리나라 특산종이
다. 《동의보감》에는 승엄초라 기록되어 있고
《산림경제》에는 신감채(辛甘菜)라 했는데 달
면서도 매운맛이 있어 붙여진 이름이다.

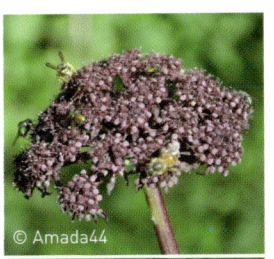

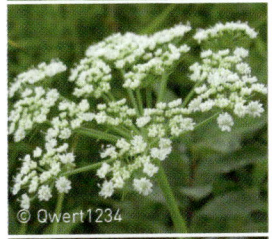

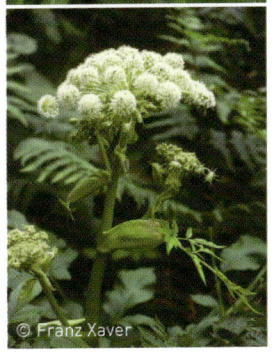

뿌리는 굵고 비대한 육질이며 상처를 내면
흰 즙이 나온다. 줄기는 곧게 서며 잎자루와
더불어 검은빛이 도는 자줏빛이다. 식물 전
체에서 상쾌하고 독특한 향기가 난다. 뿌리
를 당귀라 하는데 방향유(芳香油)가 함유되어 있어 향기가 짙다. 관상용
·식용·약용으로 이용된다. 어린순은 나물로 먹는다. 약으로 쓸 때는
탕으로 하거나 산제 또는 환제로 하여 사용하며, 술을 담가서도 쓴다.

🧭 잎

마주나는데 뿌리잎과 밑부분의 잎은 3개씩 1~3회 깃 모양으로 깊게
갈라진다. 작은 잎은 긴 타원형으로서 3개로 완전히 갈라진 다음 다시

2~3개로 갈라지는데 가장자리에 고르지 않은 뾰족한 톱니가 있으며 끝이 날카롭다. 앞면은 녹색이고 뒷면은 흰빛이 돈다. 잎자루는 뿌리잎과 밑부분의 잎에서 길고 위로 올라갈수록 짧아진다. 위쪽의 잎은 잎몸이 퇴화하고 잎집이 타원형으로 커진다.

✹ 꽃
8~9월에 자줏빛으로 피는데 줄기 끝에 겹산형 꽃차례를 이루며 달린다. 꽃차례받침은 1~2개이며 잎집처럼 커지고 작은 꽃차례받침은 5~7개인데 실처럼 가늘다. 꽃잎은 5장이며 긴 타원형이고 끝이 뾰족하다. 수술은 5개이다.

🍒 열매
10월에 납작한 타원형의 분과가 달려 익는데 가장자리에 날개가 있으며 뒷면에 능선이 있고 능선 사이에 기름관이 1개씩 있다.

🟡 제조법
뿌리 5~8g을 1회분 기준으로 달이거나 산제 또는 환제로 하여 1일 2~3회 10일 정도 공복에 복용한다.

🔍 주의사항
1. 복용 중에 생강, 해조류(김, 다시마, 미역, 바닷말, 서실, 청각, 파래)를 금한다.

2. 소화 기능이 약한 사람, 즉 장과 위가 약해 설사를 자주하는 사람은 주의해야 한다.
3. 자궁수축작용을 하므로 임산부는 주의해야 한다.

📋 기타 효능

주로 운동계의 통증과 부인병증에 효험이 있다.

간경변증, 간질, 강장보호, 건비, 건위, 경련, 고혈압, 골반염, 골수염, 골절변통, 골절증, 관절냉기, 관절염, 관절통, 근골동통, 기울증, 냉병, 녹내장, 뇌일혈, 대변불통, 두통, 매독, 문둥병, 변비, 보기, 보혈, 복통, 부인병, 부정맥, 불임증, 빈혈증, 절양

이 약초는

1. 뿌리에는 데커신(decursin)과 데커시놀 엔젤레이트(decursinol angelate)라는 성분이 들어 있어 동맥경화를 예방하며, 항암 · 항산화 · 항염증에도 탁월한 효과가 있다.
2. 뿌리를 달인 물은 태아발육안정에 효과가 있다.
3. 여성의 생리불순, 생리통에 효과가 있고, 혈액순환을 원활하게 해주므로 어지럼증과 두통에 좋다.
4. 승검초에는 치매를 유발하는 독성물질 베타 아밀로이드의 생성을 차단하는 INM176 성분이 들어 있다고 중외제약은 밝혔다(《국민일보》, 2005. 9. 4).

09 시호

학명	*Bupleurum falcatum*
과명	미나릿과
생약명	시호(柴胡)
이명	시초(柴草)·산채(山菜)

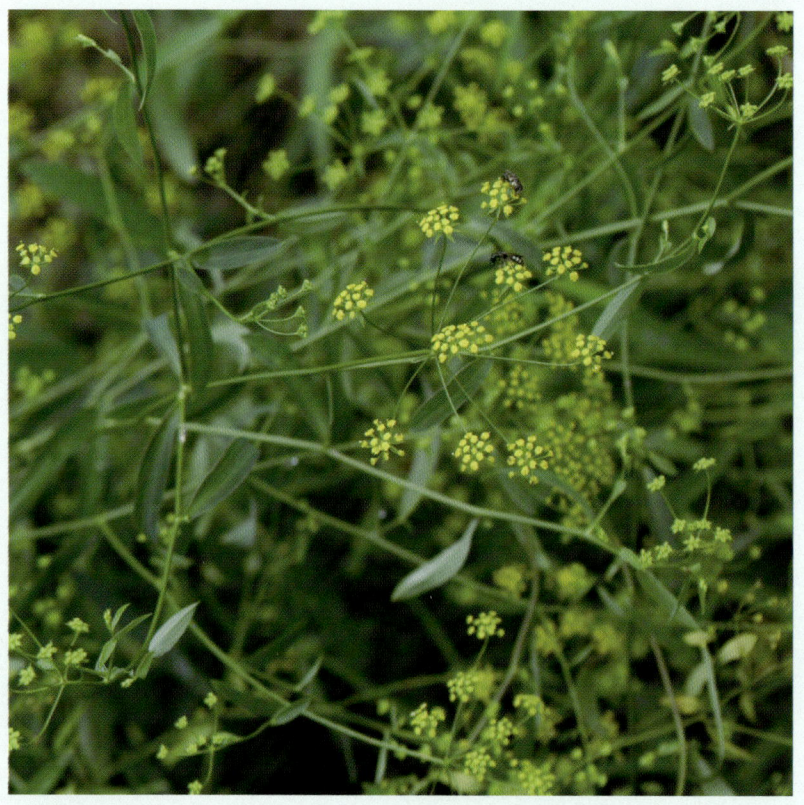

분 포	전국 각지	채취기간	7~9월
생 지	산과 들의 풀밭	취급요령	햇볕에 말려 쓴다.
키	40~70cm	성 미	서늘하며, 쓰다.
분 류	여러해살이풀	독성여부	없다.
번 식	씨·분주	동속약초	구리때·바디나물·왜당귀·참당귀
약 효	뿌리		

시호는 외대시호·북시호·멧미나리·묏미나리라고도 한다. 뿌리줄기는 굵으며 매우 짧다. 가늘고 긴 줄기의 위쪽에서 가지가 약간 갈라진다. 포기 전체에 털이 없다. 말린 뿌리를 시호라 하며 약재로 사용하는데 사포닌과 지방유(脂肪油)가 들어 있다. 식용·약용으로 이용된다. 약으로 쓸 때는 주로 탕으로 하여 사용하며, 술을 담가서도 쓴다.

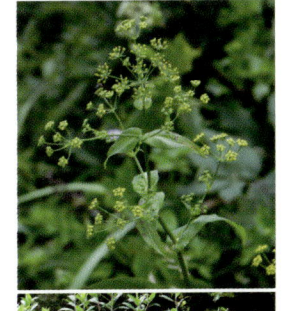

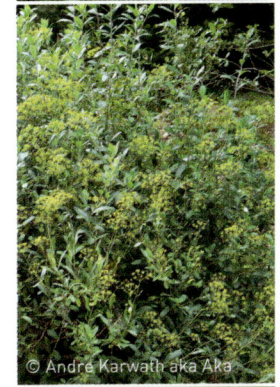

잎

어긋나고 선형 또는 댓잎피침형이다. 뿌리에서 나오는 잎은 길이 10~30cm이고 밑부분이 좁아져서 잎자루처럼 된다. 줄기잎은 길이 4~10cm, 너비 5~15mm로서 끝이 뾰족하고 가장자리가 밋밋하다. 털은 없으며 표면은 연한 녹색이고 평행맥이 뚜렷하다. 잎의 밑부분은 가늘어지면서 줄기에 이르나 줄기를 감싸지는 않는다.

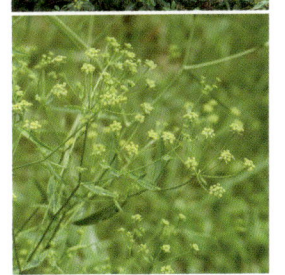

꽃

8~9월에 황색의 오판화가 피는데 줄기 끝과 가지 끝에서 좁쌀만 한 작은 꽃 5~10개가 겹산형 꽃차례로 달린다. 2~7개의 작은 꽃대에 각각

5~10개의 꽃이 달린다. 꽃차례받침과 더불어 긴 타원형 또는 선형의 작은 꽃차례받침이 있는데 꽃차례의 밑부분에 꽃과 거의 길이가 같은 5개의 꽃차례받침 조각이 있다. 꽃잎은 5개이고 안으로 굽는다. 수술도 5개이고 씨방은 하위이다.

🍒 열매
9~10월에 길이가 2~3mm인 타원형의 분과가 달려 익는다.

😀 제조법
뿌리줄기 4~6g을 1회분 기준으로 달이거나 산제 또는 환제로 하여 1일 2~3회 1개월 이상 복용한다.

🔎 주의사항
1. 구토증이나 신경통 증세가 있는 사람은 복용을 금한다.
2. 간 기능이 약한 사람은 복용을 금한다.
3. 과다복용을 금한다.

📋 기타 효능
주로 운동계·신경계·순환계 질환을 다스린다.

강장보호, 거담, 경련, 고혈압, 골절번통, 구안와사, 뇌졸중, 늑막염, 담낭염, 백전풍, 복부팽만, 비열, 사하, 식적창만, 악창, 암(골수암), 액취증, 이롱·난청, 중독, 중풍, 진통, 치통, 탈항, 학질, 해열, 황달, 흉통, 흉협고만

이 약초는

1. 양기를 끌어올리는 효능이 있고, 가슴이 걸리고 아픈 증상, 입안이 쓰거나 귀가 먹먹한 증상, 생리불순 등을 치료할 때 자주 사용한다.
2. 사이코시드(saikoside) 성분이 들어 있어 해열작용, 진통작용, 항염작용을 하므로 감기·인플루엔자·급성 기관지염에 사용한다.
3. 소화 기능이 약해 복부가 팽창하고 복통이 있을 때 사용하며, 월경통·하복통을 다스리는 데 사용한다.

10 애기풀

학명	*Polygala Japonica*
과명	원지과
생약명	과자금(瓜子金)
이명	원지초(遠志草)·신사초(神砂草)

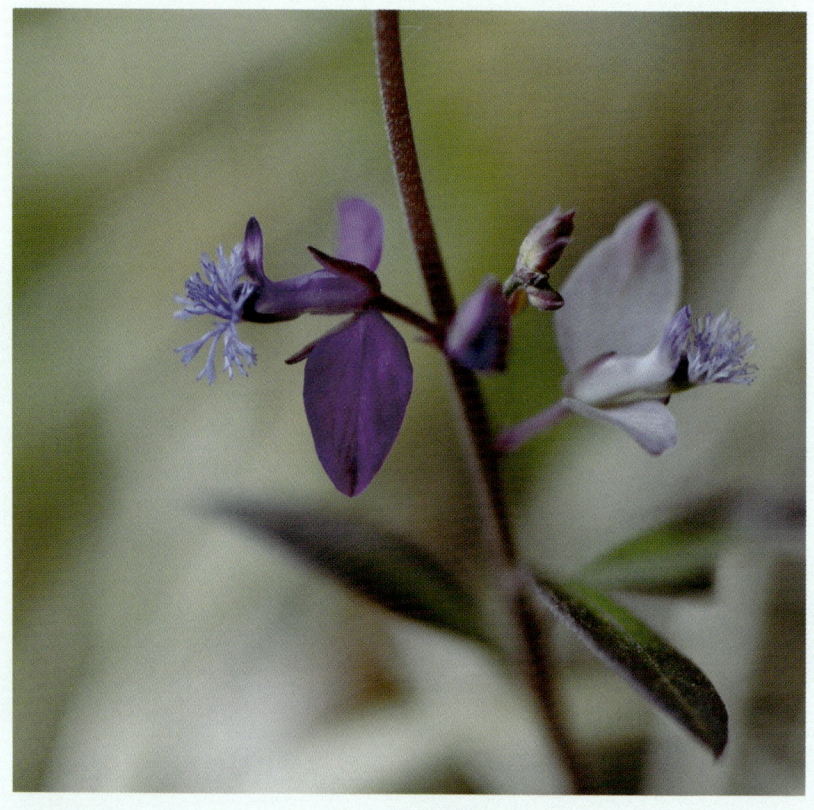

분 포	전국 각지	약 효	온포기
생 지	산과 들의 볕이 잘 드는 풀밭	채취기간	여름~가을
키	10~30cm	취급요령	햇볕에 말려 쓴다.
분 류	여러해살이풀	성 미	평온하며, 맵고 쓰다.
번 식	씨·분주	독성여부	없다.

애기풀은 영신초(靈神草) · 아기풀이라고도 한다. 우리나라가 원산지이다. 뿌리는 가늘고 단단하다. 줄기는 뿌리에서 여러 대가 모여나와 밑부분은 비스듬히 자라지만 위쪽은 곧게 선다. 밑부분에서 가지가 많이 갈라진다. 반관목성(半灌木性) 식물이며 전체에 잔털이 나 있다. 관상용 · 식용 · 약용으로 이용된다. 온포기를 과자금이라 하며 약재로 사용한다. 또한 줄기와 잎을 말린 것을 영신초라 하여 약재로 쓴다. 약으로 쓸 때는 탕으로 하거나 생즙을 내어 사용한다. 외상에는 짓이겨 붙인다.

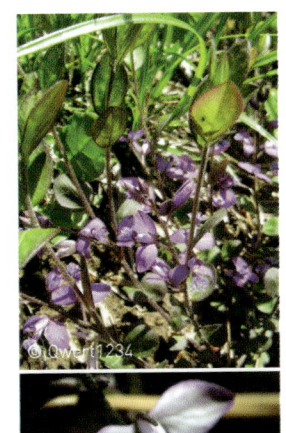
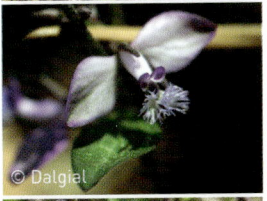
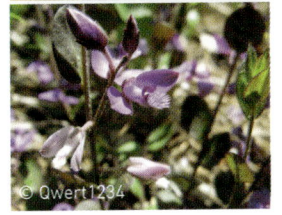

🌿 잎

어긋나고 길이 1~3cm의 달걀꼴 또는 타원형으로서 끝이 뾰족하며 밑은 둥글거나 둔하고 가장자리가 밋밋하다. 잎의 표면에 털이 있으며 잎자루는 매우 짧고 털이 있다.

✸ 꽃

4~5월에 연한 자주색으로 피는데 줄기 위쪽의 잎겨드랑이에 짧은 총상 꽃차례를 이루며 달린다. 꽃받침 조각은 5개인데 그중에서 크고 꽃잎처럼 생긴 양쪽 2개의 꽃받침 조각이 날개 모양을 이룬다. 꽃부리는

너비 모양이고 길이 6mm인 꽃잎이 3개인데 밑부분이 합쳐져서 한쪽만 터지고 아래쪽 꽃잎에 부속체가 있다. 수술은 8개이고 밑부분이 합쳐지며 꽃밥은 노란색이다. 씨방은 2실이고 암술대가 2개로 갈라진다.

🍒 열매
9월에 지름 7~8mm인 편평한 원형의 삭과를 맺는데 양쪽 가장자리에 날개가 있으며 익으면 2개로 갈라진다.

🥣 제조법
온포기 8~10g을 1회분 기준으로 달이거나 생즙을 내어 1일 2~3회 10~12일 정도 복용한다.

🔍 주의사항
1. 몸이 허약한 사람은 주의해야 한다.
2. 자궁을 흥분시킴으로 임산부는 주의해야 한다.
3. 과다복용을 금한다.

📝 기타 효능
주로 염증성 피부염을 다스리고, 신진대사 촉진에 효험이 있다.

건망증, 골수염, 구토, 기관지염, 담, 불면증, 안산, 종독, 중독, 출혈, 편도선염, 해수, [소아 질환] 경풍, 백일해

이 약초는

1. 뿌리에는 사포닌, 폴리갈리톨(polygalitol), 글루코사민(glucosamine), 알칼로이드 등의 성분이 들어 있다.
2. 기침을 멎게 하고, 가래를 삭이며, 혈액순환을 촉진하고, 출혈을 멎게 한다.
3. 마음을 평온하게 하고, 머리를 맑게 한다.
4. 항염작용이 있어 골수염, 관절염, 결핵, 종기 등에 효과가 있다.

11 야고

학명	*Aeginetia indica*
과명	열당과
생약명	야고(野菰)
이명	사전초(蛇箭草)·백모화(白茅花)

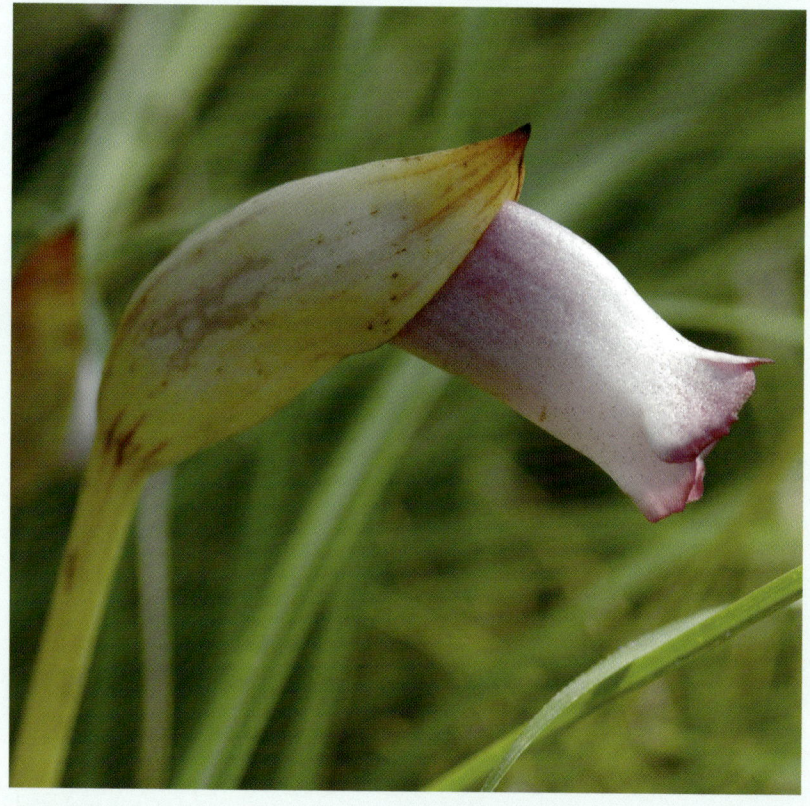

분 포	한라산	약 효	온포기
생 지	억새·양하·사탕무의 뿌리에 기생	채취기간	9~10월
키	10~20cm	취급요령	햇볕에 말려 쓴다.
분 류	한해살이풀(기생식물)	성 미	서늘하며, 쓰다.
번 식	씨	독성여부	없다.

야고는 한라산과 제주도·일본·중국·동남아시아·히말라야 등지에 분포한다. 담뱃대더부살이·사탕수수겨우살이라고도 한다. 꽃이 피었을 때 꽃대와 꽃 모양이 담뱃대처럼 생겨 담뱃대더부살이라는 별칭이 생겼다. 보통 억새 뿌리에 기생하지만 양하와 사탕무 뿌리에도 기생한다. 체내에 엽록소가 없는 황갈색의 육질이다. 녹색 잎이 없어 스스로는 살지 못하고 주로 억새들 뿌리에 붙어 연명하며 살아간다. 따라서 억새가 많은 곳에서 찾아볼 수 있다. 줄기는 매우 짧아 거의 땅 위로 나오지 않으며 털이 없고 몇 개의 잎이 있다. 관상용·약용으로 이용된다. 약으로 쓸 때는 탕으로 하여 사용한다. 외상에는 짓이겨 붙인다.

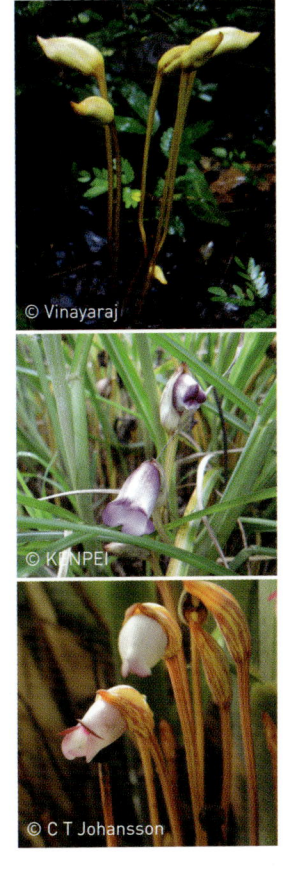

🍃 잎

어긋나고 몇 개의 비늘 조각처럼 생겼으며 붉은빛이 도는 갈색이다.

✺ 꽃

8~9월에 엷은 적자색 꽃이 잎겨드랑이에서 나온 몇 개의 꽃자루 끝에 옆을 향하여 1개씩 달려 핀다. 꽃자루의 길이는 10~20cm이다. 꽃받침

은 길이 2~3cm의 배 모양인데 끝이 뾰족하며 뒷면에 모가 난 줄이 있고 한쪽이 터져서 꽃부리가 옆으로 나온다. 꽃부리는 길이 3~5cm의 통 모양이며 끝이 5개로 얕게 갈라진다. 4개의 수술 중 2개가 길며 꽃부리의 통 부분에 붙어 있다. 암술은 1개이고 씨방은 1실이다.

🍒 열매
10~11월에 길이 1~1.5cm인 둥근 달걀 모양의 삭과가 달려 적갈색으로 익는데 안에는 작은 씨가 많이 들어 있다.

🟡 제조법
온포기 10~15g을 1회분 기준으로 달여서 1일 2~3회 8~10일 정도 복용한다.

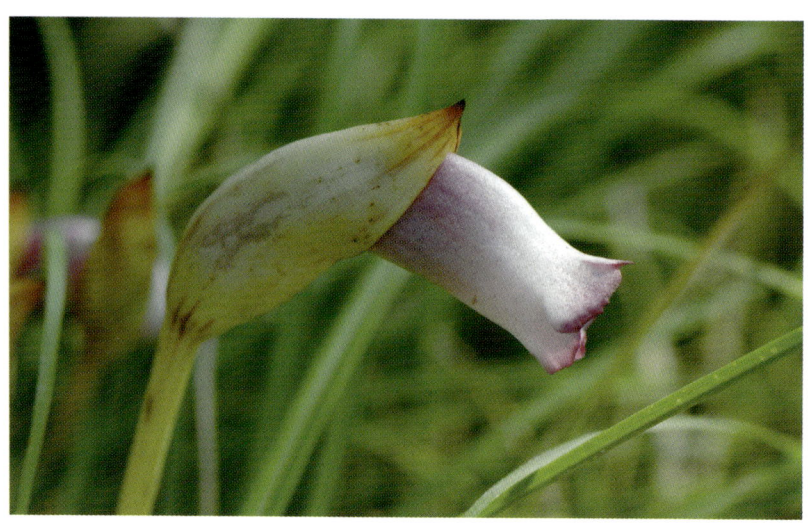

🔍 주의사항

1. 과다복용하지 말고 기준량을 지킨다.
2. 몸이 허약하거나 설사를 자주하는 사람은 주의해야 한다.

📋 기타 효능

주로 혈증과 부인병증을 다스린다.

골수염, 종독, 창종, 해수, 해열

이 약초는

1. 항염작용이 있어 해열, 부종, 종기를 낫게 하며, 골수염, 인후염, 기침 등을 치료하는 데 효과가 있다.
2. 이뇨작용이 있어 방광염, 요도염 등에도 효과가 있다.
3. 야고를 술에 담가 약주로 마시면 강장 효과가 있다.

12 참외

학명	*Cucumis melo var. makuwa*
과명	박과
생약명	과채(瓜菜)
이명	고정향(苦丁香)·향과채

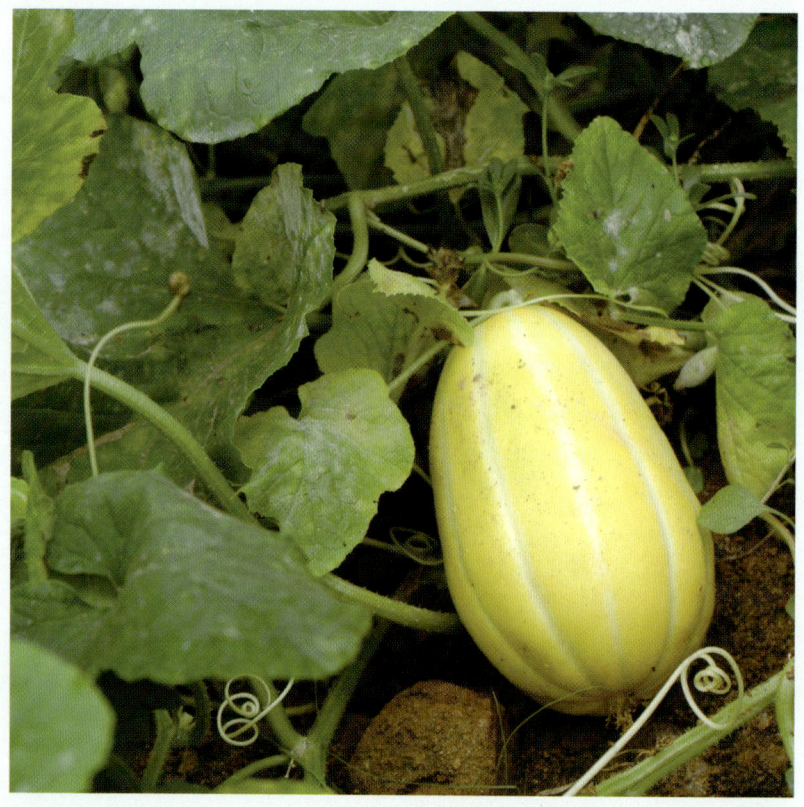

분 포	전국 각지	약 효	열매·꼭지
생 지	밭에 재배	채취기간	6~8월
키	1.5~2.5m	취급요령	열매는 날것으로, 꼭지는 말려서 쓴다.
분 류	한해살이 덩굴풀	성 미	차며, 열매는 달고 꼭지는 쓰다.
번 식	씨	독성여부	열매에는 없고 꼭지에는 있다.

참외는 감과(甘瓜)·진과(眞瓜)·첨과(甛瓜)라고도 한다. 원줄기는 땅 위를 기어 길게 옆으로 뻗으면서 덩굴손을 내어 다른 물체를 감아 오른다. 전체에 가시 같은 굽은 털이 나 있다. 식용·약용으로 이용된다. 과육은 백색·엷은 황색·홍황색 등 품종에 따라 차이가 있다. 우리나라에서는 1950년대까지 성환참외·강서참외·감참외·황진주단참외 등 재래종이 재배되었다. 특히 충남 성환에서 생산되는 성환참외가 유명하였는데 겉이 녹색 바탕에 개구리 무늬처럼 얼룩져 있어 일명 개구리참외라고도 하였다. 그러나 1960년대부터 겉이 노랗고 흰 줄이 있는 은천참외로 점차 바뀌어 현재는 은천참외를 대부분 재배

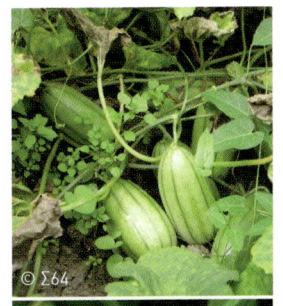

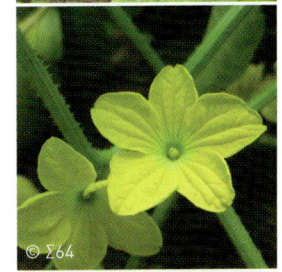

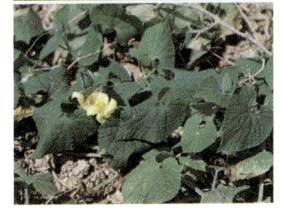

하고 있다. 은천참외는 육질이 매우 좋고 단맛과 향이 강하여 널리 식용된다. 주로 과일로 생식하지만 된장·고추장에 넣어 장아찌를 만들어 먹기도 한다. 약으로 쓸 때 열매는 날것으로 먹거나, 술을 담가서 쓰고, 열매의 꼭지는 말려서 산제로 하여 사용한다. 꼭지는 맛이 써서 토하기 쉬우며 성질이 차고 독성이 있으므로 가급적 복용을 금한다.

◯ 잎

각 마디에서 어긋나와 손바닥 모양으로 얕게 갈라지는데 끝이 약간 뾰

족하고 밑은 심장 밑 모양이며 가장자리에 톱니가 있다. 잎자루는 길고 잎겨드랑이에는 덩굴손이 있다.

✽ 꽃
6~7월에 노란색의 오판화가 잎겨드랑이에 달려 핀다. 암수한그루의 1가화이다. 꽃부리는 5개로 갈라진다. 씨방은 하위이며 돌기가 있다.

🍒 열매
7~8월에 길이 5~10cm인 원기둥처럼 생긴 타원형의 장과가 열리는데 표면은 반질반질하며 황색·황록색·황백색 등 여러 가지 색으로 익는다. 열매 속에는 황백색의 납작한 씨가 500개 정도 들어 있다.

🟡 제조법
열매꼭지 1개와 붉은팥 2g을 1회분 기준으로 가루를 내어 1일 4~5회 정도 식후에 복용한다.

🔍 주의사항
1. 참외 꼭지는 독성이 강하므로 기준량을 지킨다.
2. 당뇨병이 있거나, 복부팽만 증세가 있거나, 비위가 약한 사람은 복용을 금한다.
3. 장기 복용을 금한다.

📋 기타 효능

주로 소화기 질환을 다스리며, 음식물을 먹고 생긴 체증에 효험이 있다.

골수염, 구토, 담, 담석증, 동상, 발모제, 부종, 비색증, 비치, 서증, 숙취, 식체(밀가루 음식), 중독, 축농증, 황달

이 약초는

1. 한방에서는 열로 인해 생긴 가래를 빼낼 때 참외 꼭지를 사용한다.
2. 항암작용하는 베타카로틴, 테르펜(terpene), 알칼로이드가 들어 있어 암세포 증식을 억제한다.
3. 칸탈루프(cantaloupe) 성분이 들어 있어 혈액 응고를 억제하는 효과가 있다.
4. 《동의보감》에는 "변비, 수종, 황달, 천식개선작용, 이뇨작용에도 효능이 있다"라고 기록되어 있다.
5. 껍질에는 쿠쿠르비타신(cucurbitacin) 성분이 들어 있어 간을 해독해주는 효과가 있다.

13 천문동

학명	Asparagus cochinchinensis
과명	백합과
생약명	천문동(天門冬)
이명	금화(金華)·지문동(地文冬)

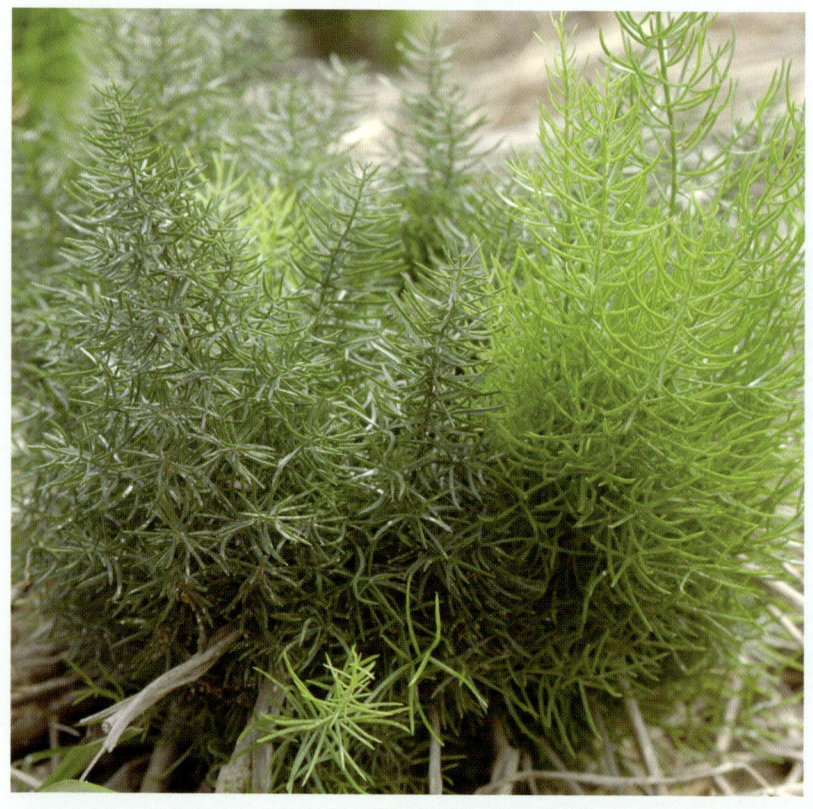

분 포	전국 각지	채취기간	가을~겨울
생 지	바닷가 근처의 산지	취급요령	껍질을 벗기고 약한 불에 말려 쓴다.
키	1~2m	성 미	차며, 달고 쓰다.
분 류	여러해살이풀	독성여부	없다.
번 식	씨	동속약초	노간주빗자루
약 효	뿌리(뿌리줄기)		

천문동은 부지깽나물·호라지좆이라고도 한다. 짧은 뿌리줄기에서 방추형의 뿌리가 많이 퍼진다. 줄기는 덩굴성이며 가늘고 길다. 식용·약용으로 이용된다. 어린순은 식용한다. 덩이뿌리를 천문동이라고 하며 약재로 쓰고 또 당속(糖屬 : 설탕에 조려 만든 음식)을 만드는 데도 쓴다. 약으로 쓸 때는 탕으로 하거나 환제 또는 산제로 하여 사용하며, 술을 담가서도 쓴다.

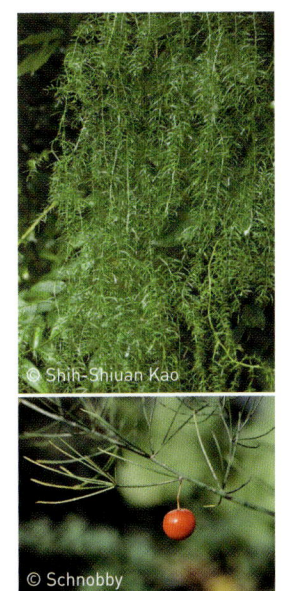

잎

잎은 퇴화하여 막질의 비늘 조각처럼 된다. 잎처럼 생긴 가지가 1~3개씩 모여나는데 길이 1~2cm, 너비 1~1.2mm의 선형으로서 활처럼 굽었으며 끝이 뾰족하다. 표면은 녹색이고 윤기가 있다.

꽃

5~6월에 길이 3mm 정도의 연한 노란색 꽃이 잎겨드랑이에서 1~3개씩 모여 달려 핀다. 꽃잎은 6개인데 좁은 선 모양의 댓잎피침형이며 옆으로 퍼진다. 수술은 6개이고 암술대가 3개로 갈라진다. 작은 꽃잎은 중앙에 관절이 있으며 길이가 꽃잎과 비슷하다.

🍒 열매

7~8월에 지름 6mm 정도의 둥근 장과가 달려 하얗게 익는데 속에 까만 씨가 1개 들어 있다.

🍜 제조법

뿌리줄기 4~10g을 1회분 기준으로 달여서 1일 2~3회 10~15일 정도 공복에 복용한다.

🔎 주의사항

1. 복용 중에 잉어를 금한다.
2. 비위가 허약한 사람은 복용을 금한다.
3. 독성이 있으므로 20일 이상 장복을 금한다.

📋 기타 효능

주로 건강 생활에 이용된다.

가슴답답증, 각혈, 간질, 강장보호, 강화, 건해, 경련, 골반염, 골수염, 골증열, 구토, 근골무력증, 근골위약, 기고, 담, 당뇨병, 대변불통, 발열, 보신ㆍ보익, 보양, 보폐ㆍ청폐, 보혈, 성욕감퇴, 소갈증, 소변불리, 소변불통, 오로, 오장보익, 음위, 이롱ㆍ난청, 인두염, 인후염ㆍ인후통, 자양강장, 절양, 종독, 중독(아편중독), 진정, 창종, 토혈, 파상풍, 폐결핵, 폐기종, 폐렴, 풍, 풍한, 해수, 해열, 허약체질, 후두염

이 약초는

1. 급성 백혈병과 만성 백혈병 환자의 백혈구 탈수소효소를 억제하는 효과가 있다.
2. 섬유선종의 환자는 달인 물을 꾸준히 복용하면 완치되기도 한다.
3. 호흡기를 보강해주며, 폐종양이나 폐농양, 인후염, 기침, 가래를 없애는 효과가 있다.
4. 조선 시대 의서 《향약집성방》에는 천문동이 "살과 골수를 튼튼하게 하는 약재"라고 기록되어 있다.

14 콩

학명	*Glycine max*
과명	콩과
생약명	대두(大豆)

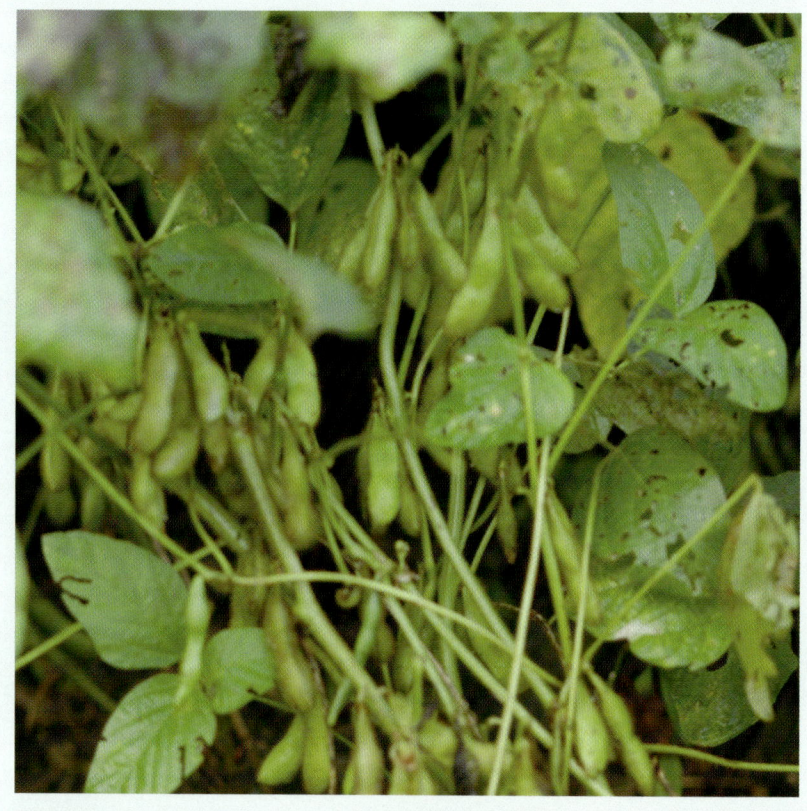

분　포	전국 각지	약　　효	씨
생　지	밭에 재배	채취기간	9～10월
키	60～100cm	취급요령	말려 쓴다.
분　류	한해살이풀	성　　미	평온하며, 달다.
번　식	씨(콩)	독성여부	없다.

콩의 뿌리에는 많은 뿌리혹이 달린다. 온포기에 황갈색 털이 촘촘히 나 있다. 줄기는 둥글고 목질화되어 굳으며 속이 차 있다. 옛날에는 콩이라 하면 대두(大豆)를 가리켰으나 오늘날에는 식용으로 이용되는 '콩과 식물'의 씨를 총칭하는 경우가 많다. 콩을 용도에 따라 분류하면 일반용으로 쓰이는 보통콩(일반콩), 기름을 짜기에 알맞은 기름콩, 밥에 넣어 먹기에 알맞은 밥밑콩, 콩나물을 기르기에 알맞은 콩나물콩(쥐눈이콩), 가축의 사료로 이용하는 풋베기콩 등으로 구별된다. 공업용·사료·식용·약용으로 이용된다. 콩에는 30~50%의 단백질을 비롯하여 13~25%의 지방, 비타민 등 많은 영양소가 들어 있어 주로 식용하는데 밥에 넣거나 된장·간장·고추장·두부·비지 등을 만들어 먹고 콩나물을 길러 먹는다. 또 기름을 짜서 여러 가지 용도로 쓰며 콩깻묵도 거름과 사료로 널리 이용한다. 콩깍지는 좋은 사료가 되며 풋베기하여 가축에게 먹인다. 또한 콩은 접착제, 셀룰로이드 대용품, 플라스틱, 수용성 페인트, 글리세린, 비누 등 다양한 공업 제품의 원료로 쓰인다. 약으로 쓰이는 콩은 주로 대두와 검은콩이다. 약으로 사용할 때는 주로 날것으로 쓰되 씹지 않고 물로 삼킨다. 서리태는 술을 담가서도 쓴다.

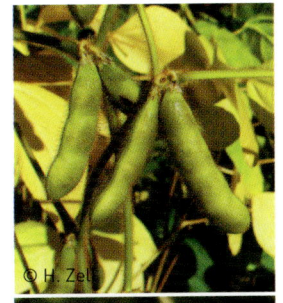
© H. Zell

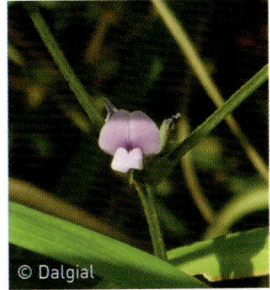
© Dalgial

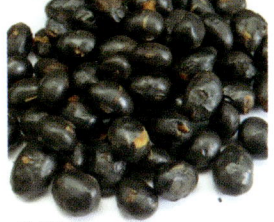
© じらふ

🟢 잎

어긋나며 3개의 작은 잎으로 구성된 깃꼴겹잎이다. 작은 잎은 달걀꼴 또는 타원형이며 가장자리가 밋밋하고 끝이 약간 뾰족하다. 표면은 짧은 털로 덮여 있다.

✳️ 꽃

7~8월에 자줏빛이 도는 홍색 또는 흰색으로 피는데 나비 모양을 한 7~30개의 꽃이 잎겨드랑이에서 총상 꽃차례를 이루며 달린다. 꽃받침은 종 모양이며 끝이 5개로 갈라지는데 밑의 것이 가장 길다. 수술은 10개이며 각각 2개로 갈라지고 암술은 1개이다.

🌰 열매

9~10월에 협과인 꼬투리가 달려 익는데 납작한 선 모양의 타원형이며 거친 털이 많이 나 있고 그 속에 씨가 1~7개 들어 있다. 씨를 콩이라 한다.

😊 제조법

1. 서리태 30~50g을 1회분 기준으로 삶아서 1일 2~3회 10일 정도 공복에 복용한다.
2. 메주콩 40~60g을 1회분 기준으로 삶아서 그 물과 함께 10일 이상 복용한다.

🔍 주의사항

1. 유방암 환자는 콩을 과다복용하면 여성 호르몬이 많이 생성되므로 주의해야 한다.
2. 완두콩에는 소량의 청산이 들어 있으므로 하루에 40g 이상 먹지 않는 것이 좋다.

📋 기타 효능

주로 소화기 질환을 다스리며, 강장 보호에 효험이 있다.

각기, 감기, 갑상샘 질환(갑상샘기능항진증), 강장보호, 건위, 결막염, 고혈압, 골다공증, 골수염, 골절번통(골연풍), 관절염(화농성관절염), 광견병, 위장염, 위축신, 유산·조산, 이롱·난청, 인두염, 임신중독증, 저혈압

이 약초는

1. 남성은 검은콩을 일정량으로 꾸준히 먹게 되면 전립선암을 예방할 수 있다.
2. 여성은 검은콩을 일정량 꾸준히 먹게 되면 유방암, 자궁내막증, 섬유낭포성 유방 질환, 자궁섬유근종 등을 예방할 수 있다.
3. 피부에 좋은 안토시아닌 성분이 들어 있어 피부를 탄력 있게 해주며, 기미와 주근깨 생김을 억제한다.

15 타래붓꽃

학명	*Iris pallasii var. chinensis*
과명	붓꽃과
생약명	마린자(馬蘭子)
이명	마련자(馬連子)

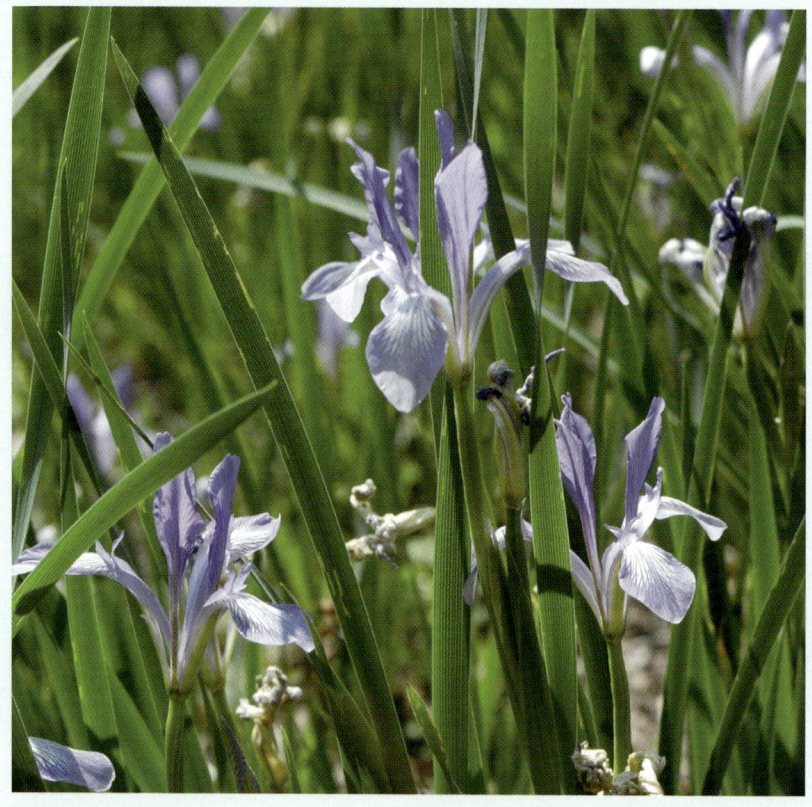

분 포	전국 각지	약 효	씨
생 지	산지의 건조한 곳	채취기간	9~10월(열매 성숙기)
키	30~50cm	취급요령	햇볕에 말려 쓴다.
분 류	여러해살이풀	성 미	평온하며, 달다.
번 식	씨	독성여부	없다.

타래붓꽃은 우리나라와 만주·중국에 분포한다. 옆으로 자라는 뿌리줄기에서 줄기가 나와 곧게 서는데 여러 대가 뭉쳐나와 커다란 포기를 이룬다. 관상용·약용으로 이용된다. 씨를 마린자, 꽃을 마린화라 하며 약재로 사용한다. 약으로 쓸 때는 탕으로 하거나 산제 또는 환제로 하여 사용하며, 술을 담가서도 쓴다. 외상에는 짓이겨 붙인다.

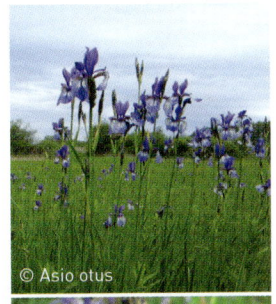
© Asio otus

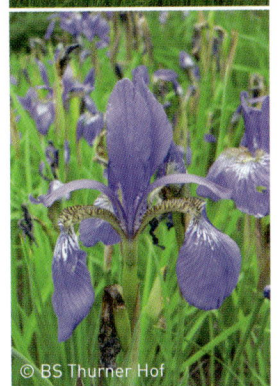
© BS Thurner Hof

◯ 잎

잎은 2줄로 달리는데 선형이며 길이 30~40cm, 너비 5mm 정도로 비틀려서 자란다. 표면은 잿빛을 띤 녹색이지만 밑부분은 자줏빛이 돈다.

✻ 꽃

5~6월에 하늘빛이 도는 자주색 꽃이 꽃줄기 끝에 한 송이씩 달려 피는데 향기가 있다. 꽃의 지름은 3.8~5cm이고 꽃자루 끝의 잎처럼 생긴 꽃턱잎 사이에 2~4개가 달린다. 바깥 꽃덮이 조각은 3개이고 좁은 달걀꼴이며 옆으로 퍼지면서 끝이 젖혀진다. 안쪽 꽃덮이 조각도 3개인데 거꾸로 선 댓잎피침형이며 곧게 선다. 암술대는 3개로 갈라지고 갈라진 조각은 다시 2개로 얕게 갈라진다. 씨방은 하위이다.

🔴 열매

7~8월에 길이 약 6cm, 지름 1cm 정도의 삭과가 달려 익는데 끝이 부리처럼 길다.

🟡 제조법

씨 3~6g을 1회분 기준으로 달이거나 산제 또는 환제로 하여 1일 2~3회 8~10일 정도 복용한다.

🔵 주의사항

1. 장기 복용을 금한다.

🟢 기타 효능

주로 순환계와 호흡기 질환을 다스린다.

간염(급성 간염), 골수염, 대하증, 보간 · 청간, 비뇨혈, 심번, 옹종, 위염

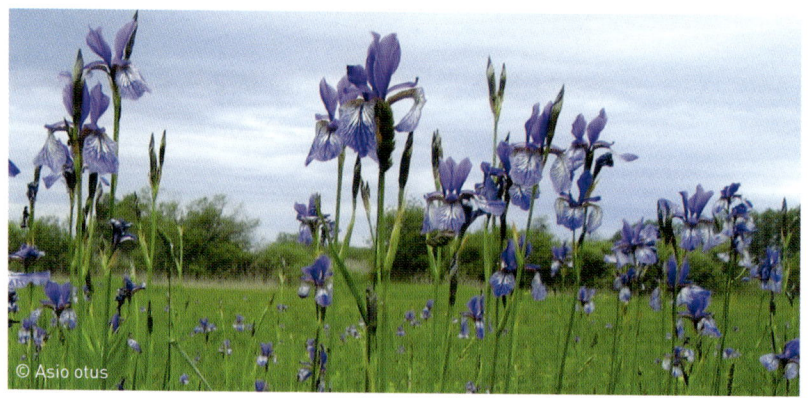
© Asio otus

이 약초는

1. 해열, 지혈, 해독의 효능이 있다.
2. 황달, 설사, 토혈, 피부한열(皮膚寒熱), 주독을 치료하고 근골을 튼튼하게 한다.
3. 플라보노이드, 쿠마린, 사포닌 등의 성분이 들어 있어 암세포 증식을 억제한다.
4. 씨의 껍질에는 피임 성분이 들어 있다.
5. 씨는 기관지염, 인후염, 황달, 골수염을 다스리며, 간 기능을 좋게 한다.

16 호장근

학명	*Reynoutria elliptica*
과명	마디풀과
생약명	호장근(虎杖根)
이명	고장(苦杖)·오불답(烏不踏)·활혈룡(活血龍)

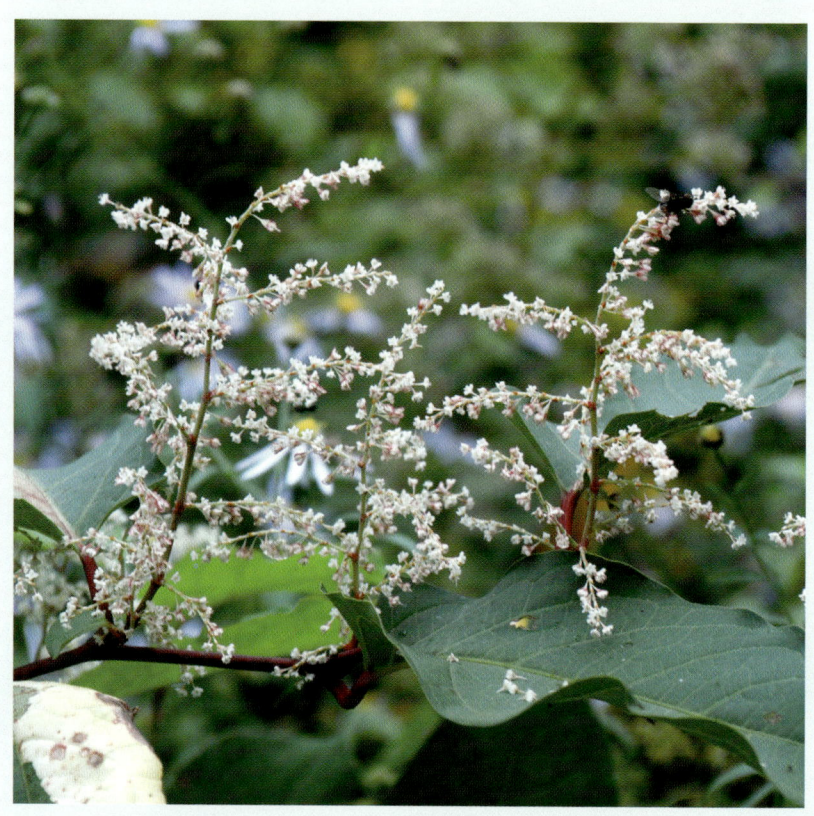

분 포	전국 각지	채취기간	가을~이듬해 봄
생 지	냇가와 산기슭의 양지	취급요령	햇볕에 말려 쓴다.
키	1~2m	성 미	평온하며, 쓰다.
분 류	여러해살이풀	독성여부	없다.
번 식	분주·씨	동속약초	담호장의 뿌리줄기
약 효	뿌리·줄기		

호장근은 감제풀 · 까치수영 · 고장(苦杖) · 대충장(大蟲杖) · 산장(酸杖) · 반장(斑杖) · 호장(虎杖)이라고도 한다. 어릴 때 줄기가 호랑이 가죽같이 생겨 호장근이라는 이름이 붙었다. 뿌리줄기는 황갈색이고 목질인데 길게 옆으로 뻗어 자라면서 새싹이 돋아 포기를 이룬다. 줄기는 곧게 서거나 비스듬히 자라는데 거칠고 크며 원기둥 모양에 속이 비어 있다. 어릴 때는 붉은 자주색 반점이 있으며 마디에 줄기를 둘러싼 턱잎이 있으나 떨어지기 쉽다. 우리나라 특산종이다. 유사종으로 호장근보다 크며 울릉도에서 나는 것을 왕호장근, 잎에 무늬가 있는 것을 무늬호장근이라 한다. 잎을 호장엽(虎杖葉), 뿌리를 호장근(虎杖根)이라 한다. 관상용 · 밀원 · 식용 · 약용으로 이용된다. 어린줄기를 식용한다. 뿌리를 달인 물은 물감으로 이용한다. 약으로 쓸 때는 탕으로 하거나 산제 또는 환제로 하여 사용하며, 술을 담가서도 쓴다. 외상에는 달인 물로 씻는다.

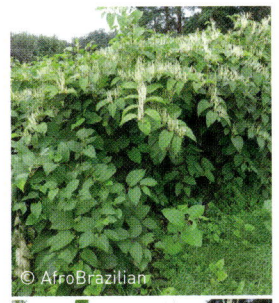
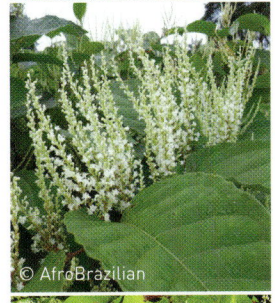
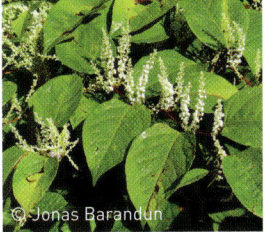

● 잎

어긋나는데 길이 6~15cm의 넓은 달걀꼴로서 끝이 짧게 뾰족하고 밑은 잘라낸 것처럼 반듯하며 가장자리는 물결 모양이다. 길이 6mm 정도인 턱잎은 막질이고 잎자루는 짧다.

🌼 꽃
6~8월에 자잘한 흰 꽃이 가지 끝과 잎겨드랑이에서 총상 꽃차례로 달려 피는데 전체적으로는 원추 꽃차례를 이룬다. 암수딴그루이다. 꽃잎은 없다. 꽃받침은 5개로 깊게 갈라진다. 수꽃에는 수술이 8개 있다. 암꽃에서는 바깥쪽 3개의 꽃덮이 조각이 꽃이 진 다음에 자라서 열매를 둘러싸며 뒷면에 날개가 생긴다. 암꽃에서 씨방은 상위이고 암술대는 3개로 갈라진다.

🌰 열매
9~10월에 수과가 달려 익는데 길이 2~2.5mm인 세모진 달걀 모양의 타원형이며 흑갈색의 광택이 있다.

😊 제조법
뿌리 또는 줄기 10~15g을 1회분 기준으로 달이거나 산제 또는 환제로 하여 1일 2~3회 8~10일 이상 복용한다.

🔍 주의사항
1. 임산부는 복용을 금한다.
2. 과다복용하지 말고 기준량을 지킨다.

📝 기타 효능

주로 종독과 통증을 다스리며, 간경에 효험이 있다.

간염(급성 간염), 감기, 건위, 골수염, 동통, 변비, 부인병, 부종, 빈뇨증, 악창, 암(암 예방/항암/악성종양 예방), 야뇨증, 위장염, 종독, 치질, 타박상, 통경, 풍, 풍습, 해수, 황달

이 약초는

1. 근육과 뼈를 튼튼하게 하므로 퇴행성관절염에 효과가 있다.
2. 어린잎을 말렸다가 달여서 해열제로 사용하기도 한다.
3. 《동의보감》에는 "성질은 약간 따뜻하고 맛은 쓰며 독이 없다. 월경을 잘 나오게 하고 소변을 잘 나오게 하며 고름을 빼낸다. 다쳐서 생긴 어혈에 주로 쓴다"라고 기록되어 있다.
4. 항암 성분인 에모딘(emodin)과 크리소파닌산(chrysophanic acid), 타닌 등이 들어 있어 암세포 증식을 억제한다.

| 건강 지킴이 |

골수암
똑똑한 대처법

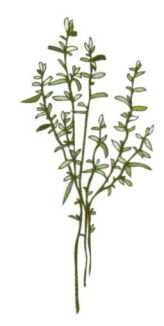

국립암센터 자료에 따르면, 현재 암 질환을 앓고 있는 암 환자 수는 약 100만 명, 연간 새로이 암으로 진단받는 사람도 약 22만 명 수준이며, 그 수치는 매년 지속해서 증가하고 있다고 한다.

그중 골수암은 급성 백혈병으로 불린다. 2013년에 발표된 국립암센터 중앙암등록본부 자료에 따르면, 2011년에 우리나라에서 연 218,017건의 암 발생률 중 골수성백혈병이 남녀를 합쳐 1,887건으로 0.87%를 차지했다. 다른 암에 비하면 수치가 낮지만, 암세포 변이가 이루어져 각 조직에 침범하게 되면 골수 기능이 급격히 떨어지고 심각한 면역 기능 저하와 출혈이 나타나 치료받지 않으면 수개월 이내 사망할 수 있는 무서운 질병이다.

• 골수암의 증상

피로 및 전신쇠약감과 식욕부진, 체중감소 등이 나타날 수 있으며, 발열 등 감염 징후와 점상출혈(지름 1~2mm의 작은 출혈), 반상출혈(점상 출혈보다 큰 출혈) 등의 출혈 증상이 나타날 수 있다. 중추신경계를 침범한 경우에는 오심, 구토, 경련 및 뇌신경마비 등이 나타나기도 한다.

- 백혈구 감소에 의한 증상

  잘 낫지 않는 감염증, 구강점막에 생기는 염증, 폐렴, 요로감염, 원인불명의 발열 등이 나타난다.
- 적혈구 감소에 의한 증상

  얼굴이 창백해지고, 호흡곤란과 전신쇠약감 등이 나타난다.
- 혈소판 감소에 의한 증상

  피하출혈, 점막출혈, 잇몸출혈, 소화관출혈, 뇌출혈 등이 나타난다.
- 기타 증상

  간, 비장의 부어오름, 뼈와 관절 통증 등이 있다.

  이러한 증상이나 징후는 수일에서 수주 사이에 빠르게 진행되기도 하지만, 일부는 수개월에 걸쳐 진행되기도 한다. (출처: 서울대학교병원 질환 관련 정보)

• 골수암의 원인

① 유전적 요인을 들 수 있다. 집안에 암에 걸린 사람이 있다면 정기적으로 검사를 받아보는 것이 좋다.

② 흡연이다. 흡연은 모든 질병의 원이라 불리듯이 급성 백혈병에도 외에는 아니다. 흡연자가 비흡연자보다 위험도는 그 배가 된다.

③ 방사선이다. 방사선이 높게 나타난 지역의 골수암 발생할 확률이 약 15배 가량 높다.

④ 화학약품이다. 벤젠과 같은 화학물질은 유전자 손상을 초래하므로 골수암으로 진전될 수 있다.

⑤ 함암제이다. 항암제는 골수 내 신경세포와 혈관세포의 증식을 도와 조혈 줄기세포의 수를 늘려 백혈병을 일으킬 수 있다고 한다.

- 부처꽃
- 양귀비
- 용담
- 짚신나물
- 참빗살나무
- 청미래덩굴
- 칼잎용담
- 큰용담
- 할미꽃

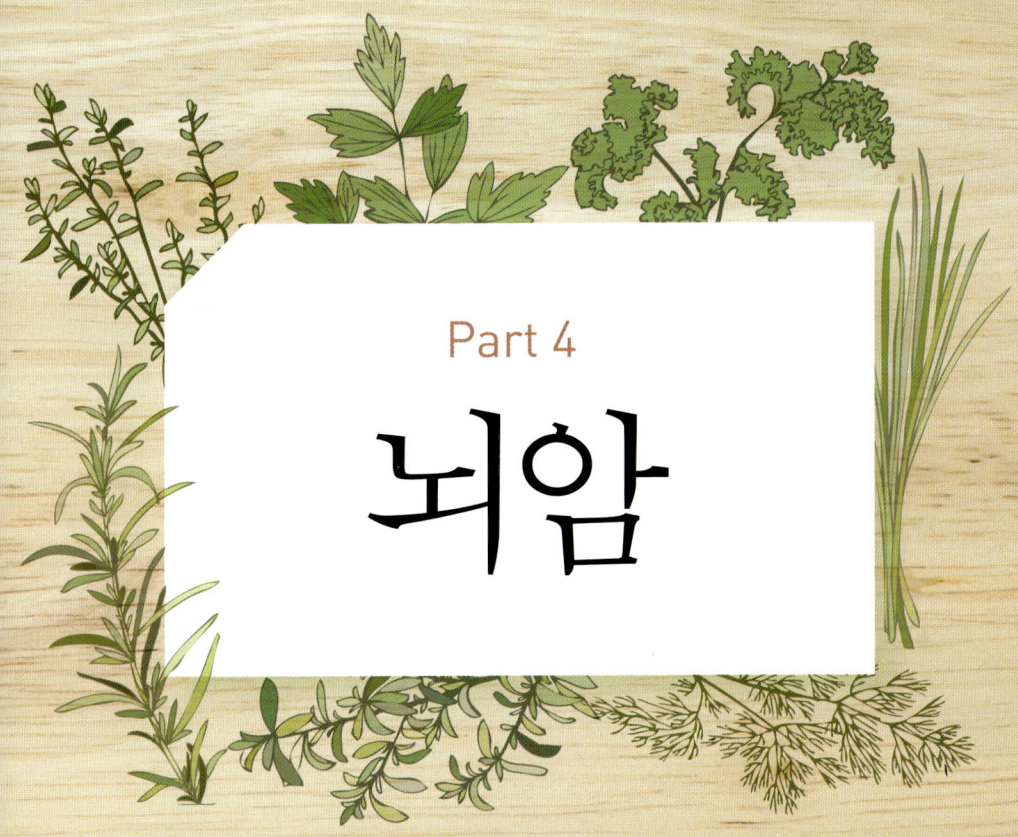

Part 4

뇌암

Part 4 뇌암 Brain Cancer

뇌암이란?

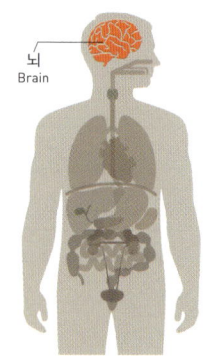

뇌암의 원인과 증상

뇌 속의 조직에 암세포가 증식하는 것이 뇌암이다.

뇌종양의 원인과 증상

뇌질과 뇌막에 발생하는 종양이다. 뇌종양은 일반적으로 성인에게는 천막상종양이, 소아에게서는 천막하종양이 나타난다. 대표적인 뇌종양 중에는 뇌실질에서 발생하는 신경교종이 가장 많고, 수막종·뇌하수체선종·신경초종의 순이다. 성별에 따른 차이도 있는데 남성에게는 송과선종·혈관종·수아세포종이 많고, 여성에게는 신경초종이나 수막종이 많다.

증상은 생기는 부위에 따라 다른데, 보편적으로 두통, 구토, 팔다리의 경련 및 마비, 시각 장애 증세를 보인다.

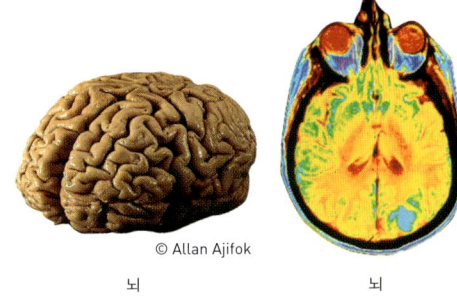
뇌　　　　　뇌

뇌염의 원인과 증상

뇌에 염증이 생겨 일어나는 병의 총칭으로서 일본뇌염·에코노모뇌염 등 바이러스에 의한 유행성뇌염과 여러 가지 전염병에 이어서 생기는 속발성(續發性)뇌염으로 크게 나뉜다. 일본뇌염은 뇌염모기에 의해 걸리기 쉬우며 주로 9세 미만의 어린이에게 많이 발병하는 전염병이다. 에코노모뇌염은 대개 청장년층이 겨울에 잘 걸리는 급성 전염병인데 1917년에 빈(Wien)에서 크게 유행한 바이러스성의 기면성뇌염이다.

다음의 약초와 처방으로 다스릴 수 있다.

01 부처꽃

학명	Lythrum anceps
과명	부처꽃과
생약명	천굴채(千屈菜)
이명	대아초(對牙草)

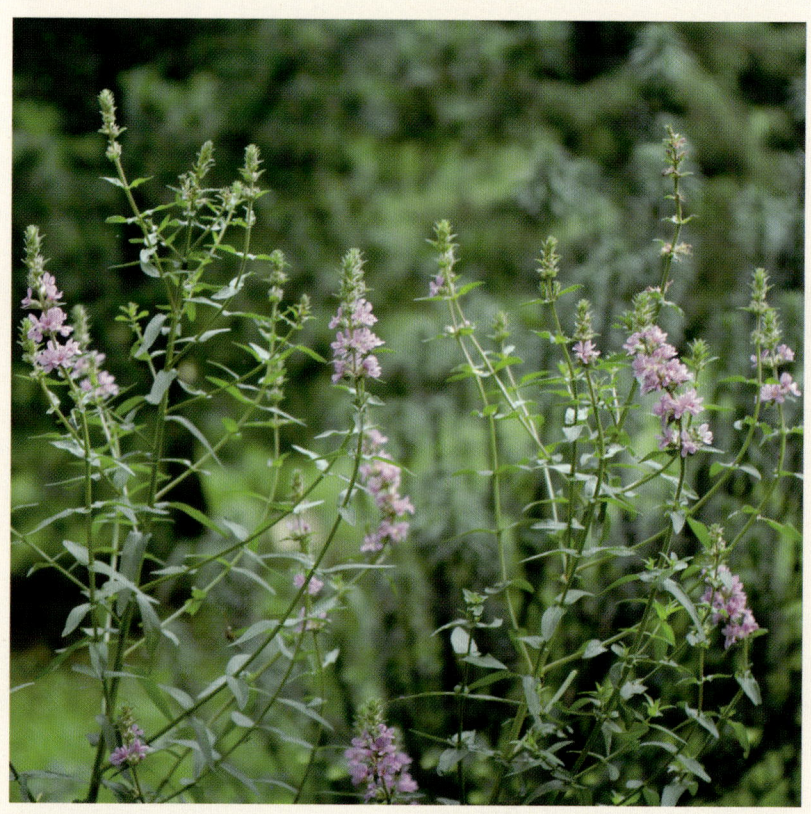

분 포	전국 각지	채취기간	8~9월
생 지	냇가, 습지, 밭둑	취급요령	햇볕에 말려 쓴다.
키	1m 정도	성 미	차며, 쓰다.
분 류	여러해살이풀	독성여부	없다.
번 식	씨	동속약초	털부처꽃의 온포기
약 효	온포기		

부처꽃은 한국·일본 등지에 분포한다. 천굴채라고도 한다. 뿌리줄기가 옆으로 길게 뻗는다. 네모진 줄기가 곧게 자라며 가지가 많이 갈라지는데 털이 있으나 잎에는 없다. 관상용·약용으로 이용된다. 한방에서는 말린 것을 천굴채라 하며 지사제로 사용한다. 약으로 쓸 때는 탕으로 하여 사용한다.

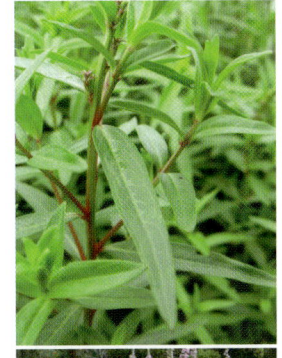

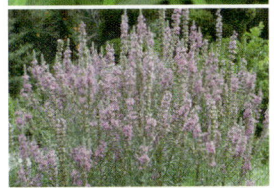

잎
마주나고 피침형이며 잎자루가 거의 없고 원줄기와 더불어 털이 없다. 끝은 둔하고 밑은 약간 둥글며 가장자리가 밋밋하다.

꽃
5~8월에 붉은 자줏빛의 육판화가 피는데 잎겨드랑이에 3~5개씩 달려 층층이 달린 것처럼 보인다. 양성화이다. 꽃턱잎은 보통 옆으로 퍼지는데 밑부분이 좁고 댓잎피침형 또는 달걀 모양의 긴 타원형이다. 꽃받침은 선이 있는 원기둥 모양이며 위쪽이 6개로 얕게 갈라진다. 꽃받침 조각 사이에 옆으로 퍼진 부속체가 있다. 꽃부리는 6개이다. 수술은 12개이며 긴 것, 짧은 것, 그리고 중간 것 등 3종류가 있다.

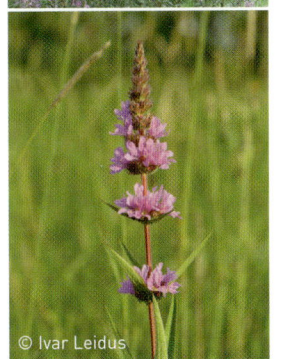

© Ivar Leidus

🌰 열매

8~9월에 삭과를 맺는데 꽃받침통 안에 들어 있으며 익으면 2개로 갈라져서 씨가 나온다.

🟡 제조법

온포기 12~15g을 1회분 기준으로 달이거나 산제 또는 환제로 하여 1일 2~3회 1개월 이상 복용한다.

🔍 주의사항

1. 성질이 차므로 몸이 냉하거나 약한 사람은 소량으로 복용하는 것이 좋다.
2. 치유되는 대로 중단하는 것이 좋다.

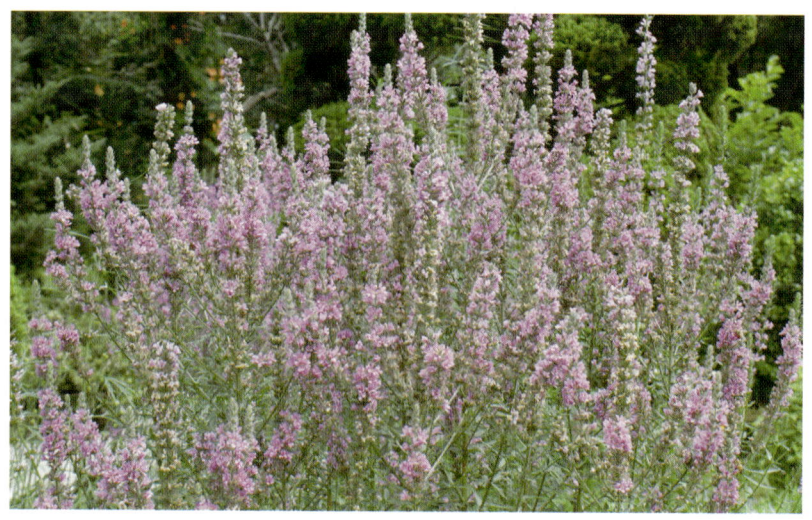

📝 기타 효능

주로 비뇨기 · 피부과 계통의 질병을 다스린다.

각기, 방광염, 비창, 서리, 설사, 수종, 암(암 예방/항암/악성종양 예방, 뇌암, 전립선암, 피부암), 어혈, 음종(여성외음부부종), 적백리, 적안, 피로곤비, 피부궤양, 해열

이 약초는

1. 항암작용하는 타닌 성분이 들어 있어 암세포 증식을 억제하며, 많은 철분이 들어 있다.
2. 항균작용 효능이 있어 포도상구균, 대장티푸스균 등에 효과가 있다.
3. 잎을 담근 물로 머리를 감으면 윤기가 나고 세안을 하면 피부에 탄력이 생긴다.
4. 설사를 자주하는 사람에게 효과가 있고, 생리가 불규칙한 사람에게도 효과가 있다.

02 양귀비

학명	*Papaver somniferum*
과명	양귀비과
생약명	앵속각(罌粟殼)
이명	속각(粟殼)·어미각(御米殼)

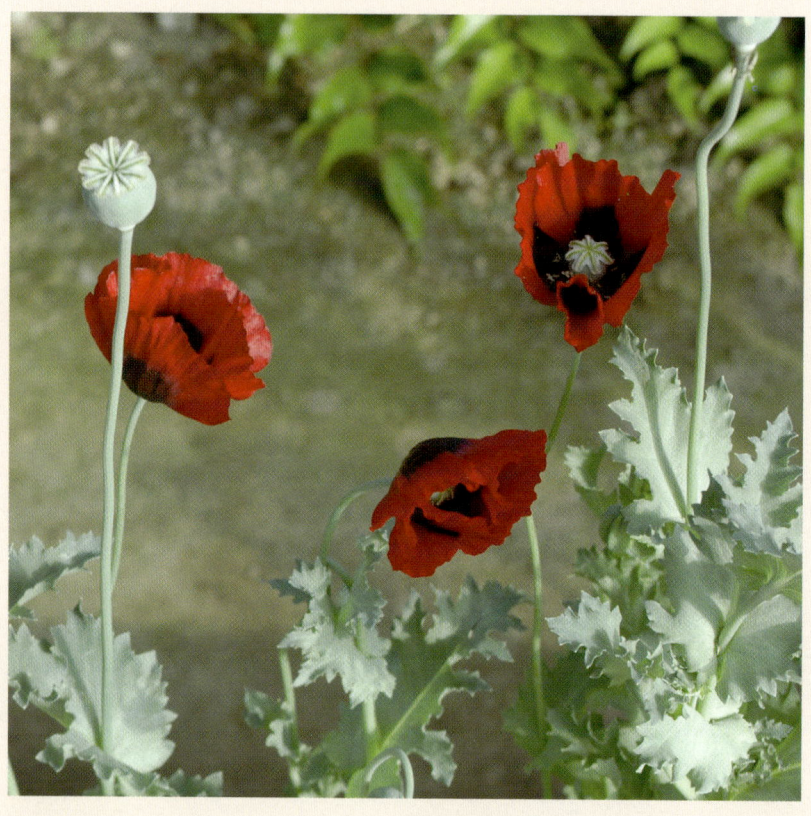

분 포	전국 각지	채취기간	5~6월
생 지	농가 또는 관상 재배	취급요령	날것 또는 햇볕에 말려 쓴다.
키	50~150cm	성 미	평온하며, 시다.
분 류	한해살이 또는 두해살이풀	독성여부	있다.
번 식	씨	동속약초	개양귀비
약 효	온포기(씨 제거)		

양귀비는 앵속·약담배·아편꽃·미낭화· 아부용이라고도 한다. 양귀비라는 이름은 중국 당나라 현종의 황후이자 최고의 미인이었던 양귀비에 비길 만큼 꽃이 아름답다 하여 지어진 명칭이다. 줄기에 털이 없으며 위쪽에서 가지가 갈라진다. 전체가 분처럼 희다. 관상용·식용·약용으로 이용된다. 예로부터 씨는 식용 및 유료용으로 쓰고 즙액은 의약으로 썼다. 씨에는 45~50%의 건성유가 들어 있어 식용이나 그림 그리는 염료, 용매제로 쓰이며 마취 성분이 없다. 덜 익은 열매를 상처 내어 유즙을 받아 섭씨 60도 이하

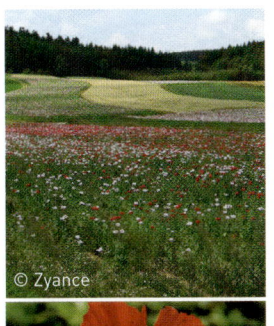
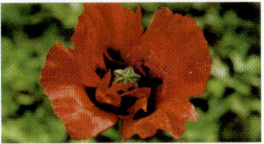
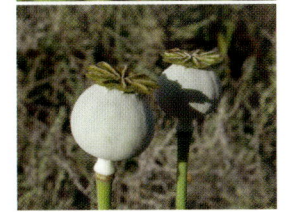

에서 말린 것을 아편이라 하는데 맛이 매우 쓰고 마취성이 있다. 아편을 담배와 함께 피면 마취 상태에 빠져 몽롱함을 느끼고 습관성이 되면 중독 현상이 나타나며 심하면 죽음에 이르기도 한다. 우리나라에서는 양귀비의 재배를 법으로 제한하고 있다. 흰꽃의 대가 약효가 좋다. 약으로 쓸 때는 탕으로 하거나 환제 또는 산제로 하여 사용한다. 산제는 술에 타서 복용해도 좋다. 양귀비 독(毒)에는 생무즙이 신효하다.

● 잎

어긋나며 길이 3~20cm의 긴 달걀꼴로서 가장자리에 깊이 패어 들어간 모양의 불규칙한 톱니가 있고 끝이 뾰족하며 밑이 줄기를 반 정도

감싼다. 잎은 전체적으로 회청색을 띤다.

✽ 꽃

5~6월에 흰색 · 붉은색 · 홍자색 · 자주색 등 여러 빛깔로 피는데 줄기 끝에 하나씩 위를 향해 달린다. 꽃이 피기 전 꽃봉오리 때에는 밑으로 처진다. 꽃은 하루 동안만 피는데 매우 아름답다. 꽃받침 조각은 2개이고 타원형의 배 모양이며 일찍 떨어진다. 꽃잎은 4개인데 둥글고 길이 5~7cm이며 2개씩 마주달린다. 많은 수술과 1개의 암술이 있으며 암술머리는 방사형으로 갈라진다.

🍒 열매

6~7월에 길이 4~6cm, 너비 3.5~4cm인 둥근 달걀꼴의 삭과가 달리는데 털이 없으며 다 익으면 위쪽 구멍에서 씨가 나온다.

🟡 제조법

온포기(씨 제거) 0.5~1.0g을 1회분 기준으로 달여서 2~3회 정도 복용한다. 3~4일 이상 복용을 금한다.

🔍 주의사항

1. 기가 허한 사람은 복용을 금한다.
2. 임산부와 수유기 여성은 복용을 금한다.
3. 간 기능이 좋지 않거나 천식이 있는 환자는 복용을 금한다.

4. 많이 쓰면 몸에 해로운 약재이므로 기준량을 반드시 지킨다.

📝 기타 효능

주로 호흡기·소화기 질환을 다스린다.

거품대변, 경련, 구토, 뇌염, 류머티즘, 마비, 무도병, 변혈증, 서리, 설사, 열성하리, 위염, 이질, 장염, 적백리, 진통, 해수, 혈리, 호흡곤란, **[소아 질환]** 소아대변청

이 약초는

1. 씨앗이 달아 중동에서는 달콤한 요리에, 인도에서는 육류 요리에, 유럽에서는 구운 빵에 넣어 맛을 냈다.
2. 모르핀, 파파베린, 코데인 등의 성분이 들어 있어 진통과 진정, 지사 효과가 있다.
3. 성 기능 회복에 효과가 있다.
4. 《동의보감》에는 "진통, 진경, 위장병, 뇌염, 마비, 진정 등에 사용했다"라고 기록되어 있다.

03 용담

학명	*Gentiana scabra*
과명	용담과
생약명	용담(龍膽)
이명	초용담(草龍膽) · 능유(陵遊)

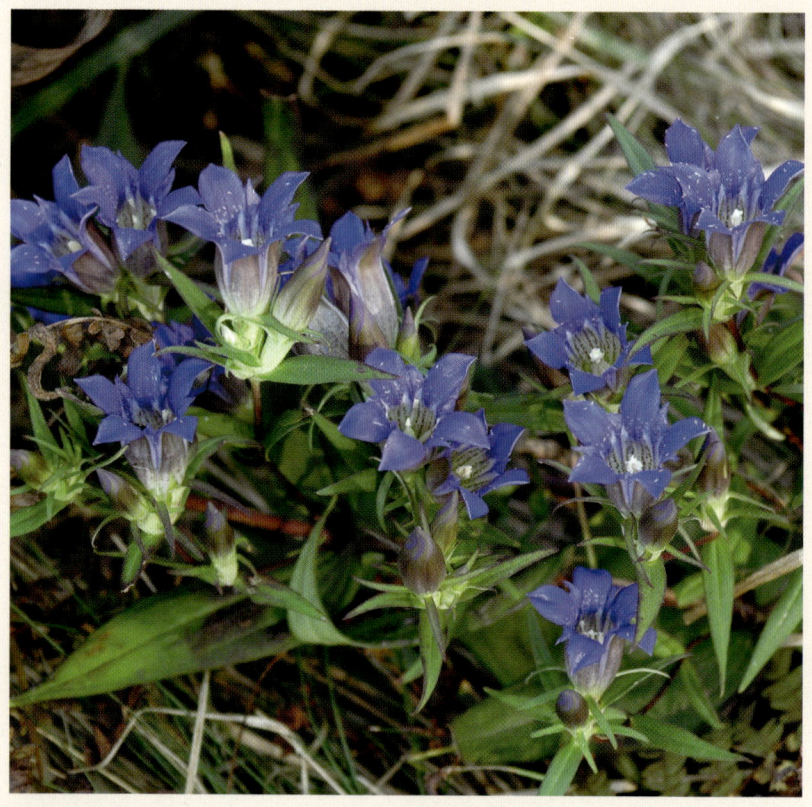

분 포	전국 각지	채취기간	9~11월
생 지	산지의 풀밭	취급요령	햇볕에 말려 쓴다.
키	20~60cm	성 미	차며, 쓰다.
분 류	여러해살이풀	독성여부	있다.
번 식	분근	동속약초	과남풀 · 덩굴용담 · 칼용담 · 큰용담
약 효	뿌리		

용담은 과남풀 · 관음풀 · 용담초 · 초용담 · 초룡담이라고도 한다. 뿌리줄기는 짧고 황백색이며 굵은 수염뿌리가 사방으로 퍼진다. 원줄기는 곧게 서서 자라며 4개의 가는 줄이 있다. 관상용 · 식용 · 약용으로 이용된다. 어린싹과 잎은 식용한다. 뿌리를 말린 것을 용담이라 하며 주로 약용하는데 맛이 매우 쓰다. 이 쓴맛은 위장에 들어가 담즙 분비를 활성화시키고 위액 분비를 촉진시키므로 고미건위제(苦味健胃劑)로서 건위 · 소화작용을 한다. 약으로 쓸 때는 탕으로 하거나 환제 또는 산제로 하여 사용하며, 술을 담가서도 쓴다.

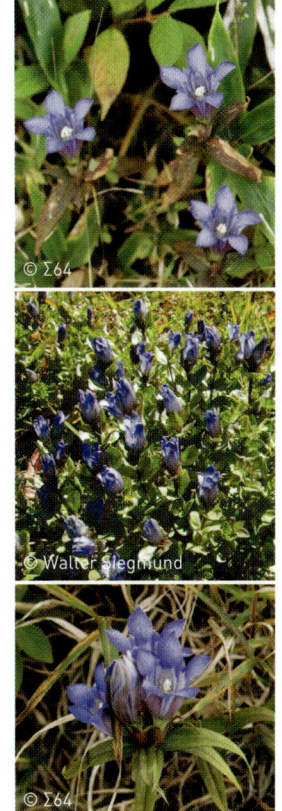

🍃 잎

마주나는데 길이 4~8cm, 너비 1~3cm의 댓잎피침형으로서 끝이 뾰족하고 밑은 줄기를 감싸며 가장자리가 밋밋하다. 3개의 큰 맥이 있으며 앞면은 녹색이고 뒷면은 회백색을 띤 연한 녹색이다. 잎자루는 없다.

✳ 꽃

8~10월에 자주색 또는 청자색 꽃이 잎겨드랑이에서 4~5개씩 위를 향해 달려 핀다. 꽃자루는 없고 꽃의 길이는 4.5~6cm이며 꽃턱잎은 댓잎

피침형이다. 꽃받침은 길이 1.2~1.8mm의 통 모양이며 끝이 뾰족하게 갈라지는데 갈라진 조각들은 약간 뒤로 젖혀진다. 꽃부리는 종 모양이며 5개로 갈라지고 갈라진 조각들 사이에는 작은 부속 조각이 있다. 5개인 수술은 꽃부리통에 붙어 있다. 암술은 1개이며 암술머리는 2개로 갈라진다.

🔥 열매

10~11월에 삭과가 달려 익는데 시든 꽃부리와 꽃받침 안에 들어 있다. 씨방에 씨가 많이 들어 있는데 넓은 댓잎피침형이며 양 끝에 날개가 있다.

🍚 제조법

뿌리 1.0~1.5g을 1회분 기준으로 달여서 3~4회 정도 복용한다.

🔍 주의사항

1. 복용 중에 지황(생지황, 건지황, 숙지황)을 금한다.
2. 독성이 강하므로 기준량을 엄격히 지킨다.
3. 임산부는 복용을 금한다.
4. 약재를 다룰 때 불, 쇠붙이 도구(철)를 쓰지 않는다.

📋 기타 효능

주로 소화기·비뇨기 질환을 다스린다.

각기, 간기능회복, 간열, 간질, 강장보호, 강화, 개창, 건위, 경련(열성경련), 과민성대장증후군, 관절염, 구충, 냉한, 뇌염, 담, 담낭염, 두통, 방광염, 보간·청간, 불면증, 산후풍, 설사, 소염제, 소화불량, 습열, 습진, 식욕부진, 심장마비, 심장병, 안질, 암(암 예방/항암/악성종양 예방, 백혈병, 유방암, 피부암), 연주창, 오한, 요도염, 위산결핍, 위산과다증, 위염, 은진, 음낭습, 이뇨, 종기, 창종, 풍, 하초습열, 해열, 황달, **[소아 질환]** 감적, 경풍

이 약초는

1. 겐티오피크린 성분이 들어 있어 췌장암, 담낭암, 폐암 등에 효과가 있다.
2. 몸의 열을 내려주고, 염증을 가라앉히며, 소화 기능을 촉진한다.
3. 두통이나 인후통, 요도염, 관절염, 안구출혈, 혈압강화 등에 효과가 있다.
4. 《동의보감》에는 "가을에 뿌리를 채취해 햇볕에 말린 약제를 물로 달여 복용하면 소화불량, 담낭염, 황달, 두통, 뇌염, 건위와 해열, 소염, 담즙 등을 잘 낫게 한다"라고 기록되어 있다.

04 짚신나물

학명	*Agrimonia pilosa*
과명	장미과
생약명	용아초(龍牙草)
이명	황화초(黃花草) · 지선초(地仙草)

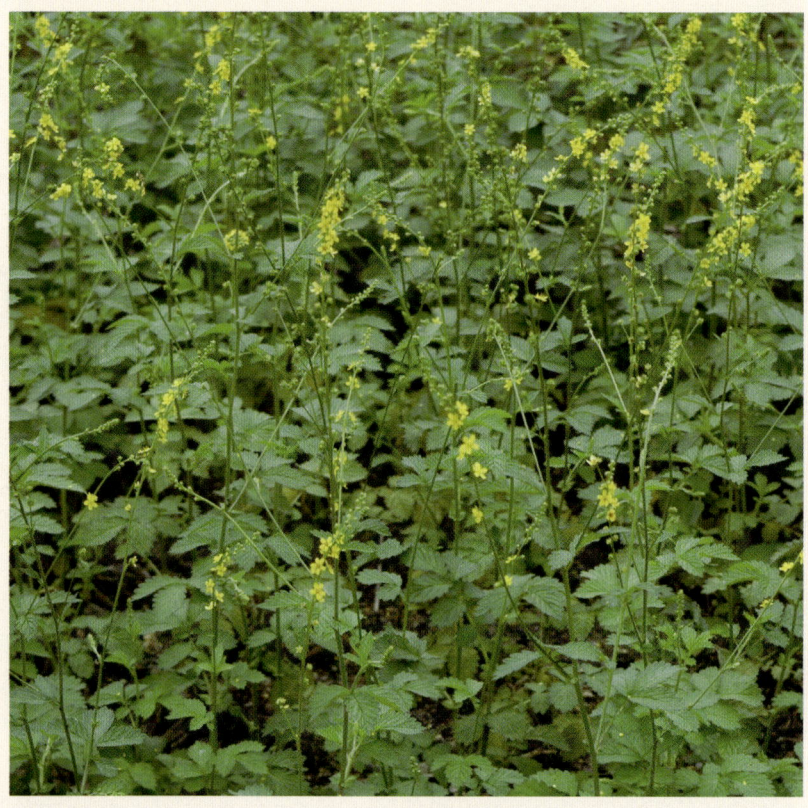

분 포	전국 각지	채취기간	개화기 전
생 지	산과 들, 길가, 풀밭	취급요령	날것 또는 햇볕에 말려 쓴다.
키	30~100cm	성 미	평온하며, 맵고 쓰다.
분 류	여러해살이풀	독성여부	없다.
번 식	씨	동속약초	산짚신나물 · 큰골짚신나물
약 효	온포기 · 뿌리		

짚신나물은 낭아채(狼牙菜) · 낭아초(狼牙草) · 용아초 · 선학초(仙鶴草) · 지선초(地仙草) · 과향초(瓜香草) · 황룡미(黃龍尾) · 탈력초(脫力草) · 큰골짚신나물이라고도 한다. 굵은 뿌리에서 줄기가 나와 곧게 서서 자라며 전체에 흰색의 부드러운 털이 나 있다. 식용 · 약용으로 이용된다. 어린잎을 식용하고 온포기와 뿌리는 약용한다. 온포기를 용아초 또는 선학초라 하며, 뿌리를 아자(牙子)라고 한다. 약으로 쓸 때는 탕으로 하거나 산제 또는 생즙을 내어 사용하며, 술을 담가서도 쓴다.

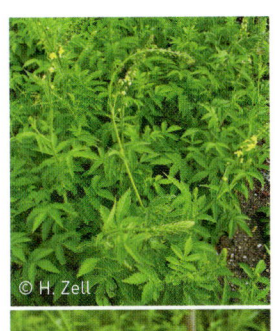
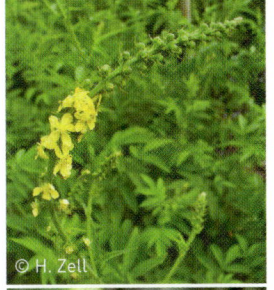
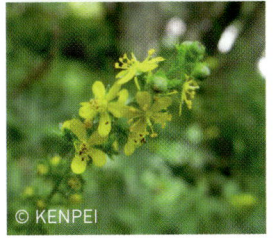

잎

어긋나며 5~7개의 작은 잎으로 구성된 깃꼴겹잎이다. 작은 잎은 크기가 고르지 않지만 끝에 달린 3개는 크기가 서로 비슷하고 아래쪽으로 갈수록 작아진다. 잎몸은 길이 3.6cm, 너비 1.5~3.5cm의 긴 타원형 또는 거꿀달걀꼴로서 양 끝이 좁으며 가장자리에 톱니가 있다. 표면은 녹색이고 양면에 털이 있다. 잎자루 밑부분에 한 쌍의 턱잎이 달리는데 반달 모양이고 끝이 뾰족하며 아래쪽 가장자리에 톱니가 있다.

🌼 꽃

6~8월에 노란 오판화가 줄기 끝과 가지 끝에서 길이 10~20cm의 총상 꽃차례를 이루며 달려 핀다. 꽃받침은 길이 3mm 정도이고 위 끝이 5개로 갈라지는데 겉에 세로줄과 더불어 갈고리 같은 털이 있다. 5개인 꽃잎은 거꿀달걀꼴이거나 둥글며 5~10개의 수술이 있다.

🍒 열매

8~9월에 길이 약 3mm의 수과가 달려 익는데 열매를 싸고 있는 꽃받침에 갈고리 같은 털이 많이 나 있어 옷이나 짐승의 몸에 잘 붙는다.

🙂 제조법

온포기 또는 뿌리줄기 8~10g을 1회분 기준으로 달이거나 산제 또는 환제로 하여 1일 2~3회 1개월 이상 복용한다.

🔍 주의사항

1. 소화 기능이 약한 사람은 주의해야 한다.
2. 암 환자는 다른 약초와 혼합해서 복용하면 오히려 더 위험할 수 있다.
3. 곰팡이가 핀 것은 독성이 있으므로 말릴 때 곰팡이가 피지 않도록 주의해야 한다.
4. 고혈압이 있는 사람이 과다복용하면 혈압이 올라가므로 주의해야 한다.

📋 기타 효능

주로 부인과·신경계 질환을 다스린다.

강장보호, 개창, 거담, 관절염, 구충, 나력, 담, 대하증, 변혈증, 복통, 붕루, 설사, 수렴제, 신경쇠약, 악창, 암(간암, 뇌암, 대장암, 방광암, 백혈병, 비암, 식도암, 신장암, 위암, 자궁암, 전립선암, 직장암, 치암, 폐암, 후두암), 옹종, 위궤양, 위염, 이질, 자궁탈, 장염, 적백리, 중독, 출혈, 치질, 토혈

이 약초는

1. 항암 성분인 플라보노이드가 많아 암세포 증식을 억제한다. 위암, 자궁암, 대장암, 방광암, 간암, 뇌암 등에 탁월한 효과가 있다.
2. 신장병, 간장병, 관절염, 위궤양, 장염, 설사 등에 효능이 있다.
3. 살균작용으로 포도상구균, 고초균, 황색포도상구균을 억제하는 효과와 구충 예방에도 효과가 있다.
4. 《동의보감》에는 "전초를 선학초(仙鶴草)라 하여 지혈, 건위, 객혈, 토혈 등 출혈을 치료하고, 뿌리를 용아근초(龍牙根草)라 하여 세균성 하리, 무월경, 종독(腫毒)을 치료한다"라고 기록되어 있다.

05 참빗살나무

학명	*Euonymus sieboldianus*
과명	노박덩굴과
생약명	사면목(絲棉木)
이명	석씨위모(席氏僞矛)·도엽위모(桃葉韋矛)

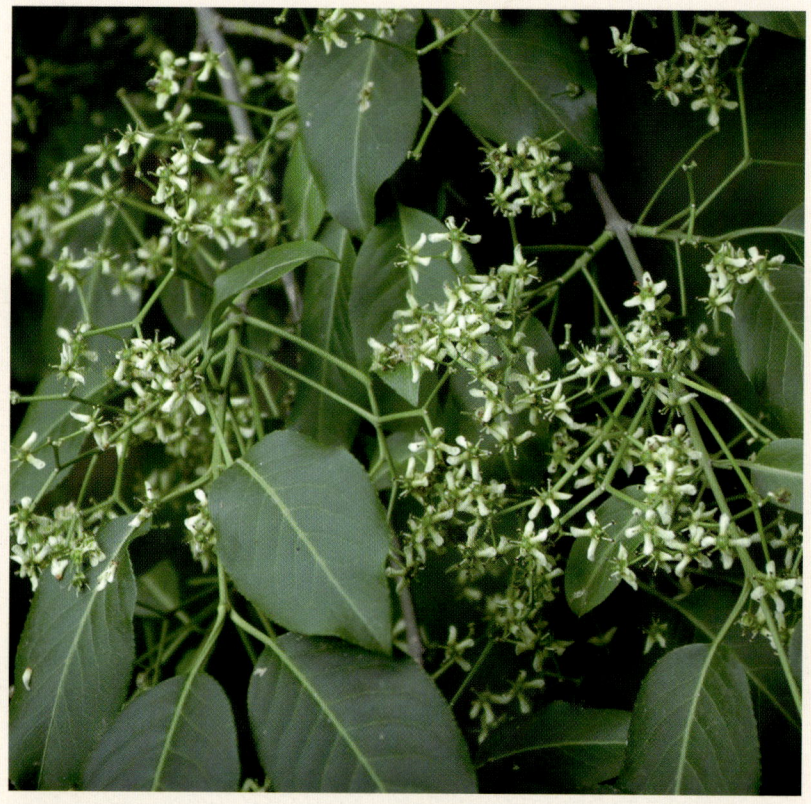

분 포	전국 각지	채취기간	연중(나무껍질), 가을(씨)
생 지	산중턱 이하의 냇가 근처	취급요령	햇볕에 말려 쓴다.
키	8m 정도	성 미	차며, 쓰다.
분 류	낙엽 활엽 소교목	독성여부	없다.
번 식	씨	동속약초	좀빗살나무의 나무껍질
약 효	나무껍질		

참빗살나무는 물뿌리나무라고도 한다. 나무 껍질은 회갈색인데 밋밋하고 매끄러우며 세로로 불규칙하게 갈라진다. 가지가 많이 갈라지는데 회록색이고 둥글며 털이 없다. 우리나라가 원산지이다. 관상용·식용·약용으로 이용된다. 어린순을 나물로 먹는다. 잔가지는 도장·지팡이·바구니의 재료로 이용한다. 나무껍질을 사면피(絲綿皮)라 하며 약재로 사용한다. 약으로 쓸 때는 탕으로 하여 사용하며, 술을 담가서도 쓴다.

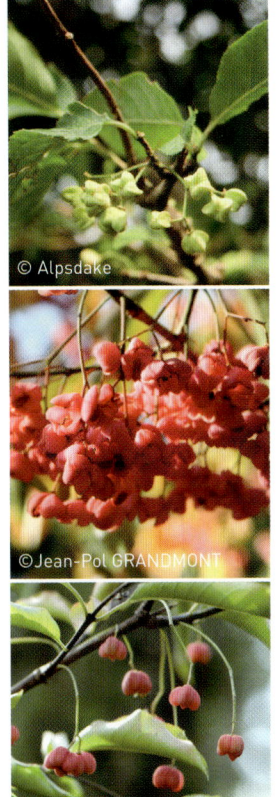

잎

마주나는데 길이 5~15cm, 너비 2~8cm의 댓잎피침형을 닮은 긴 타원형으로서 끝이 뾰족하며 밑이 둥글다. 가장자리에 고르지 않고 둔한 톱니가 있다. 양면에 털은 없다. 잎자루의 길이는 8~15mm이다.

꽃

5~6월에 연한 녹색 꽃이 3~12개씩 지난해에 나온 가지의 잎겨드랑이에서 취산 꽃차례를 이루며 달려 핀다. 암수딴그루의 단성화이다. 꽃받침 조각과 꽃잎·술은 각각 4개씩이고 꽃잎은 꽃받침 조각보다 3배 정

도 길다. 수술은 꽃잎보다 짧으며 꽃밥은 흑자색이다.

🌰 열매

10월에 길이와 너비가 각각 4~8mm인 삭과가 달려 홍색으로 익는데 삼각형 모양의 심장형이고 4개의 능선이 있다. 열매가 다 익으면 4개로 갈라지면서 주홍색 껍질에 싸인 씨가 나온다.

🍚 제조법

나무껍질 15~20g을 1회분 기준으로 달여서 1일 2~3회 1개월 이상 복용한다.

🔍 주의사항

1. 임산부는 복용을 금한다.
2. 어린순을 먹을 때는 충분히 우려내서 먹어야 한다.
3. 과다복용하지 말고 기준량을 지킨다.

📋 기타 효능

주로 운동계의 통증과 마비 증세를 다스린다.

관절염, 구충, 복통, 부인병, 소염제, 소종양, 신장결석, 암(암 예방/항암/악성종양 예방, 뇌암, 췌장암, 후두암), 어혈, 요독증, 요부마비, 요슬산통, 요통, 유즙분비부전, 출혈, 풍습, 혈전증

이 약초는

1. 항암 성분인 euonynoside A가 들어 있어 뇌졸중, 뇌암, 중풍에 효과가 있다.
2. 혈액순환을 촉진하고 소염작용을 하며 지혈작용을 한다.
3. 달인 물로 찜질하면 근육통, 관절염, 피부염에 효과가 있다.
4. 《동의보감》에는 "성질은 차며 맛은 쓰고 독이 없다. 배가 아픈 것을 낫게 한다. 헛것에 들리는 것, 가위눌리는 것을 낫게 하며 배 속에 있는 벌레를 죽인다. 월경을 잘 통하게 하고 산후어혈로 아픈 것을 멎게 하며 풍독종(風毒腫)을 낫게 하며 유산을 하게 한다"라고 기록되어 있다.
3. 《동의학사전》에는 "혈액순환을 좋게 하고 어혈을 없애며 생리를 잘 통하게 하고 배 속에 있는 벌레를 죽인다"라고 기록되어 있다.

06 청미래덩굴

학명	*Smilax china*
과명	백합과
생약명	토복령(土茯笭)
이명	패초 · 금강근(金剛根) · 마갑(馬甲)

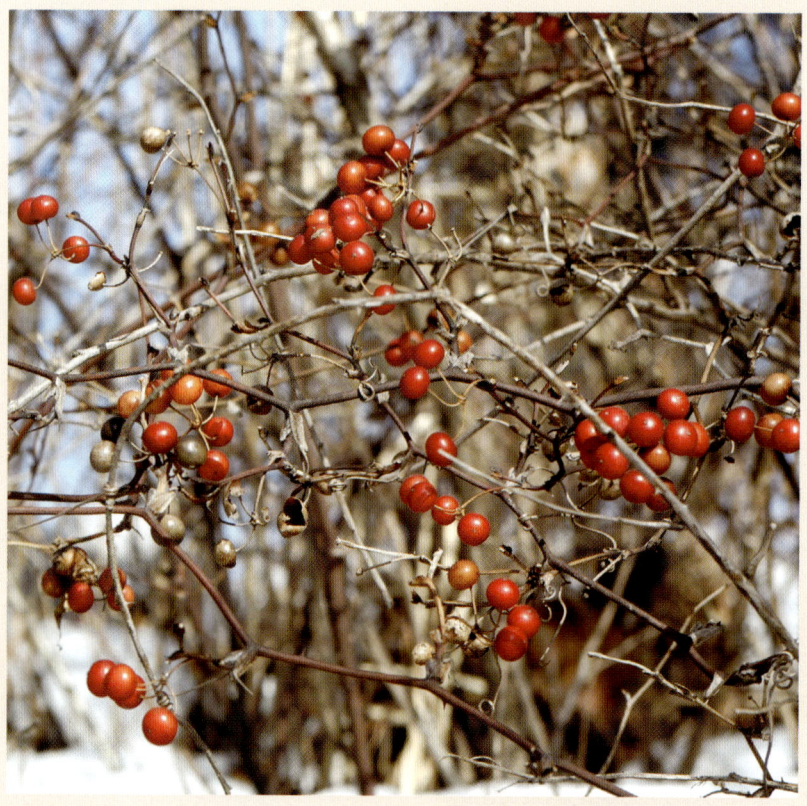

분 포	전국 각지	약 효	열매 · 뿌리
생 지	산지의 숲 가장자리	채취기간	가을~이듬해 봄(뿌리)
키	2~3m	취급요령	햇볕에 말려 쓴다.
분 류	낙엽 활엽 덩굴나무	성 미	평온하며, 달다.
번 식	씨	독성여부	없다.

청미래덩굴은 명감나무·망개나무·종가시나무·청열매덩굴·매발톱가시라고도 한다. 굵은 뿌리줄기는 딱딱하고 회갈색이며 꾸불꾸불 옆으로 길게 뻗는다. 줄기는 마디마다 굽으며 갈고리 같은 가시가 있다. 잎을 금강엽(金剛葉), 열매를 금강과(金剛果)라 한다. 식용·약용으로 이용된다. 열매는 명감 또는 망개라고 하며 먹을 수 있고 약재로도 사용한다. 어린순은 나물로 무치고 잎은 쌈으로 먹는다. 잔뿌리는 한줌씩 동여 솔을 만든다. 약으로 쓸 때는 탕으로 하거나 산제 또는 환제로 하여 사용하며, 술을 담가서도 쓴다. 외상에는 달인 물로 김을 쐬거나 닦아낸다.

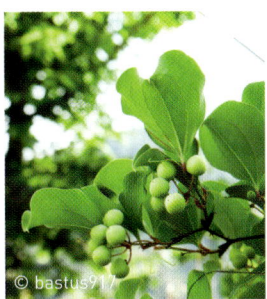
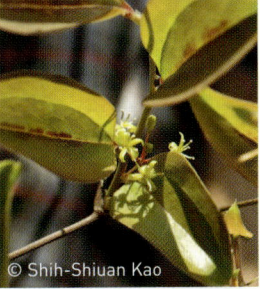
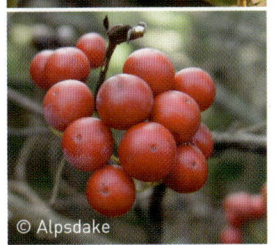

🌿 잎

어긋나는데 길이 3~12cm, 너비 2~10cm의 원형 또는 긴 타원형으로서 끝이 뾰족하며 가장자리가 밋밋하다. 표면에 5~7개의 맥이 있고 질이 두꺼우며 윤기가 난다. 잎자루는 길이 7~20mm로 짧다. 잎 밑동에 나는 턱잎은 칼집 모양으로 유착하며 끝이 덩굴손으로 된다.

✳ 꽃

5월에 황록색으로 피는데 잎겨드랑이에서 산형 꽃차례를 이루며 달린다. 암수딴그루의 단성화이다. 꽃덮이 조각은 6개이고 긴 타원형이며 뒤로 젖혀져서 말린다. 6개의 수술과 1개의 암술이 있으며 씨방은 3실이고 끝이 3개로 갈라진다.

🍒 열매

9~10월에 지름 1cm 정도의 둥근 장과가 달려 빨갛게 익는다.

🍊 제조법

열매나 뿌리줄기(토복령) 10~12g을 1회분 기준으로 달여서 1일 2~3회 1개월 이상 복용한다.

🔍 주의사항

1. 간장, 신장이 약하거나 정력이 부족한 사람은 복용을 금한다.
2. 녹차와 함께 마시면 탈모 등 부작용이 올 수 있다.
3. 몸이 냉한 사람은 과다복용하지 말아야 한다.

📝 기타 효능

주로 염증을 다스리며, 부종에 효험이 있다.

건치, 관절염, 관절통, 근골무력증(근골을 못 펼 때), 대하증, 동상, 매독, 발 부르튼 데, 백탁, 부종, 비치, 설사, 소변간삽, 소변불금, 소변불리, 소변불통, 수족마목, 수종, 아감창, 암(암 예방/항암/악성종양 예방, 뇌암, 대장암, 비암, 식도암, 신장암, 위암, 유방암, 자궁암, 전립선암, 직장암, 치암), 야뇨증, 요독증, 위염, 유실, 이뇨, 이질, 림프절염, 자궁전굴·후굴, 장염, 전립선비대증, 전립선염, 종독, 종창, 중독(수은중독, 약물중독, 양잿물중독), 청열, 출혈, 충수염, 치은궤양, 치창, 치뉴, 치통, 치풍, 치한, 타박상, 태양증, 통풍, 풍, 피부염, 해열

이 약초는

1. 항암 성분인 사포닌, 타닌, 루틴, 수지 등이 들어 있어 암세포 증식을 억제한다.
2. 알칼로이드, 리놀렌산, 올레산 성분이 들어 있어 세균성 이질과 결핵 치료에 쓰인다.
3. 매독 치유율이 50%나 될 정도로 매독 환자에게 탁월한 효과가 있다.
4. 각종 피부병과 관절통, 남성 여성의 생식기 염증성 질환에 효과가 있다.
5. 《동의학사전》에는 "맛은 심심하고 성질은 평하다. 위경, 간경을 좋게 한다. 열을 내리고 습을 없애며 독을 푼다. 뼈마디가 아픈 데, 매독, 악창, 수은중독 등에 쓴다"라고 기록되어 있다.

07 칼잎용담

학명	Gentiana uchiyamai
과명	용담과
생약명	초용담(草龍膽)
이명	담초(膽草)·산용담(山龍膽)·지담초(地膽草)

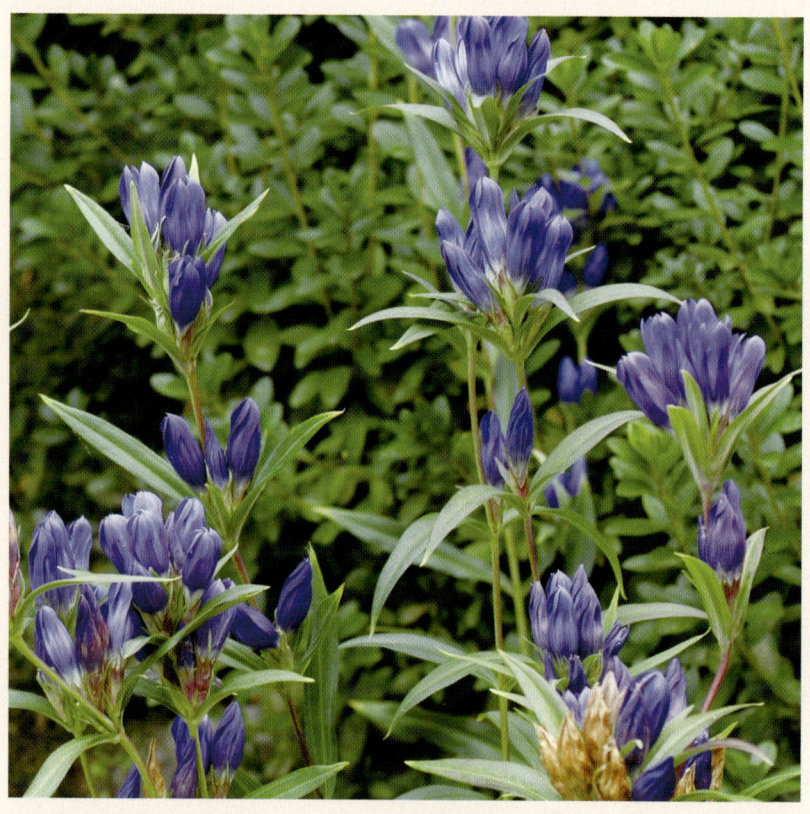

분 포	지리산 및 중부 이북		채취기간	가을
생 지	산지의 숲 속		취급요령	햇볕에 말려 쓴다.
키	1m 정도		성 미	차며, 쓰다.
분 류	여러해살이풀		독성여부	없다.
번 식	씨		동속약초	용담·큰용담·과남풀의 뿌리
약 효	뿌리			

칼잎용담은 뿌리줄기는 짧다. 뿌리는 가늘고 길게 뭉쳐나는데 황백색이다. 줄기는 곧게 서서 자라고 가지가 갈라지지 않으며 줄기에 있는 마디 사이의 길이가 거의 비슷하다. 우리나라 특산종이다. 관상용·약용으로 이용된다. 약으로 쓸 때는 탕으로 하거나 환제 또는 산제로 하여 사용하며, 술을 담가서도 쓴다.

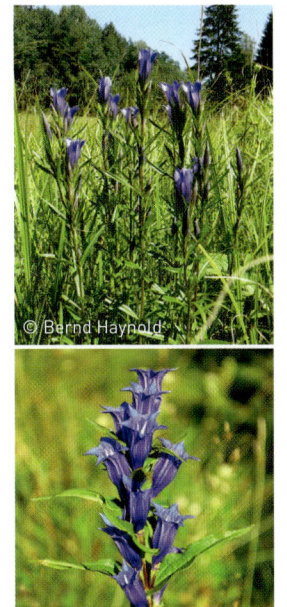

잎

마주나는데 길이 10~12cm의 긴 타원형 또는 댓잎피침형으로서 3맥이 뚜렷하고 끝이 뾰족하며 가장자리가 밋밋하다. 잎자루는 없다. 줄기 밑부분의 잎은 비늘같이 작지만 줄기 위로 올라가면서 커진다.

꽃

8~9월에 자줏빛 꽃이 줄기 끝과 잎겨드랑이에서 1~3개씩 총상 꽃차례를 이루며 위를 향해 달려 핀다. 꽃턱잎은 2개이고 선 모양의 댓잎피침형이다. 꽃받침은 종 모양이고 끝이 5개로 갈라지는데 갈라진 조각은 선 모양의 댓잎피침형이며 끝이 날카롭고 뾰족하다. 꽃부리는 통 모양이고 끝이 5개로 갈라지는데 갈라진 조각 사이에 짧은 부편(副片)이 있고 통 부분 안쪽에 무늬가 있다. 수술은 5개이고 갈라진 꽃부리 조각과

어긋나온다. 암술은 1개이고 암술머리는 얕게 2개로 갈라진다.

🍒 열매
10~11월에 가늘고 긴 삭과를 맺는데 익으면 2개로 갈라진다.

😃 제조법
뿌리 또는 꽃 2~3g을 1회분 기준으로 산제나 환제로 하여 1일 2회 1주일 정도 공복에 복용한다.

🔍 주의사항
1. 복용 중에 지황(생지황, 건지황, 숙지황)을 금한다.
2. 임산부는 복용을 금한다.
3. 약재를 다룰 때 불, 쇠붙이 도구(철)를 쓰지 않는다.
4. 대변이 묽은 사람과 소변량이 많은 사람은 주의해야 한다.

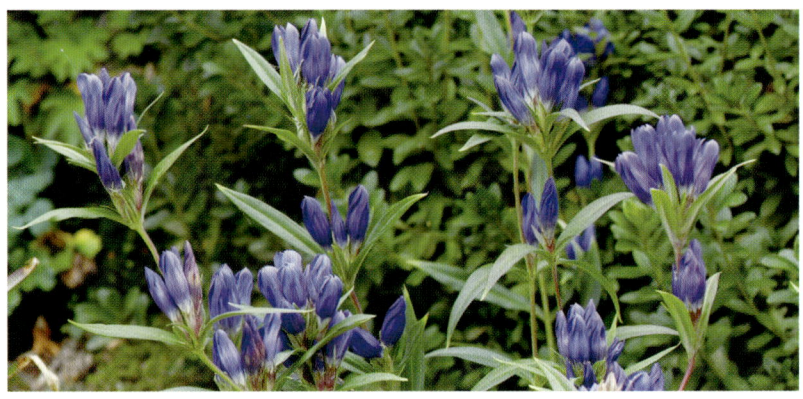

📝 기타 효능

주로 각종 통증과 간경을 다스리며, 방광경에도 효험이 있다.

간경변증, 강심제, 건위, 경련, 냉한, 뇌염, 담낭염, 두통, 목적동통, 발모제, 방광염, 소염제, 소화불량, 요도염, 음낭종독, 종기, 청열, 하초습열, 해열, 황달, [소아 질환] 간질, 경풍

이 약초는

1. 항염작용과 중추신경 진정작용, 혈압을 낮추는 작용, 항균작용을 한다.
2. 근육통과 인대를 풀어주고 소변분리에 효과가 있다.
3. 관절염, 대변출혈, 입안의 염증, 치통 등에도 사용한다.
4. 중국 의학계에서는 칼잎용담 추출물로 체외시험 결과 70~90% 암세포를 억제한다고 했다.

08 큰용담

학명	*Gentiana axillariflora var. coreana*
과명	용담과
생약명	초용담(草龍膽)
이명	고담(苦膽) · 담초(膽草)

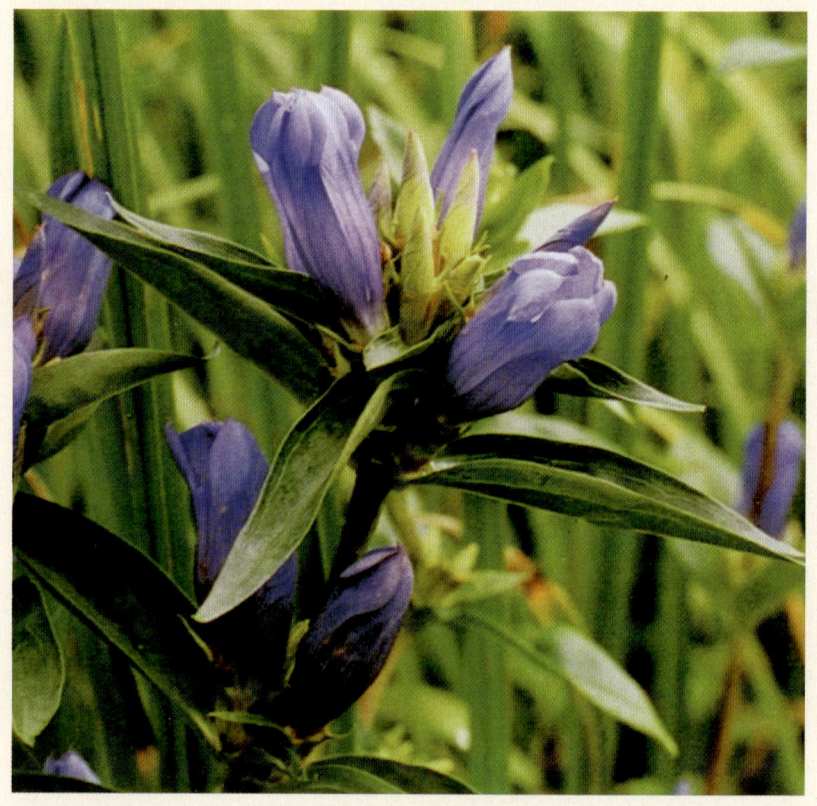

분 포	경남, 강원, 경기, 평북, 함북	채 취 기 간	가을
생 지	높은 산	취 급 요 령	햇볕에 말려 쓴다.
키	50~100cm	성 미	차며, 쓰다.
분 류	여러해살이풀	독 성 여 부	없다.
번 식	실생 · 분주	동 속 약 초	용담 · 칼잎용담 · 과남풀
약 효	뿌리 · 꽃		

큰용담은 경상남도 지리산, 강원도, 경기, 평북, 함북에 분포한다. 원줄기는 하나이며 곧게 서서 자라고 황백색의 굵은 수염뿌리가 난다. 우리나라 특산종이다. 뿌리를 용담 또는 초용담이라 하며 약재로 사용한다. 약으로 쓸 때는 탕으로 하거나 환제 또는 산제로 하여 사용하며, 술을 담가서도 쓴다.

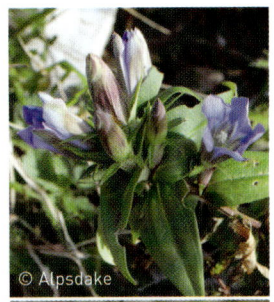

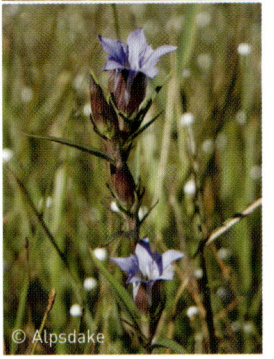

잎

뿌리잎은 없고 줄기잎은 마주나는데 길이 6~12cm, 너비 2~2.5cm인 긴 타원 모양의 댓잎피침형으로서 뚜렷하지 않은 3개의 맥이 있고 끝이 날카로우며 가장자리가 밋밋하다. 잎자루는 없고 밑부분이 합쳐진다.

꽃

8~9월에 자주색 꽃이 줄기 끝과 잎겨드랑이에 여러 개씩 달려 핀다. 꽃받침은 길이 2~2.5cm, 지름 약 7mm의 종 모양이며 끝이 5개로 갈라진다. 꽃부리는 길이 5~5.5cm이고 끝이 5개로 갈라지는데 갈라진 조각들 사이의 안쪽에 부편(副片)이 있다. 5개의 수술과 1개의 암술이 있다.

🔥 열매
10월에 좁고 긴 삭과를 맺는데 열매가 익으면 두 조각으로 갈라진다.

😀 제조법
뿌리 또는 꽃 2~3g을 1회분 기준으로 산제나 환제로 하여 1일 2회 1주일 정도 공복에 복용한다.

🔍 주의사항
1. 복용 중에 지황(생지황, 건지황, 숙지황)을 금한다.
2. 기준량을 엄격히 지킨다.
3. 임산부는 복용을 금한다.
4. 약재를 다룰 때 불, 쇠붙이 도구(철)를 쓰지 않는다.

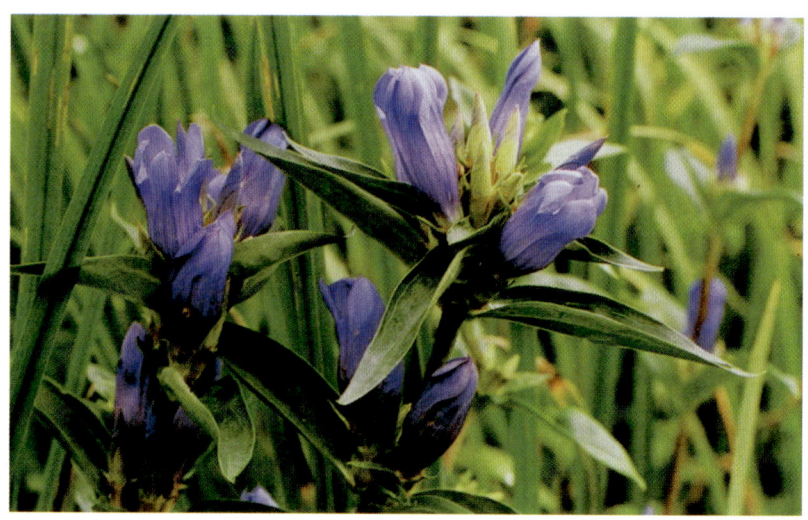

📝 기타 효능

주로 간과 담경을 다스린다.

간질, 개창, 건위, 구충(회충), 냉한, 뇌염, 담낭염, 두통, 목적동통, 방광염, 설사, 소염제, 습열, 습진, 심장병, 요도염, 요독증, 음낭종독, 청열, 황달, [소아 질환] 간질, 경풍

이 약초는

1. 겐티오피크린과 겐티아닌(gentianine) 성분이 들어 있어 위액 분비를 촉진하여 위를 튼튼하게 한다.
2. 뿌리에는 항암 성분이 들어 있어 비인암, 췌장암, 담낭암, 뇌암에도 효과가 있다.
3. 열을 내려주고 염증을 가라앉히는 효능이 있다.
4. 질염, 두통, 안구충혈, 인후통, 황달, 가려움증, 음낭부종 등에 효과가 있다.

09 할미꽃

학명	*Pulsatilla koreana*
과명	미나리아재빗과
생약명	백두옹(白頭翁)
이명	야장인(野丈人) · 호왕사자(胡王使者)

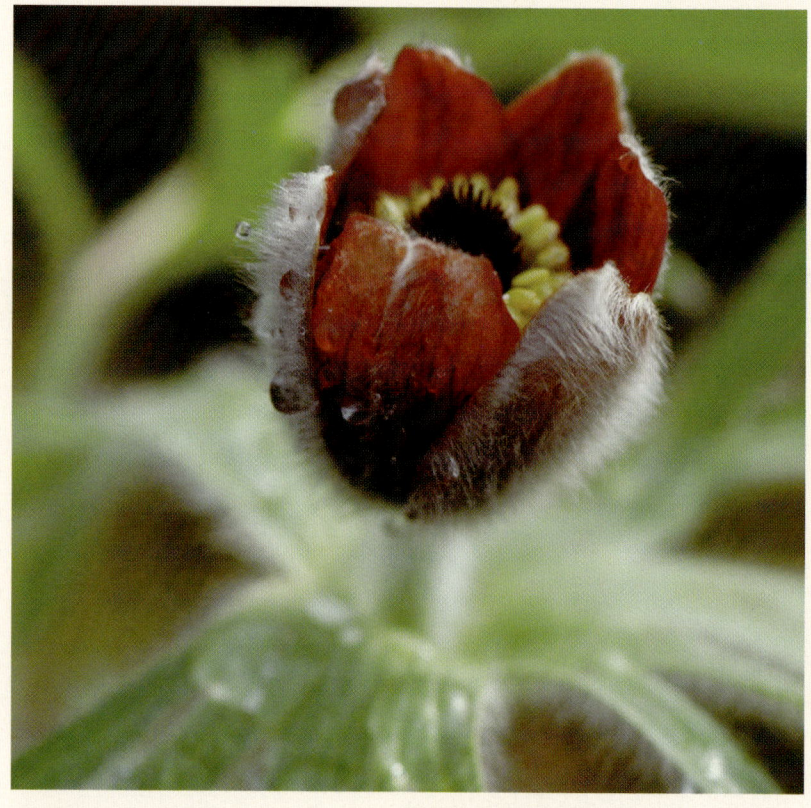

분 포	전국 각지	채취기간	가을~이듬해 봄
생 지	산기슭과 들의 양지	취급요령	날것 또는 햇볕에 말려 쓴다.
키	30~40cm	성 미	차며, 쓰다.
분 류	여러해살이풀	독성여부	약간 있다.
번 식	씨	동속약초	가는잎할미꽃 · 산할미꽃
약 효	뿌리		

할미꽃은 노고초(老姑草)·백두옹이라고도 한다. 뿌리는 굵고 진한 갈색이다. 전체에 흰 털이 빽빽이 나 있다. 흰 털로 덮인 열매 덩어리가 하얀 머리카락처럼 보이는데다 밑으로 구부러진 꽃대의 모습이 허리가 잔뜩 굽은 할머니를 연상시켜 할미꽃이라는 이름이 생겼다. 또한 흰 털이 난 모습이 마치 백발이 성성한 할아버지 같다고 해서 백두옹이라는 별칭이 붙었다. 할미꽃의 싹은 바람이 있으면 조용하고 바람이 없으면 흔들리는데 이는 사시나무·독활·천마와 같다. 화분에 옮겨 심으면 죽는다. 뿌리를 백두옹(白頭翁)이라 하며 약재로 사용한다. 약으로 쓸 때는 탕으로 하거나 환제 또는 산제로 하여 사용하며, 술을 담가서도 쓴다.

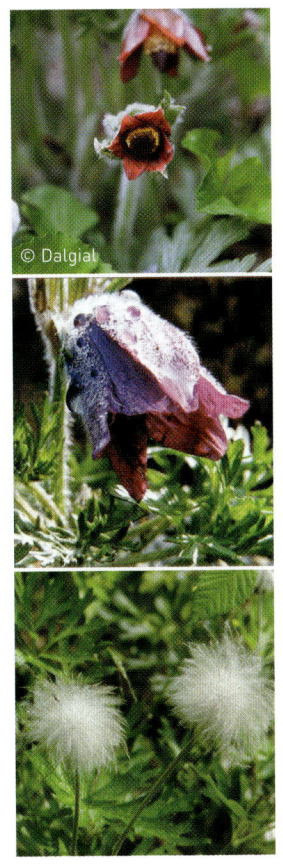

잎

뿌리에서 많은 잎이 무더기로 모여나와 비스듬히 퍼지는데 잎자루가 길고 5개의 작은 잎으로 구성된 깃꼴겹잎이다. 작은 잎은 길이 3~4cm이며 3개로 깊게 갈라지는데 꼭대기에 달린 조각은 너비 6~8mm이며 끝이 둔하다. 앞면은 짙은 녹색이고 털이 없지만 뒷면에 흰 털이 많이 나 있다.

❋ 꽃

4~5월에 잎 사이에서 길이 30~40cm인 꽃줄기가 여러 대 나오고 그 끝에서 한 송이씩 밑을 향해 달려 핀다. 꽃의 색깔은 붉은빛을 띤 자주색이다. 꽃대 위쪽에 달린 작은 꽃턱잎은 3~4개로 갈라지고 꽃자루와 더불어 흰 털이 촘촘히 난다. 6개인 꽃받침 조각은 긴 타원형이며 길이 35mm, 너비 12mm 정도이고 겉에 명주실 같은 흰 털이 빽빽이 나 있으나 안쪽에는 없다. 꽃받침이 꽃잎처럼 보이며 꽃잎은 없다. 수술과 암술은 모두 많으며 꽃밥은 노란색이다.

❂ 열매

5~6월에 길이 5mm인 긴 달걀꼴의 수과를 맺는데 공처럼 둥글게 모여 달린다. 열매 끝에 암술대가 남아 있다. 암술대에는 길이 4cm 정도의 흰 털이 깃 모양으로 퍼져 빽빽이 달려 있다. 열매 아래쪽에 검은 씨가 붙어 있다.

☺ 제조법

뿌리 6~8g을 1회분 기준으로 달이거나 볶아서 가루를 내어 환제로 하여 1일 2~3회 1개월 이상 공복에 복용한다.

🔍 주의사항

1. 독성이 약간 있으므로 기준량을 지킨다.
2. 몸이 냉하고 설사를 자주하는 사람은 주의해야 한다.

3. 열이 많은 사람은 소량으로 복용하는 것이 좋다.

📝 기타 효능

주로 신경계 · 이비인후과 · 순환계 · 피부과 질환을 다스린다.

건위, 과민성대장증후군, 냉병, 대장염, 대하증, 두통, 발열, 변혈증, 보혈, 부인병, 부종, 비뇨혈, 사마귀, 설사, 소염제, 수렴제, 습진, 신경통, 암(암 예방/항암/악성종양 예방, 뇌암, 대장암, 비암, 자궁암, 치암, 폐암, 피부암), 어혈, 영류, 외상소독, 월경불순, 위염, 위장염(만성), 음부소양증, 음종(남성 외음부부종), 이질, 림프절염, 장염, 장출혈, 적백리, 적취, 청혈, 출혈, 취한, 치뉵, 타박상, 한열왕래, 해열, 행혈, 혈림, 혈전증

이 약초는

1. 암세포 증식을 억제는 풀사틸라 사포닌 D(pulsatilla saponin D) 성분이 들어 있어 대장암 등 암 예방에 효과가 있다.
2. 해독작용과 항균작용이 있어 포도상구균과 녹농균, 세균성 이질 등에 효과가 있다.
3. 혈압을 낮추며, 코피, 관절의 통증 등을 다스리는 데 쓰인다.
4. 무좀, 가려움증 등의 피부 질환에도 효과가 있다.

| 건강 지킴이 |

뇌암
똑똑한 대처법

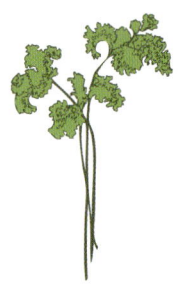

우리나라는 OECD(경제협력개발기구)국가 중에서 암 발병률이 높은 국가가 되었다. 암이 발병하는 원인은 다양하지만 큰 원인은 잘못된 식습관에 있다. 불규칙한 식사, 무리한 다이어트, 편식, 육류 위주의 음식 등의 요인으로 나타나면서 최근 암은 발병률이 젊은 층으로까지 낮아지고 있어 주의가 필요하다.

    인간의 뇌는 통증을 느끼지 못한다. 머리가 아프다고 느끼는 것은 두피의 혈관과 근육, 신경 등의 뇌를 감싸는 막의 통증 때문이다. 이 두통은 흔한 질병이다. 하지만 뇌졸중의 전조증이거나 뇌염, 뇌종양 등을 알려주는 신호일 수도 있다.

    뇌종양이란 뇌 자체에서, 혹은 뇌를 둘러싸고 있는 뇌막과 같은 주변 조직에서 발생한 종양을 말한다. 뇌종양이 발생하는 원인은 아직 명확하게 밝혀진 것이 없다. 의학계에 따르면 가족의 유전적인 요인과 화학적인 발암물질이나 바이러스 혹은 방사선과 같은 환경적인 요인을 이유로 들고 있다.

- **뇌종양의 증상**

① 뇌종양의 증상 중에 가장 흔한 것은 두통이다. 아침에 일어났을 때 앞이 잘 안 보이고 구토 증상이 있다면 의심해봐야 한다.

② 한쪽 얼굴이나 팔다리가 마비되는 증상이 나타날 수 있다.
③ 아이가 심한 열이 없는데 경련을 일으킨다면 뇌 영상검사를 받아보는 것이 좋다.
④ 어린이나 청소년의 경우 간혹 뇌종양에 의해 이상한 행동을 하거나 성격의 변화를 보이기도 한다.

• **소아뇌종양의 특징**

소아에서 발생하는 뇌종양은 백혈병 다음으로 그 발생률이 많은 질환이다. 더욱 마음을 아프게 하는 것은 아이와 의사소통이 안 되어 질병을 늦게 발견하는 경우이다. 소아뇌종양의 대부분은 악성이고 주로 소뇌에 발생한다. 이 종양은 뇌척수액의 흐름을 방해하여 수두증을 일으키고 뇌간과 뇌신경을 압박해 여러 증상을 발생하게 한다. 두통, 구토, 눈이 밑으로 내려앉고, 정상아보다 서고 걷는 것이 느리다.

뇌종양을 치료하는 일반적인 방법은 방사선 치료를 한 뒤 항암제를 사용해 화학요법을 실행한다. 화학요법은 약을 온몸에 퍼지게 하므로 종양 세포를 전체적으로 공격하는 데에 효과적이다.

그러나 뇌종양의 초기라면 몸을 철저히 관리해야 한다. 면역력이 떨어지지 않도록 신선한 과일과 채소를 주로 먹어야 하며, 술과 담배는 반드시 끊어야 한다. 꾸준한 운동도 반드시 필요하다. 정기적으로 검사를 받아 자신의 몸 상태를 점검하며 관리하는 것이 무엇보다 중요하다.

- 광나무
- 만삼
- 바늘엉겅퀴
- 소리쟁이
- 용담
- 지치
- 짚신나물
- 천마
- 천문동
- 향등골나무

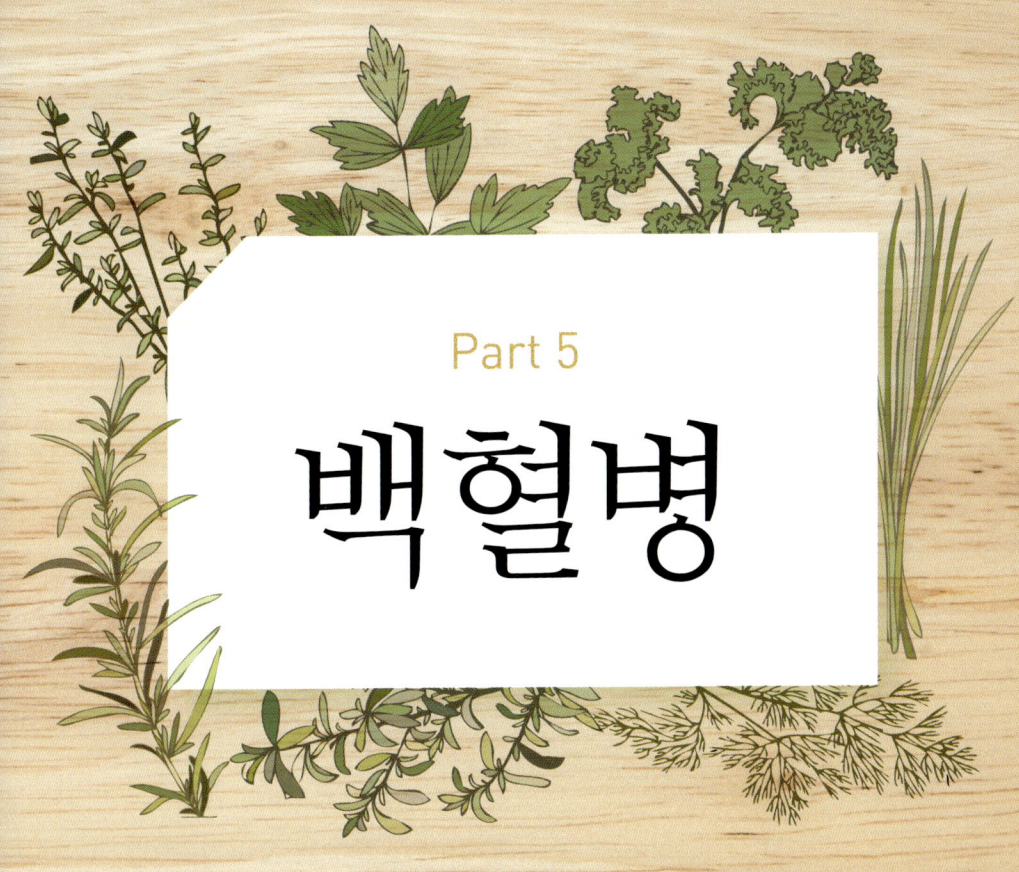

Part 5

백혈병

Part 5 백혈병 Leukemia

백혈병이란?

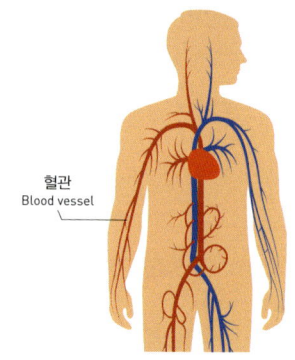
혈관
Blood vessel

백혈병의 원인과 증상

피를 만드는 역할을 하는 조혈 조직(造血組織)의 종양성 질환이다. 몸 안에 백혈구가 무제한으로 증가하여 방치하면 죽음에까지 이르게 되는 병으로, 골수나 림프 등의 조혈 조직에 생기는 악성종양의 일종이다. 백혈구가 비정상적으로 증가하면 빨간 혈액이 흰색으로 보이기 때문에 백혈병이라는 이름이 붙여졌다. 백혈구의 성숙이 저해되고 병적으로 유약한 백혈구가 정상보다 증가하여 혈류(血流) 속에 나타난다.

  골수에서는 정상적인 적혈구 · 백혈구 · 혈소판의 생산이 감소하게 된다. 적혈구가 감소하면 혈액의 산소 운반 능력이 떨어져 빈혈을 일으키고, 정상적인 백혈구가 감소하면 감염의 위험이 높아지며, 혈소판이 부족하면 비정상적인 출혈이 생긴다.

  대개 비정상적인 백혈병 세포가 전신에 퍼져나가 간 · 신장 · 지라 등에 침입하여 림프샘과 비장 · 간장이 비대해지는 현상을 보인다.

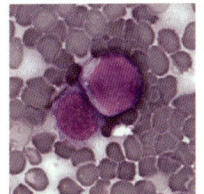

급성 백혈병 세포

다음의 약초와 처방으로 다스릴 수 있다.

01
광나무

학명	Ligustrum japonicum
과명	물푸레나뭇과
생약명	여정실(女貞實)
이명	여정(女貞)·동청자(冬靑子)

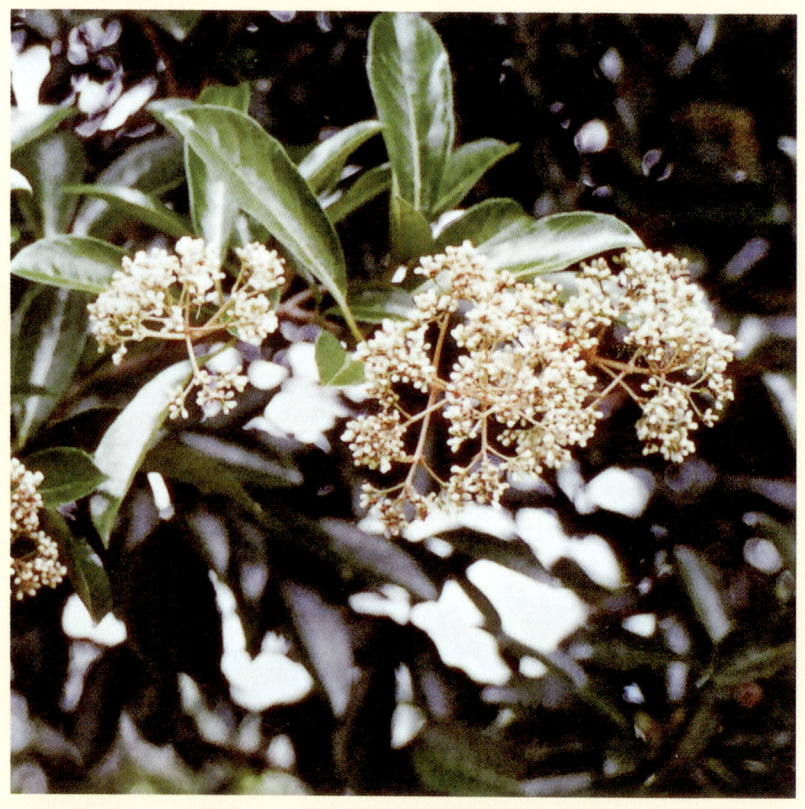

분 포	남부 지방(전남·경남 이남)	채취기간	가을~겨울
생 지	바닷가, 섬의 산기슭	취급요령	햇볕에 말려 쓴다.
키	3~5m	성 미	평온하며, 달고 쓰다.
분 류	상록 활엽 관목	독성여부	없다.
번 식	씨	동속약초	제주광나무의 열매
약 효	잎·잔가지·줄기·뿌리·나무껍질·열매		

광나무는 여정목(女貞木)·정목(貞木·楨木)·여정자(女貞子)·정여(貞女)·서자(鼠子)·서재목(鼠梓木)·서시목(鼠矢木)·사절목(四節木) 등의 많은 이명이 있다. 겨울에도 잎이 푸르고 떨어지지 않으므로 여자의 굳은 정조에 비유되어 여정이라는 이름을 얻었다고 하며, 서리와 찬바람을 이겨내는 기질로 인하여 예로부터 선비들의 사랑을 받았다. 밑에서 원줄기가 올라와 많은 가지를 낸다. 나무껍질은 회색 또는 회갈색이며, 껍질눈이 뚜렷하다. 잎을 여정엽(女貞葉), 뿌리를 여정근(女貞根), 나무껍질을 여정피(女貞皮)라 한다. 생약의 여정실은 열매를 말린 것이다. 약으로 쓸 때는 탕으로 하거나 산제로 하여 사용한다.

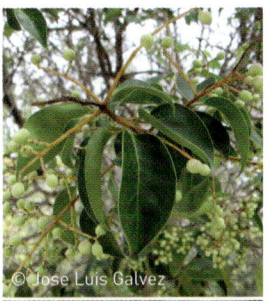
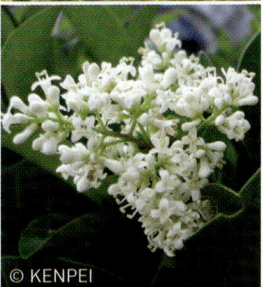
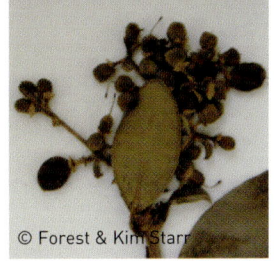

● 잎

마주나며 길이 3~10cm, 너비 2.5~4.5cm의 달걀꼴 또는 달걀을 닮은 긴 타원형으로서 끝이 뾰족하고 톱니는 없다. 가죽처럼 두껍고 질기며 뒷면에 희미한 잔점이 있다. 잎자루는 길이 5~12mm로서 잎맥과 더불어 붉은빛이 돈다.

✹ 꽃

7~8월에 새 가지 끝에 흰색으로 피는데 원추형의 겹총상 꽃차례는 길이와 너비가 각각 5~12cm이다. 꽃받침은 가장자리가 밋밋하거나 물결 모양의 톱니가 있다. 꽃부리는 길이 5~6mm이고 깔때기 모양이며 뒤로 젖혀진다. 수술은 2개이다.

🍒 열매

10~11월에 길이 7~10mm인 둥근 달걀꼴의 핵과가 달려 자줏빛이 도는 흑색으로 익는데 쥐똥 비슷하게 생겼다. 한겨울 추위에도 열매가 나무에 달려 있어 눈이 내리면 흰 꽃이 핀 듯 아름답다.

🟡 제조법

뿌리 또는 열매 6~8g을 1회분 기준으로 달이거나 산제 또는 환제로 하여 1일 2~3회 10~15일 정도 복용한다.

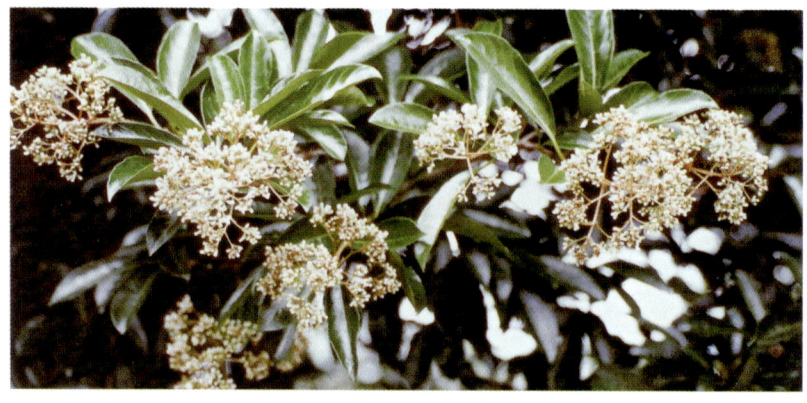

🔍 주의사항

1. 열매는 반드시 겨울에 딴 열매를 사용해야 효과가 있다.
2. 소화 기능이 약해 설사를 자주하는 사람은 주의해야 한다.

📋 기타 효능

주로 안과와 신경계 질병을 다스린다.

강근골, 강장보호, 구창, 냉한, 명목, 백내장, 변비, 보간·청간, 불면증, 요슬산통, 창종, 피로곤비, 현훈증, 흑발발모

이 약초는

1. 열매에는 항암·항염 성분이 들어 있어 간암, 위암, 백혈병, 식도암에 사용한다.
2. 잦은 열로 인한 어지러움이나 이명증, 무릎 시림 증상을 다스리는 데 사용한다.
3. 나무의 껍질은 화상에 효과가 있고, 잎은 피부 질환과 구내염에 효과가 있다.
4. 광나무 열매를 갈아 얼굴에 팩을 하면 피부 보습에 좋다.
5. 뼈와 근육을 튼튼하게 해주고 간장과 신장을 보해준다.

02 만삼

학명	*Codonopsis pilosula*
과명	초롱꽃과
생약명	만삼(蔓蔘)
이명	황삼(黃蔘)

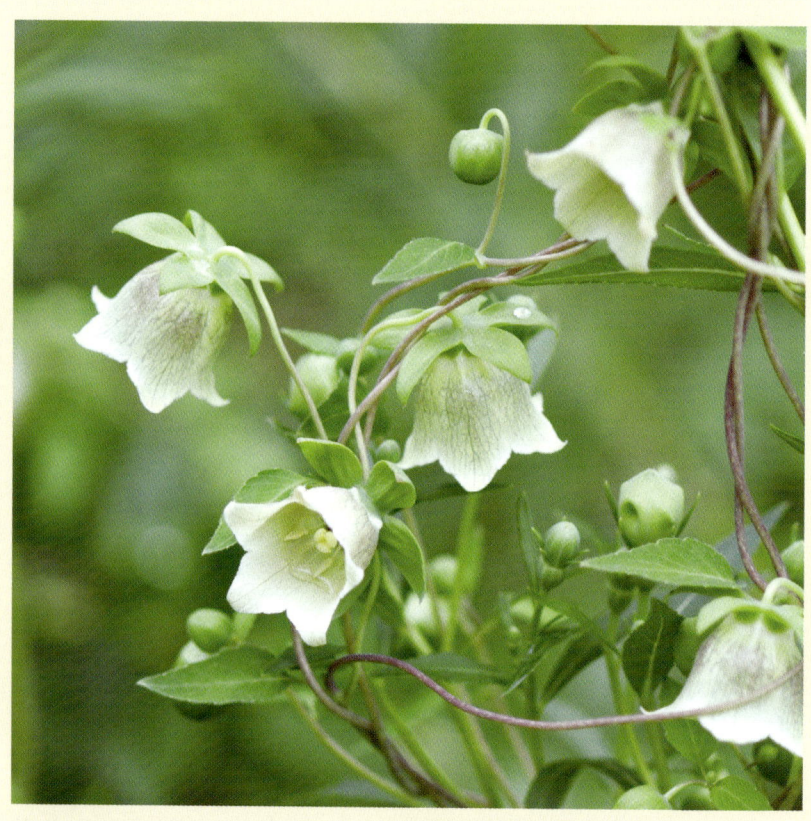

분 포	중부 이북	채취기간	가을
생 지	깊은 산 습윤한 반그늘	취급요령	햇볕에 말려 쓴다.
키	1~2m	성 미	평온하며, 달다.
분 류	여러해살이 덩굴풀	독성여부	없다.
번 식	씨	동속약초	더덕 · 소경불알 · 푸른더덕
약 효	뿌리		

만삼은 전체에 흰 털이 나 있다. 더덕과 흡사하나 줄기와 잎에 털이 있고 부드러운 점이 다르다. 노란색 또는 회갈색인 원뿔 모양의 가늘고 긴 뿌리가 30cm 이상 자라는데 마치 도라지처럼 생겼다. 자르면 유즙이 나온다. 뿌리를 당삼(黨蔘) 또는 만삼이라고 한다. 식용·약용으로 이용된다. 뿌리를 생식하거나 구워 먹고 장아찌로도 만든다. 약으로 쓸 때는 탕으로 하거나 환제 또는 산제로 하여 사용한다. 또 6년 이상 된 뿌리로 술을 담가 먹으면 좋다. 매우 드물기는 하나 팔뚝보다 굵

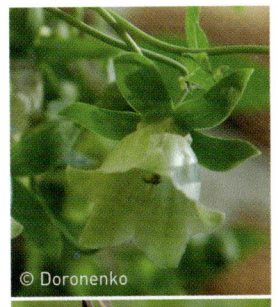

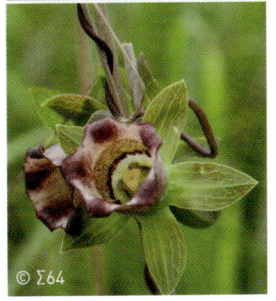

은 수백 년 묵은 만삼 뿌리가 발견되기도 하는데 대개 속이 썩어 있고 물이 고여 있어 이런 만삼을 한 뿌리 먹으면 백년 묵은 산삼보다 효과가 낫다는 속설이 전해진다.

◐ 잎

어긋나지만 짧은 가지에서는 마주난다. 길이 1~5cm, 너비 1~3.5cm의 달걀꼴 또는 달걀 모양의 타원형이며 끝이 뾰족하고 가장자리가 밋밋하다. 잎자루는 길이 2~3cm이고 잔털이 나 있다. 잎의 양면에도 잔털이 있으며 앞면은 녹색인데 뒷면은 흰빛이 도는 분백색이다.

✻ 꽃
7~8월에 종처럼 생긴 엷은 자줏빛 꽃이 곁가지 끝이나 바로 밑 잎겨드랑이에 1개씩 달려 핀다. 꽃받침은 5개로 갈라지는데 갈라진 조각은 길이 약 15mm, 너비 5mm 정도의 댓잎피침형이다. 꽃부리는 종 모양이며 끝이 5개로 갈라진다. 수술은 5개, 암술은 1개이고 암술대의 끝부분은 3개로 갈라진다.

🜢 열매
10월에 원뿔 모양의 삭과가 달려 익는데 꽃받침이 남아 있다.

😀 제조법
뿌리 12~15g을 1회분 기준으로 달이거나 산제 또는 환제로 하여 1일 2~3회 4~5일 정도 복용한다.

🔍 주의사항
1. 설사가 있는 사람은 복용을 금한다.
2. 몸에 열이 많고, 체중이 많이 나가는 사람은 주의해야 한다.
3. 당뇨병이 있는 사람은 복용 시 음식조절을 하는 것이 좋다.

📝 기타 효능
주로 건강 생활을 돕고, 순환계·호흡기 질환과 허약 체질에 효험이 있다.
강장보호, 강정제, 건비위, 건위, 고혈압, 관격, 기부족, 담, 번갈, 보기, 보양, 보폐 · 청폐, 붕루, 비위허약, 빈혈증, 사지동통, 산후회복, 설사, 소갈증, 소화불량, 식욕부진, 심신허약, 인후염 · 인후통, 천식, 청혈, 편도선염, 폐결핵, 한열왕래, 항바이러스제, 해수, 행기, 허약체질, **[소아 질환]** 감적, 경풍, 소화불량

이 약초는

1. 뿌리에는 사포닌, 알칼로이드 성분이 들어 있어 암세포 증식을 억제한다.
2. 만성 위염, 빈혈, 만성 소대장염, 백혈구감소증 등에도 쓴다.
3. 소화 기능을 좋게 하며 피로회복에 좋다.
4. 빈혈, 자궁출혈, 소화불량, 식욕부진, 탈항(脫肛)을 치료하는 데 사용한다.

03 바늘엉겅퀴

학명	*Cirsium rhinoceros*
과명	국화과
생약명	침계(針薊)
이명	자계(刺薊)·마계(馬薊)·산우방(山牛旁)

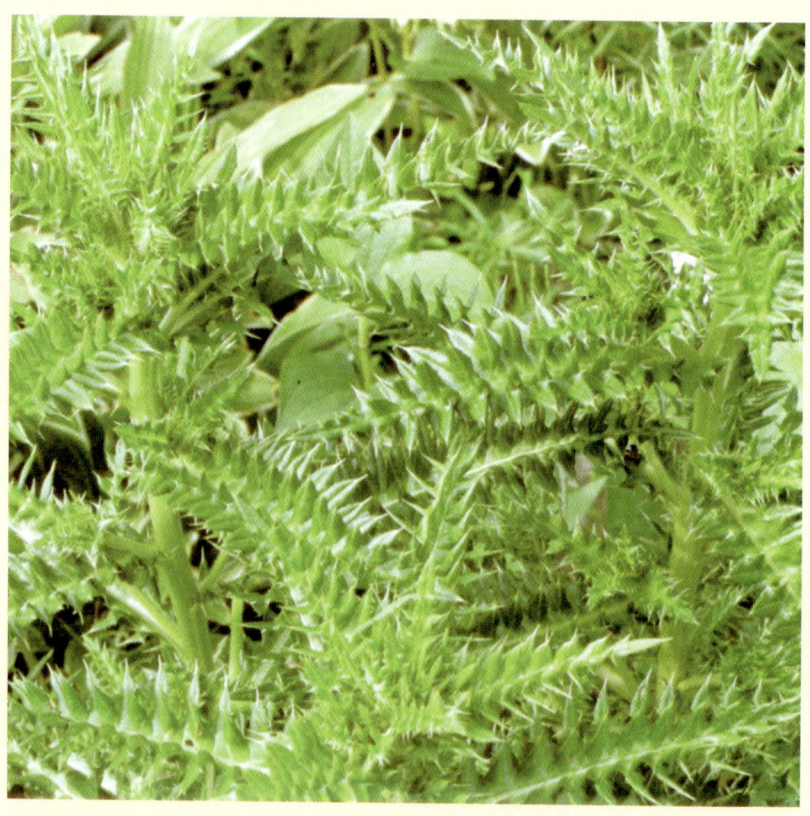

분 포	제주도, 전남 보길도	채취기간	가을(뿌리), 개화기(온포기)
생 지	산지	취급요령	햇볕에 말려 쓴다.
키	50cm 정도	성 미	서늘하며, 달다.
분 류	여러해살이풀	독성여부	없다.
번 식	실생·분주	동속약초	엉겅퀴·큰엉겅퀴의 뿌리 또는 온포기
약 효	뿌리·온포기		

바늘엉겅퀴의 땅속줄기는 방추형의 덩어리 모양이고 길이는 30~40cm이다. 줄기는 곧게 서고 위에서 2~3개로 갈라지며 잎과 가지가 많이 달리는데 거미줄 같은 털이 나 있다. 잎에 난 가시가 딱딱하고 날카로우며 바늘같이 예리하기 때문에 바늘엉겅퀴라는 이름이 붙여졌다. 제주도에서는 소들이 이 풀에 가까이 갔다가 날카로운 가시를 피해 뒤로 물러서는 모습을 보고 소왕[牛王 : 우왕]이라 부른다. 우리나라 특산종이다. 흰 꽃이 피는 유사종을 흰바늘엉겅퀴라 하는데 한라산과 전남 보길도에서 자란다. 관상용·식용·약용으로 이용된다. 약으로 쓸 때는 탕 또는 산제로 하거나 생즙을 내어 사용한다. 외상에는 짓이겨 붙인다.

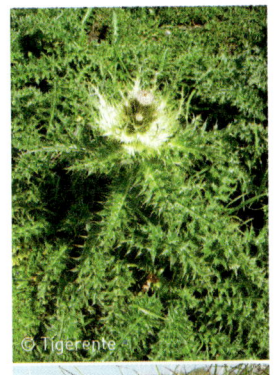
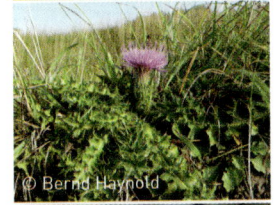
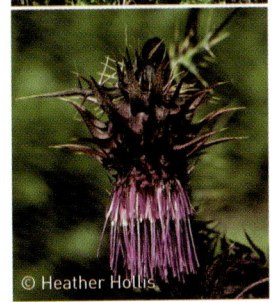

🌿 잎

어긋나오는 잎이 많이 달리는데 잎자루가 없다. 뿌리잎은 꽃이 필 때까지 남아 있거나 없어진다. 줄기 밑부분의 잎은 거꾸로 된 피침형으로서 끝이 꼬리처럼 길고 밑은 좁으며 규칙적인 깃꼴로 갈라진다. 갈라진 조각은 보통 3개이고 인접해 있으면서 옆으로 또는 뒤로 젖혀지는데 가장자리에 딱딱하고 바늘처럼 날카로운 가시가 있다.

🌸 꽃

7~8월에 자줏빛 꽃이 줄기 끝과 가지 끝에 1개씩 두상 꽃차례를 이루며 달려 핀다. 양성화이다. 두상화는 잎처럼 생긴 꽃턱잎에 싸여 있다. 꽃턱잎 조각은 7줄로 배열하는데 바깥 조각은 바늘 모양으로 퍼지고 거미줄 같은 털이 있다. 통꽃만 있는 꽃부리는 자주색이고 길이는 18~19mm이다.

🍒 열매

8~9월에 긴 타원형의 수과가 달려 익는데 위쪽은 황색이고 다른 부분은 자주색이다. 갓털은 길이 13~16mm이고 갈색이다.

😀 제조법

온포기 또는 뿌리 4~6g을 1회분 기준으로 달이거나 산제 또는 환제로 하여 1일 2~3회 1개월 이상 공복에 복용한다.

🔍 주의사항

1. 몸이 냉하고 설사를 자주하는 사람은 주의해야 한다.
2. 식욕부진, 구토, 복통이 있는 사람은 주의해야 한다.
3. 과다복용하지 말고 기준량을 지킨다.

📝 기타 효능

주로 간과 심경을 다스리며, 외상 종독에 효험이 있다.

간염(B형간염), 감기, 고혈압, 대하증, 부종, 소종양, 안태, 백혈병, 어혈, 요혈, 유행성감기, 장염, 정창, 족근통, 창종, 출혈, 토혈, 해수, 해열, 혈압조절, [소아 질환] 백일해

이 약초는

1. 펙톨리나리게닌(pectolinarigenin) 성분이 들어 있어 암세포 증식을 억제한다.
2. 플라보노이드와 실리마린 성분이 들어 있어 간 기능을 개선하고 피를 맑게 한다.
3. 코피나 소변출혈, 자궁출혈, 궤양출혈, 방광염, 질염, 피부염 등에 쓰이기도 한다.
4. 《동의보감》에는 "어혈을 풀어주고 피를 토하는 것, 코피를 흘리는 것을 멎게 하며 옹종과 옴과 버짐을 낫게 한다. 여자의 적백대하(赤白帶下)를 낫게 한다"라고 기록되어 있다.

04 소리쟁이

학명	*Rumex crispus*
과명	마디풀과
생약명	양제(羊蹄)
이명	야대황(野大黃)

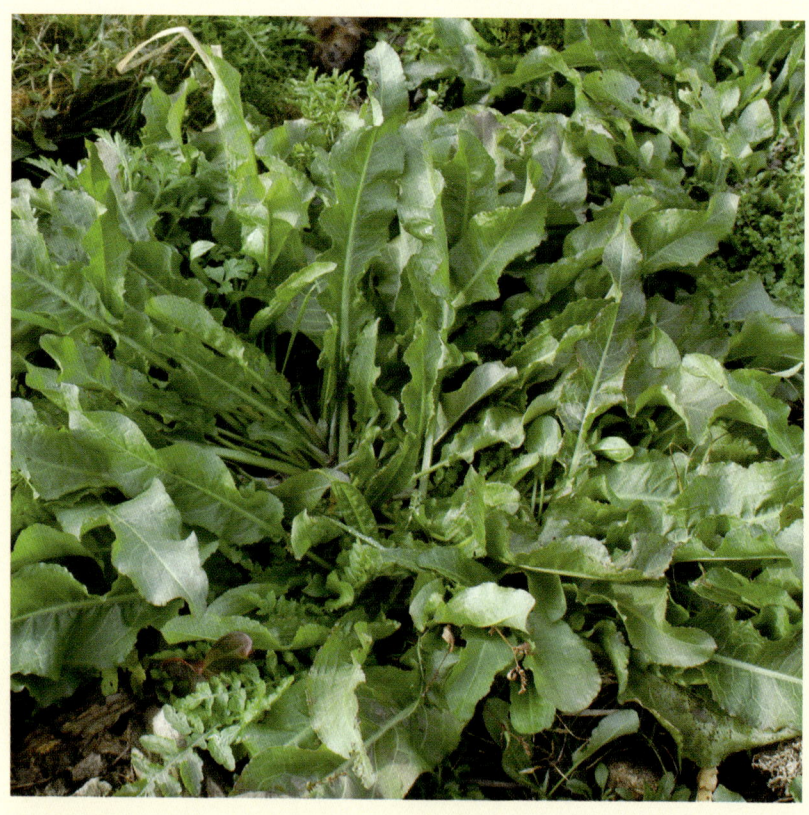

분 포	전국 각지	채취기간	8~9월
생 지	습지 근처	취급요령	쪼개서 햇볕에 말려 쓴다.
키	30~80cm	성 미	차며, 쓰다.
분 류	여러해살이풀	독성여부	없다.
번 식	씨	동속약초	묵밭소리쟁이 · 참소리쟁이
약 효	뿌리		

소리쟁이는 독채(禿菜)·양제·양제초·소루쟁이·긴잎소리쟁이·송구지라고도 한다. 열매가 익으면 바람에 흔들려 소리가 난다 하여 소리쟁이라는 이름이 붙었다. 뿌리는 굵고 곧으며 황색인데 살이 쪄서 두툼하다. 줄기는 곧게 서서 자라고 세로줄이 많으며 녹색 바탕에 흔히 자줏빛이 돈다. 뿌리를 양제근(羊蹄根), 잎을 양제엽(羊蹄葉), 씨를 양제실(羊蹄實)이라 한다. 사료·식용·약용으로 이용된다. 어린잎을 식용한다. 약으로 쓸 때는 탕으로 하거나 생즙을 내어 사용하며, 술을 담가서도 쓴다.

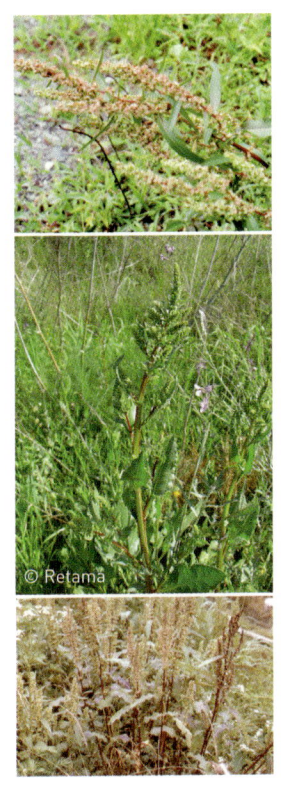

잎

뿌리잎은 길이 13~30cm, 너비 4~6cm의 댓잎피침형 또는 긴 타원형으로서 가장자리가 물결 모양이며 잎자루가 길다. 줄기잎은 어긋나는데 긴 타원 모양의 댓잎피침형으로서 양 끝이 좁으며 표면에 주름이 많아 우글쭈글하다.

꽃

6~7월에 연한 녹색으로 피는데 가지 끝과 줄기 끝에서 많은 잔꽃이 층층으로 돌려나와 전체적으로 원추 꽃차례를 이룬다. 꽃덮이 조각과 수

술은 각각 6개씩이다. 암술대는 3개이며 암술머리는 털처럼 잘게 갈라진다.

🌰 열매
가을에 세모진 수과가 달려 갈색으로 익는데 꽃받침처럼 보이는 안쪽 꽃덮이 3개로 둘러싸여 있다. 안쪽 꽃덮이는 심장 모양이며 톱니가 없고 겉에 사마귀 같은 돌기가 있다.

🟡 제조법
온포기 또는 뿌리 5~7g을 1회분 기준으로 달이거나 환제로 하여 1일 2~3회 1개월 이상 복용한다.

🔎 주의사항
1. 복용 중에 깽깽이풀, 하눌타리, 측백나무를 금한다.
2. 과다복용을 하면 설사를 일으킨다.
3. 식욕부진과 설사를 자주하는 사람은 주의해야 한다.

📝 기타 효능
주로 소화기·피부과 질환을 다스리며, 출혈에 효험이 있다.

각기, 간염, 갑상샘 질환(갑상샘염), 관절염, 관절통, 구충(십이지장충), 근골동통, 근염, 낙태, 난소종양, 농종독, 대변과다, 대변불통, 대장염, 대하증, 독창(백독창), 두부백선, 두설, 무좀, 반진, 발 부르튼 데, 변혈증, 변형성관절증, 부인병, 부종, 붕루, 비창, 비치, 산후변혈, 산후복통, 산후증, 소종양, 소화불량, 속근골, 수렴제, 슬통, 습진, 신경통, 아토피성피부염, 악창, 백혈병, 어혈, 월경불순, 위염, 유방염, 음부소양증, 음부 질환, 음창, 임질, 자궁전굴·후굴, 장염, 척추 질환(척추관협착증), 천연두, 피부미용(거칠어진 피부-고운 살결을 원할 때, 피부보습), 피부윤택, 피부병, 피부소양증, 피부염, 해수, 호흡기병, 황달

이 약초는

1. 열을 내리고 대소변을 잘 나오게 하며 배 속에 있는 기생충을 죽이고 출혈을 멎게 한다.
2. 생뿌리를 짓이겨 종기, 피부염, 두피의 염증, 치질 등에 바르면 효과가 있다.
3. 항균작용하는 에모딘 성분이 들어 있어 세균성 질환에 좋고, 탈모에도 효과가 있다.
4. 급성 림프구백혈병, 급성 단구성백혈병 등의 환부 혈구 탈수소효소에 대해 억제작용을 한다.

05 용담

학명	*Gentiana scabra*
과명	용담과
생약명	용담(龍膽)
이명	초용담(草龍膽)·능유(陵遊)

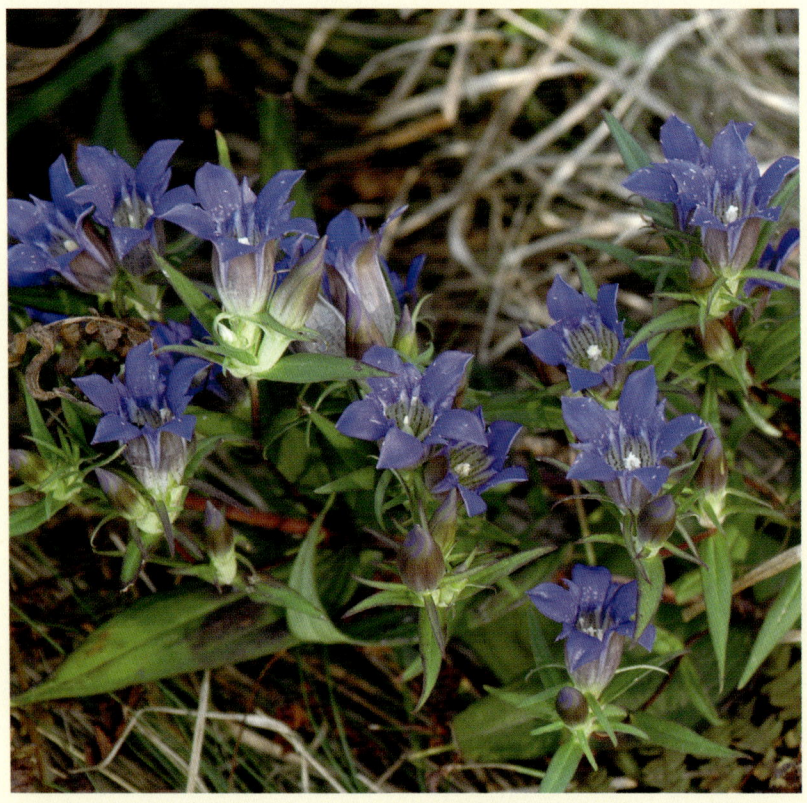

분 포	전국 각지	채취기간	9~11월
생 지	산지의 풀밭	취급요령	햇볕에 말려 쓴다.
키	20~60cm	성 미	차며, 쓰다.
분 류	여러해살이풀	독성여부	있다.
번 식	분근	동속약초	과남풀·덩굴용담·칼용담·큰용담
약 효	뿌리		

용담은 과남풀·관음풀·용담초·초용담·
초룡담이라고도 한다. 뿌리줄기는 짧고 황백
색이며 굵은 수염뿌리가 사방으로 퍼진다.
원줄기는 곧게 서서 자라며 4개의 가는 줄이
있다. 관상용·식용·약용으로 이용된다. 어
린싹과 잎은 식용한다. 뿌리를 말린 것을 용
담이라 하며 주로 약용하는데 맛이 매우 쓰
다. 이 쓴맛은 위장에 들어가 담즙 분비를 활
성화시키고 위액 분비를 촉진하므로 고미건
위제(苦味健胃劑)로서 건위·소화작용을 한
다. 약으로 쓸 때는 탕으로 하거나 환제 또는
산제로 하여 사용하며, 술을 담가서도 쓴다.

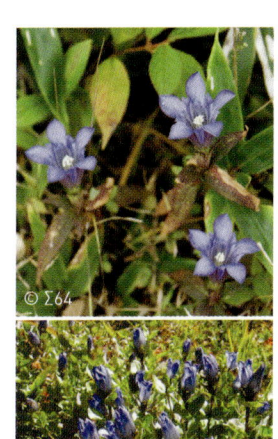

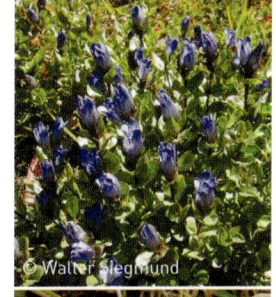

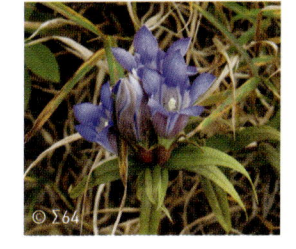

🍃 잎

마주나는데 길이 4~8cm, 너비 1~3cm의 댓
잎피침형으로서 끝이 뾰족하고 밑은 줄기를 감싸며 가장자리가 밋밋하
다. 3개의 큰 맥이 있으며 앞면은 녹색이고 뒷면은 회백색을 띤 연한 녹
색이다. 잎자루는 없다.

✳ 꽃

8~10월에 자주색 또는 청자색 꽃이 잎겨드랑이에서 4~5개씩 위를 향
해 달려 핀다. 꽃자루는 없고 꽃의 길이는 4.5~6cm이며 꽃턱잎은 댓잎

피침형이다. 꽃받침은 길이 1.2~1.8mm의 통 모양이며 끝이 뾰족하게 갈라지는데 갈라진 조각들은 약간 뒤로 젖혀진다. 꽃부리는 종 모양이며 5개로 갈라지고 갈라진 조각들 사이에는 작은 부속 조각이 있다. 5개인 수술은 꽃부리통에 붙어 있다. 암술은 1개이며 암술머리는 2개로 갈라진다.

열매

10~11월에 삭과가 달려 익는데 시든 꽃부리와 꽃받침 안에 들어 있다. 씨방에 씨가 많이 들어 있는데 넓은 댓잎피침형이며 양 끝에 날개가 있다.

제조법

뿌리 0.5~1.5g을 1회분 기준으로 환제로 하여 1일 2회 20일 이상 식후에 복용한다.

주의사항

1. 복용 중에 지황(생지황, 건지황, 숙지황)을 금한다.
2. 독성이 강하므로 기준량을 엄격히 지킨다.
3. 임산부는 복용을 금한다.
4. 약재를 다룰 때 불, 쇠붙이 도구(철)를 쓰지 않는다.

기타 효능

주로 소화기 · 비뇨기 질환을 다스린다.

각기, 간기능회복, 간열, 간질, 강장보호, 강화, 개창, 건위, 경련(열성경련), 과민성대장증후군, 관절염, 구충, 냉한, 뇌염, 담, 담낭염, 두통, 방광염, 보간·청간, 불면증, 산후풍, 설사, 소염제, 소화불량, 습열, 습진, 식욕부진, 심장마비, 심장병, 안질, 암(암 예방/항암/악성종양 예방, 백혈병, 유방암, 피부암), 연주창, 오한, 요도염, 위산결핍, 위산과다증, 위염, 은진, 음낭습, 이뇨, 종기, 창종, 풍, 하초습열, 해열, 황달, **[소아 질환]** 감적, 경풍

이 약초는

1. 한방에서는 말린 뿌리를 간염, 관절염, 만성 위염, 백혈병 등의 약재로 사용한다.
2. 겐티오피크린 성분이 들어 있어 췌장암, 당낭암, 폐암 등에 효과가 있다.
3. 두통이나 인후통, 요도염, 관절염, 안구출혈, 혈압강화 등에 효과가 있다.
4. 《동의보감》에는 "가을에 뿌리를 채취해 햇볕에 말린 약제를 물로 달여 복용하면 소화불량, 담낭염, 황달, 두통, 뇌염, 건위와 해열, 소염, 담즙 등이 잘 나오게 하고 잘 낫게 한다"라고 기록되어 있다.

06 지치

학명	*Lithospermum erythrorhizon*
과명	지칫과
생약명	자초(紫草)
이명	자단(紫丹)·지혈(地血)

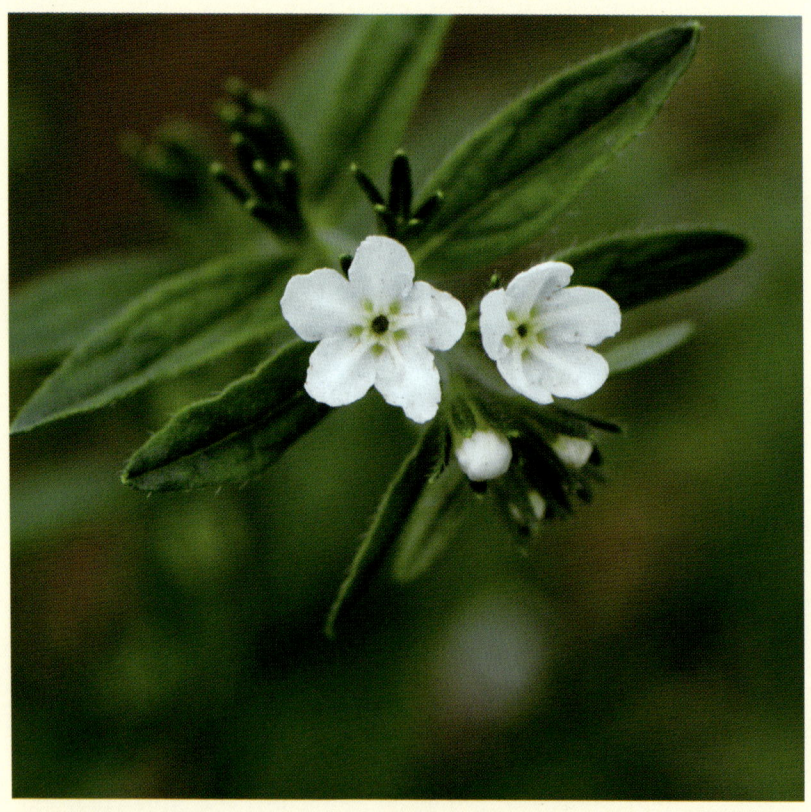

분 포	전국 각지	약 효	뿌리·싹
생 지	산과 들의 풀밭	채취기간	9월~이듬해 봄
키	30~70cm	취급요령	햇볕 또는 불에 말려 쓴다.
분 류	여러해살이풀	성 미	차며, 달고 짜다.
번 식	씨	독성여부	없다.

지치는 자지(紫芝)·자초(紫草)·지초(芝草)라고도 한다. 뿌리는 굵고 땅속 깊이 뻗어 인삼 모양으로 갈라져 있으며 자주색을 띤다. 줄기는 곧게 서서 자라며 가지가 갈라지는데 전체에 위로 향한 잔털이 많다. 관상용·염료·식용·약용으로 이용된다. 뿌리를 자근(紫根) 또는 자초라 하여 약재로 쓰며 예로부터 민간에서는 불로약으로 사용해 왔다. 옛날에는 자줏빛 물감으로 이용했다. 지치는 염색 외에 나물로도 식용하였으며 약식에 넣어 식용 색소로도 사용하였다. 약으로 쓸 때는 탕으로 하거나 산제로 하여 사용하며, 술을 담가서도 쓴다.

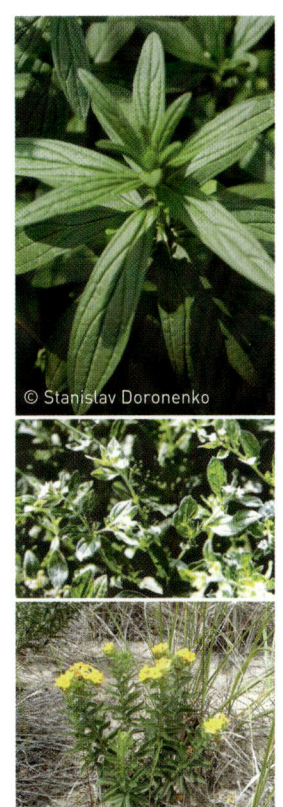

🍃 잎

어긋나며 두껍고 잎자루가 없다. 길이 3~7cm의 댓잎피침형 또는 긴 타원 모양의 댓잎피침형으로서 끝이 뾰족하고 밑이 좁아 잎자루 같으며 줄기와 함께 거친 털이 빽빽이 나 있다. 앞면은 잎맥을 따라 깊게 주름이 있고 2~3개의 측맥이 뚜렷하며 가장자리가 밋밋하다.

✸ 꽃

5~6월에 흰색으로 피는데 줄기 끝과 가지 끝에서 수상 꽃차례를 이루

며 달린다. 꽃턱잎은 잎처럼 생겼다. 꽃받침은 녹색이며 5개로 깊게 갈라지는데 갈라진 조각은 넓은 선형으로서 끝이 둔하고 꽃부리의 통 부분보다 길다. 꽃부리는 길이 6~7mm이고 끝이 5개로 얕게 갈라지는데 갈라진 조각은 둥글고 거의 수평으로 퍼진다. 수술은 5개, 암술은 1개이며 씨방에는 십자형의 홈이 있다.

🍒 열매
8~9월에 둥근 달걀꼴의 엷은 갈색 또는 회백색 분과가 달려 익는데 겉은 매끄럽고 윤기가 있다.

🍋 제조법
싹 또는 뿌리 5~8g을 1회분 기준으로 달여서 1일 2~3회 1주일 정도 복용한다.

🔍 주의사항
1. 성질이 차므로 몸이 약하거나 설사를 자주하는 사람은 주의해야 한다.
2. 소화 기능이 약한 사람은 주의해야 한다.
3. 소변의 양이 많은 사람은 주의해야 한다.

📝 기타 효능
주로 피부과 · 순환계 · 소화기 질환을 다스린다.
간열, 간염, 강심제, 강장보호, 개창, 건위, 결막염, 단독, 동상, 두진, 두풍, 발모제, 변비, 복부팽만, 복통, 부종, 비뉴혈, 소변불통, 소염제, 습진, 오로, 오풍, 요혈, 이뇨, 이질, 조현병, 종독, 중독, 진통, 창종, 척추 질환(추간판헤르니아), 치질, 탕화창(화상), 토혈, 표저, 피부병, 피부염, 피임, 해열, 행혈, 화농, 황달, **[소아질병]** 홍역

이 약초는

1. 난소와 자궁, 뇌하수체 전엽이 분비하는 성선자극 호르몬(gonadotropin)의 분비를 억제한다.
2. 항균·항염작용이 있어 황색포도상구균을 억제하고, 화농균과 대장균에 효과가 있다.
3. 뿌리는 급성 림프구백혈병과 유선암에 효과가 있다.
4. 혈액순환을 촉진하고 코피, 혈뇨, 대변출혈, 화상, 습진, 종기, 피부궤양, 알레르기 등에 효과가 있다.

07 짚신나물

학명	*Agrimonia pilosa*
과명	장미과
생약명	용아초(龍牙草)
이명	황화초(黃花草) · 지선초(地仙草)

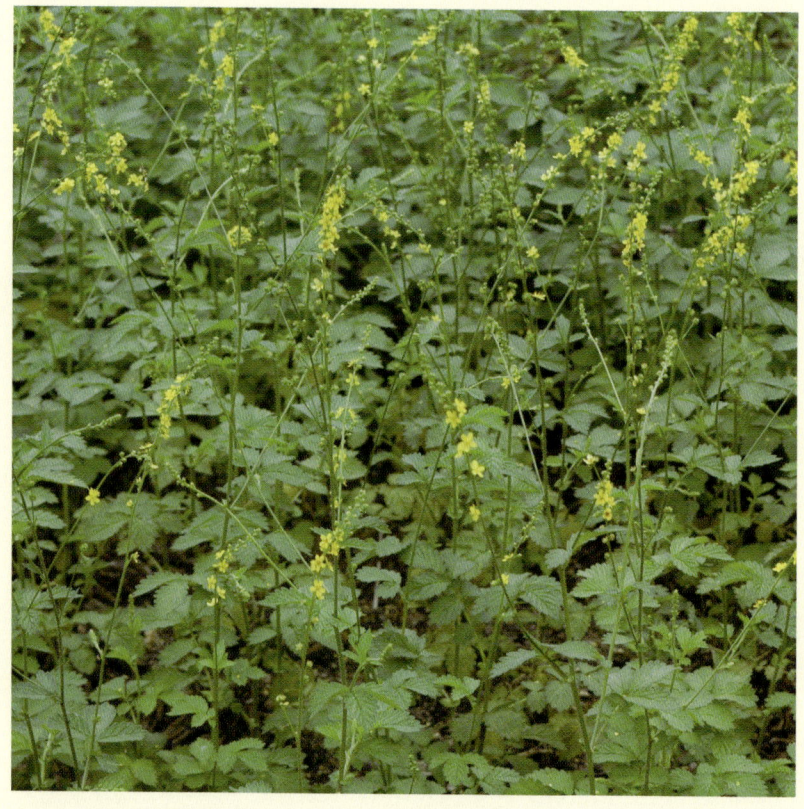

분 포	전국 각지	채취기간	개화기 전
생 지	산과 들, 길가, 풀밭	취급요령	날것 또는 햇볕에 말려 쓴다.
키	30~100cm	성 미	평온하며, 맵고 쓰다.
분 류	여러해살이풀	독성여부	없다.
번 식	씨	동속약초	산짚신나물 · 큰골짚신나물
약 효	온포기 · 뿌리		

짚신나물은 낭아채(狼牙菜)·낭아초(狼牙草)·용아초·선학초(仙鶴草)·지선초(地仙草)·과향초(瓜香草)·황룡미(黃龍尾)·탈력초(脫力草)·큰골짚신나물이라고도 한다. 굵은 뿌리에서 줄기가 나와 곧게 서서 자라며 전체에 흰색의 부드러운 털이 나 있다. 식용·약용으로 이용된다. 어린잎을 식용하고 온포기와 뿌리는 약용한다. 온포기를 용아초 또는 선학초라 하며, 뿌리를 아자(牙子)라고 한다. 약으로 쓸 때는 탕으로 하거나 산제 또는 생즙을 내어 사용하며, 술을 담가서도 쓴다.

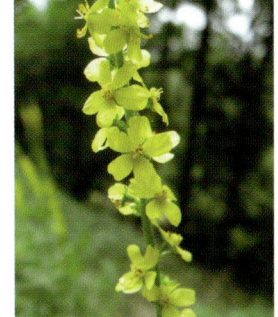

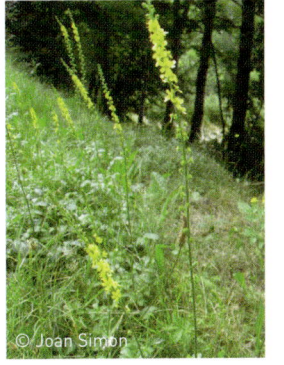

● 잎

어긋나며 5~7개의 작은 잎으로 구성된 깃꼴겹잎이다. 작은 잎은 크기가 고르지 않지만 끝에 달린 3개는 크기가 서로 비슷하고 아래쪽으로 갈수록 작아진다. 잎몸은 길이 3.6cm, 너비 1.5~3.5cm의 긴 타원형 또는 거꿀달걀꼴로서 양 끝이 좁으며 가장자리에 톱니가 있다. 표면은 녹색이고 양면에 털이 있다. 잎자루 밑부분에 한 쌍의 턱잎이 달리는데 반달 모양이고 끝이 뾰족하며 아래쪽 가장자리에 톱니가 있다.

🌸 꽃

6~8월에 노란 오판화가 줄기 끝과 가지 끝에서 길이 10~20cm의 총상 꽃차례를 이루며 달려 핀다. 꽃받침은 길이 3mm 정도이고 위 끝이 5개로 갈라지는데 겉에 세로줄과 더불어 갈고리 같은 털이 있다. 5개인 꽃잎은 거꿀달걀꼴이거나 둥글며 5~10개의 수술이 있다.

🌰 열매

8~9월에 길이 약 3mm의 수과가 달려 익는데 열매를 싸고 있는 꽃받침에 갈고리 같은 털이 많이 나 있어 옷이나 짐승의 몸에 잘 붙는다.

😊 제조법

온포기 또는 뿌리줄기 8~10g을 1회분 기준으로 달이거나 산제 또는 환제로 하여 1일 2~3회 1개월 이상 복용한다.

🔍 주의사항

1. 소화 기능이 약한 사람은 주의해야 한다.
2. 암 환자는 다른 약초와 혼합해서 복용하면 부작용이 나타날 수 있다.
3. 곰팡이가 핀 것은 독성이 있으므로 말릴 때 곰팡이가 피지 않도록 주의해야 한다.
4. 고혈압이 있는 사람이 과다복용하면 혈압이 올라가므로 주의해야 한다.

기타 효능

주로 부인과 · 신경계 질환을 다스린다.

강장보호, 개창, 거담, 관절염, 구충, 나력, 담, 대하증, 변혈증, 복통, 붕루, 설사, 수렴제, 신경쇠약, 악창, 암(간암, 뇌암, 대장암, 방광암, 백혈병, 비암, 식도암, 신장암, 위암, 자궁암, 전립선암, 직장암, 치암, 폐암, 후두암), 옹종, 위궤양, 위염, 이질, 자궁탈, 장염, 적백리, 중독, 출혈, 치질, 토혈

이 약초는

1. 《동의학사전》에는 "위암, 식도암, 대장암, 간암, 자궁암, 방광암 등에 쓴다"라고 기록되어 있다.
2. 신장병, 간장병, 관절염, 위궤양, 장염, 설사 등에 효능이 있다.
3. 살균작용이 있어 포도상구균, 고초균, 황색포도상구균을 억제하는 효과와 구충 예방에도 효과가 있다.
4. 지혈작용이 있어 자궁출혈, 외상출혈, 치질출혈, 객혈, 토혈, 혈뇨 등에 도움이 된다.

08 천마

학명	*Gastrodia elata*
과명	난초과
생약명	천마(天麻)
이명	신약(神藥)·명천마(明天麻)

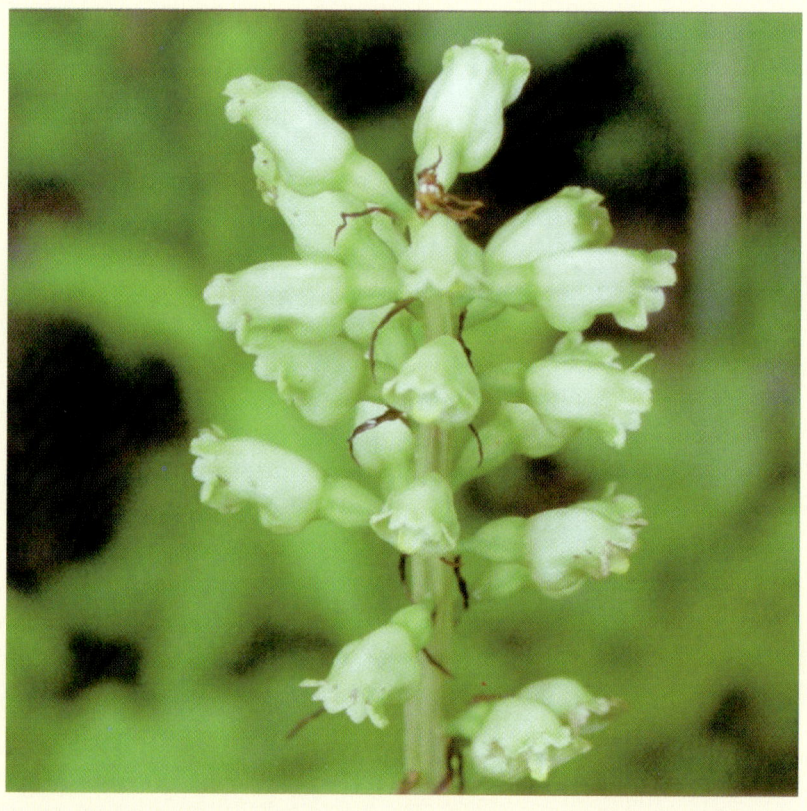

분 포	전국 각지(특히 속리산·치악산·천마산)	약 효	뿌리(덩이줄기)
		채취기간	늦가을~이듬해 봄
생 지	나무 밑 음습지, 밭에 재배	취급요령	쪄서 말려 쓴다.
키	60~100cm	성 미	평온하며, 달다.
분 류	여러해살이풀	독성여부	없다.
번 식	씨	동속약초	천천마·귀천마

천마는 수자해좆·적전(赤箭)·정풍초(定風草)라고도 한다. 줄기는 곧게 서서 자라며 보통 황적색을 띠고 가지가 갈라지지 않는다. 덩이줄기는 길이 10~18cm, 지름 3.5cm 정도의 감자 비슷한 타원형인데 뚜렷하지 않은 테가 있다. 표면은 비늘 조각으로 덮여 있으며 꽃이 피면 속이 빈다. 덩이줄기를 천마라고 한다. 약으로 쓸 때는 탕으로 하거나 술을 담가서 쓴다.

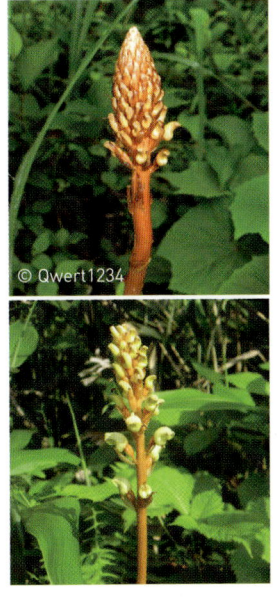

잎

잎이 없는 무엽란(無葉蘭)이다. 길이 1~2cm의 비늘 조각 같은 초상엽(鞘狀葉 : 칼집 모양의 잎)은 막질인데 마디에서 성기게 나와 밑부분이 줄기를 둘러싼다. 엽록소가 없다.

꽃

6~7월에 20~40개의 황갈색 꽃이 줄기 끝에서 총상 꽃차례를 이루며 달려 핀다. 꽃턱잎은 막질이며 바늘꼴 또는 선 모양의 긴 타원형이고 잔맥이 있다. 바깥쪽 꽃덮이는 3개이지만 합쳐져서 표면이 부풀기 때문에 찌그러진 단지처럼 보이는데 위쪽이 3개로 갈라지고 안쪽에 2개의 꽃덮이가 달리므로 5개처럼 보인다. 입술판[脣瓣]은 길이 1cm 정도의 타원형이며 꽃덮이 조각의 가장자리에 약간 나타난다. 암술은 2개의 날개

가 있고 밑부분 안쪽에 암술머리가 있다.

🍒 열매
9월에 길이 12~15mm인 거꿀달걀꼴의 삭과가 달려 익는데 끝에 꽃덮이가 남아 있다.

🍊 제조법
덩이줄기 4~6g을 1회분 기준으로 산제나 환제로 하여 1일 2~3회 1개월 정도 복용한다.

🔍 주의사항
1. 6개월 이상 복용하면 살이 빠지고 기력이 약해질 수 있다.
2. 특히 몸이 약한 사람은 과다복용하지 말아야 한다.

📝 기타 효능
주로 신경계 질환을 다스린다.

간질, 감기, 강장보호, 강정제, 견비통, 경련(열성경련), 고혈압, 뇌졸중, 두통, 마비, 반신불수, 보음, 빈혈증, 사지구련, 산후허로, 수족마목, 슬약, 신경불안, 신경쇠약, 심기증, 언어장애, 위염(급성), 윤장, 자율신경실조증, 조현병, 중풍, 진정, 진통, 척추 질환(척추카리에스), 풍, 풍습, 풍열, 행혈, 현훈증, [소아 질환] 간질, 감병, 경풍, 소아대변청, 열성경련

이 약초는

1. 항암작용이 매우 강해 특히 백혈병, 폐암, 위암, 직장암 등에 효과가 있다.
2. 두통과 고혈압, 어지럼증에 특효약이라 불린다.
3. 식중독이나 농약 중독에 천마즙을 먹으면 효과가 있다.
4. 한방에서는 풍, 팔다리 마비, 경련, 심리적 불안 등을 다스리는 데 사용한다.

09 천문동

학명	*Asparagus cochinchinensis*
과명	백합과
생약명	천문동(天門冬)
이명	금화(金華)·지문동(地文冬)

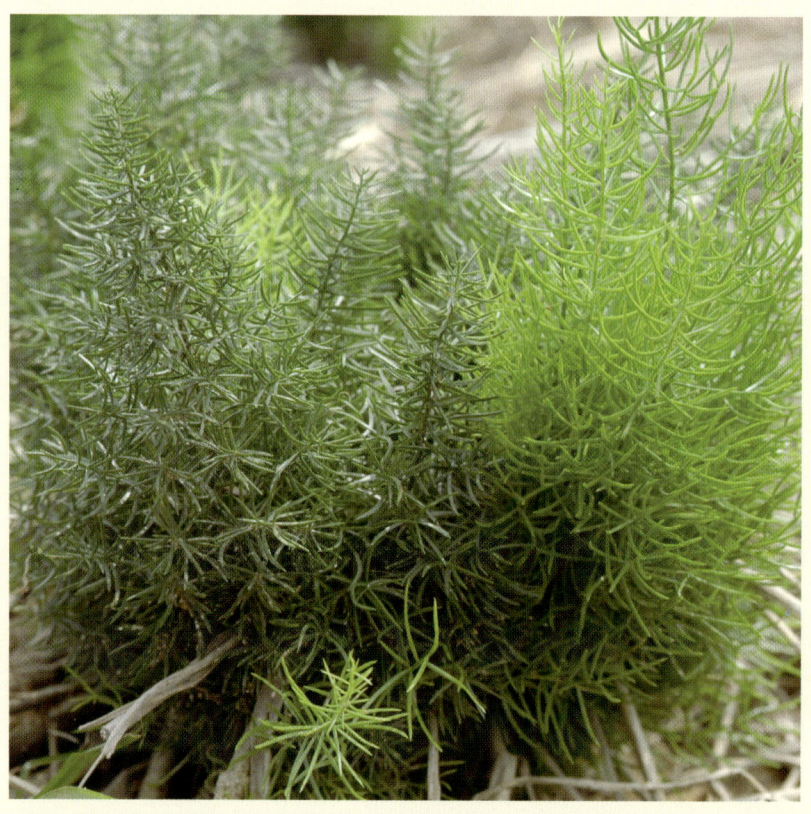

분 포	전국 각지	채취기간	가을~겨울
생 지	바닷가 근처의 산지	취급요령	껍질을 벗기고 약한 불에 말려 쓴다.
키	1~2m	성 미	차며, 달고 쓰다.
분 류	여러해살이풀	독성여부	없다.
번 식	씨	동속약초	노간주빗자루
약 효	뿌리(뿌리줄기)		

천문동은 부지깽나물·호라지좆이라고도 한다. 짧은 뿌리줄기에서 방추형의 뿌리가 많이 퍼진다. 줄기는 덩굴성이며 가늘고 길다. 식용·약용으로 이용된다. 어린순은 식용한다. 덩이뿌리를 천문동이라고 하며 약재로 쓰고 또 당속(糖屬: 설탕에 조려 만든 음식)을 만드는 데도 쓴다. 약으로 쓸 때는 탕으로 하거나 환제 또는 산제로 하여 사용하며, 술을 담가서도 쓴다.

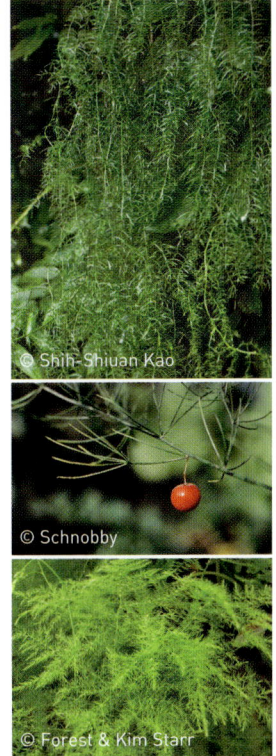

잎

잎은 퇴화하여 막질의 비늘 조각처럼 된다. 잎처럼 생긴 가지가 1~3개씩 모여나는데 길이 1~2cm, 너비 1~1.2mm의 선형으로서 활처럼 굽었으며 끝이 뾰족하다. 표면은 녹색이고 윤기가 있다.

꽃

5~6월에 길이 3mm 정도의 연한 노란색 꽃이 잎겨드랑이에서 1~3개씩 모여 달려 핀다. 꽃잎은 6개인데 좁은 선 모양의 댓잎피침형이며 옆으로 퍼진다. 수술은 6개이고 암술대가 3개로 갈라진다. 작은 꽃잎은 중앙에 관절이 있으며 길이가 꽃잎과 비슷하다.

🔥 열매

7~8월에 지름 6mm 정도의 둥근 장과가 달려 하얗게 익는데 속에 까만 씨가 1개 들어 있다.

🟡 제조법

뿌리줄기 8~10g을 1회분 기준으로 달이거나 산제 또는 환제로 하여 1일 2~3회 5~6일 정도 복용한다.

🔍 주의사항

1. 복용 중에 잉어를 금한다.
2. 비위가 허약한 사람은 복용을 금한다.
3. 장기 복용을 금한다.

📝 기타 효능

주로 건강 생활에 이용된다.

가슴답답증, 각혈, 간질, 강장보호, 강화, 건해, 경련, 골반염, 골수염, 골증열, 구토, 근골무력증, 근골위약, 기고, 담, 당뇨병, 대변불통, 발열, 보신 · 보익, 보양, 보폐 · 청폐, 보혈, 성욕감퇴, 소갈증, 소변불리, 소변불통, 오로, 오장보익, 음위, 이롱 · 난청, 인두염, 인후염 · 인후통, 자양강장, 절양, 종독, 중독(아편중독), 진정, 창종, 토혈, 파상풍, 폐결핵, 폐기종, 폐렴, 풍, 풍한, 해수, 해열, 허약체질, 후두염

이 약초는

1. 급성 백혈병과 만성 백혈병 환자의 백혈구 탈수소효소를 억제하는 효과가 있다.
2. 섬유선종의 환자는 달인 물을 꾸준히 복용하면 완치되기도 한다.
3. 호흡기를 보강해주며, 폐종양이나 폐농양, 인후염, 기침, 가래를 없애는 효과가 있다.
4. 조선 시대 의서《향약집성방》에는 천문동이 "살과 골수를 튼튼하게 하는 약재"라고 기록되어 있다.

10 향등골나무

학명	*Eupatorium chinensis* for. *tripartitum*
과명	국화과
생약명	산택란(山澤蘭)
이명	화택란(華澤蘭)·유월설(洧月雪)·백수공(白須公)

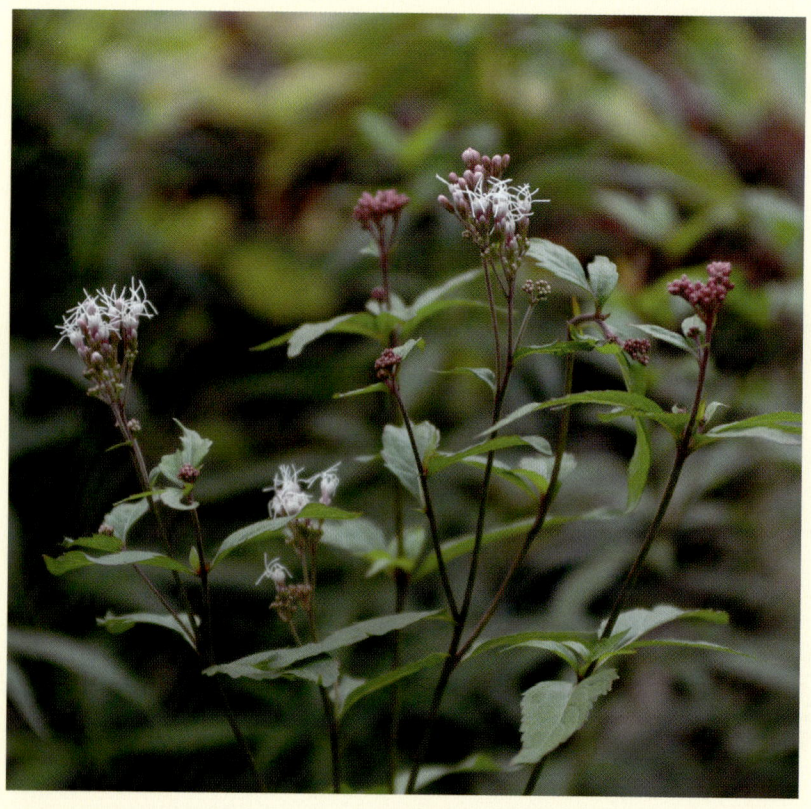

분 포	전국 각지	약 효	온포기
생 지	산과 들의 풀밭	채취기간	가을
키	2m 정도	취급요령	햇볕에 말려 쓴다.
분 류	여러해살이풀	성 미	따뜻하며, 맵고 쓰다.
번 식	씨	독성여부	없다.

향등골나무의 등골나무라는 이름은 잎의 가운데 주맥이 사람의 등줄기처럼 살짝 들어가 있다고 해서 붙여진 명칭이며 꽃이 향기롭다 하여 향등골나무라는 이름이 붙었다. 향등골나물을 반쯤 말리면 벚꽃 같은 향기가 난다. 줄기는 곧게 서서 자라며 자줏빛이 돌고 가지에는 꼬부라진 털이 있다. 관상용·식용·약용으로 이용된다. 어린잎은 식용한다. 그러나 쓴맛이 강해 데쳐서 우려내야 한다. 약으로 쓸 때는 탕으로 하거나 생즙을 내서 사용하며, 술을 담가서도 쓴다. 외상에는 짓이겨 붙인다.

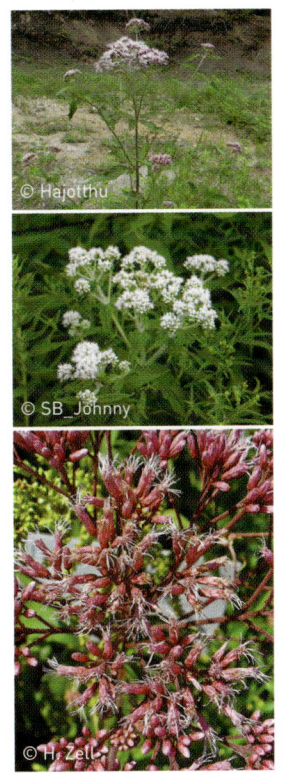

🧭 잎
밑부분의 잎은 작으며 꽃이 필 때쯤 스러진다. 중앙 부분의 잎은 마주나며 3개로 갈라지는데 가운데 갈래 조각은 길이 10~18cm의 긴 타원형으로서 크지만 옆의 갈래 조각은 작고 댓잎피침형이다. 가장자리에 규칙적인 톱니가 있고 양 끝이 뾰족하다. 양면에 털이 거의 없으며 잎자루는 짧다.

✳ 꽃
7~10월에 엷은 자주색 꽃이 원줄기 끝에서 산방 꽃차례를 이루며 달려

핀다. 양성화이다. 꽃차례받침은 원통형이며 길이는 5~6mm이다. 꽃턱잎 조각은 2줄로 늘어서는데 바깥 조각이 훨씬 짧으며 끝이 둥근다. 작은 꽃은 5개씩이다.

🌰 열매
9~10월에 길이 3mm 정도인 원통형의 삭과가 달려 익는데 털이 있으며 길이 4mm 정도의 흰 갓털이 있다.

🟠 제조법
온그루 10~12g을 1회분 기준으로 달이거나 산제 또는 환제로 하여 1일 2~3회 1개월 이상 복용한다.

🔍 주의사항
1. 너무 오래 달이면 약의 효과가 떨어진다.
2. 서양등골나물에는 독성이 있어 먹게 되면 손발이 떨리고 변비가 나타날 수 있으니 금한다.
3. 서양등골나물은 들깻잎과 비슷해 혼동할 수 있으니 주의해야 한다.

📝 기타 효능
주로 호흡기 질환과 운동계의 통증을 다스린다.

감기, 고혈압, 관절염, 기관지염, 당뇨병, 디프테리아, 발열(신열), 보중익기, 사독, 산후복통, 소종양, 수종, 식도염, 실음, 암(암 예방/항암/악성종양 예방, 백혈병), 온신, 월경불순, 이수, 인후염, 인후통증, 종독, 중독, 중풍, 청열, 충수염, 토혈, 통경, 편도선염, 폐렴, 풍습, 해독, 해열, 황달

이 약초는

1. 아야핀(ayapin)이라는 성분이 들어 있어 산후복통, 중풍, 황달, 백혈병 등에 효과가 있다.
2. 혈액순환과 해열 효능이 있고, 해독작용이 있어 뱀이나 벌레에 물린데 치료제로 쓰인다.
3. 항균작용이 있어 편도선염 · 인후염 · 기관지염 · 관절염 등에 효과가 있으며, 월경불순에도 효능이 있다.

| 건강 지킴이 |

백혈병
똑똑한 대처법

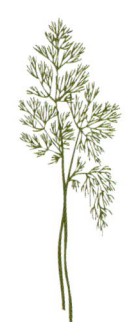

  백혈병이란 뼈의 내부에 있는 골수조직에서 생성하는 혈액세포 중에 백혈구에 발생하는 암으로 백혈병 세포가 많아져서 백혈구, 적혈구, 혈소판의 정상생성이 이루어지지 않는 질병이다.

  국립암센터 자료에 따르면, 우리나라에서 발생하는 백혈병은 급성 골수성백혈병이 65%, 급성 림프구성백혈병이 23%, 그 외는 불명의 백혈병이 12%라고 한다. 급성 골수성백혈병은 성인에게서 많이 발생하는데 특히 60세 이상에서 발생률이 높다. 급성 림프구성백혈병은 11세 정도의 소아에게 많이 발생하고 있다. 병에 걸리는 것도 안타깝지만, 더욱 마음 아픈 것은 급성 골수성백혈병보다 급성 림프구성백혈병이 생존율이 낮다는 것이다.

  백혈병은 드라마나 영화 속 주인공이 이 질병에 걸려 자주 등장하곤 한다. 그리고 어느 날 갑자기 주인공이 한순간에 죽는다. 이와 같이 백혈병은 인간의 목숨을 한순간에 앗아가는 위험한 질병이다.

• **백혈병의 증상**

① 백혈구의 세포로 인해 열이 심하게 나고, 몸에 피로를 자주 느끼며, 뼈에 통증이 오며, 잦은 설사를 하고, 호흡하기가 곤란해질 수 있고, 집중할 수 없

을 정도로 의식이 혼미해지기도 하며, 면역력이 떨어져 세균에 감염되어 패혈증이 발생한다.
② 적혈구가 줄어들면 어지럼증이나 머리가 아픈 증상 및 빈혈 증상이 나타나고, 혈소판이 줄어들면 상처가 났을 때는 피가 멈추지 않게 된다.
③ 백혈병이 있는 사람은 간단한 수술 또는 작은 상처에도 대량출혈이 발생하며 피부는 멍이 쉽게 들고 고열, 오한, 호흡곤란이 발생한다. 잇몸이 붓고, 원인 없는 코피나 잇몸에서 출혈이 있게 된다. 여성은 생리 양이 많아지기도 한다.

• **백혈병의 예방법**

백혈병은 증상들이 있지만 그 증상을 알아내기가 쉽지 않다. 모든 질병도 그렇듯 알려진 경우들은 가능한 피해야 한다. 방사선 노출과 벤젠, 담배, 페인트, 제초제 등의 화학물질에 노출, 알킬화제, 항암제에 노출, 페닐부타존(소염제) 등의 약제에 대한 노출을 피해야 한다. 또한 가족 내 백혈병 환자가 있는 경우 유전에서 오는 경우도 있으므로 주의해야 한다.

또한 각종 외부 오염물질을 주의하고, 청결관리를 철저히 해야 한다. 면역력이 떨어지지 않도록 단백질과 과일, 채소를 많이 섭취하고 꾸준한 운동을 하는 것이 좋다.

- 갈퀴덩굴
- 고삼
- 까실쑥부쟁이
- 더덕
- 매일초
- 머위
- 삽주
- 새우난
- 석결명
- 쇠비름

- 숫잔대
- 약모밀
- 우엉
- 율무
- 촛대승마
- 층층이꽃
- 타래난초
- 하눌타리
- 회화나무
- 향등골나무

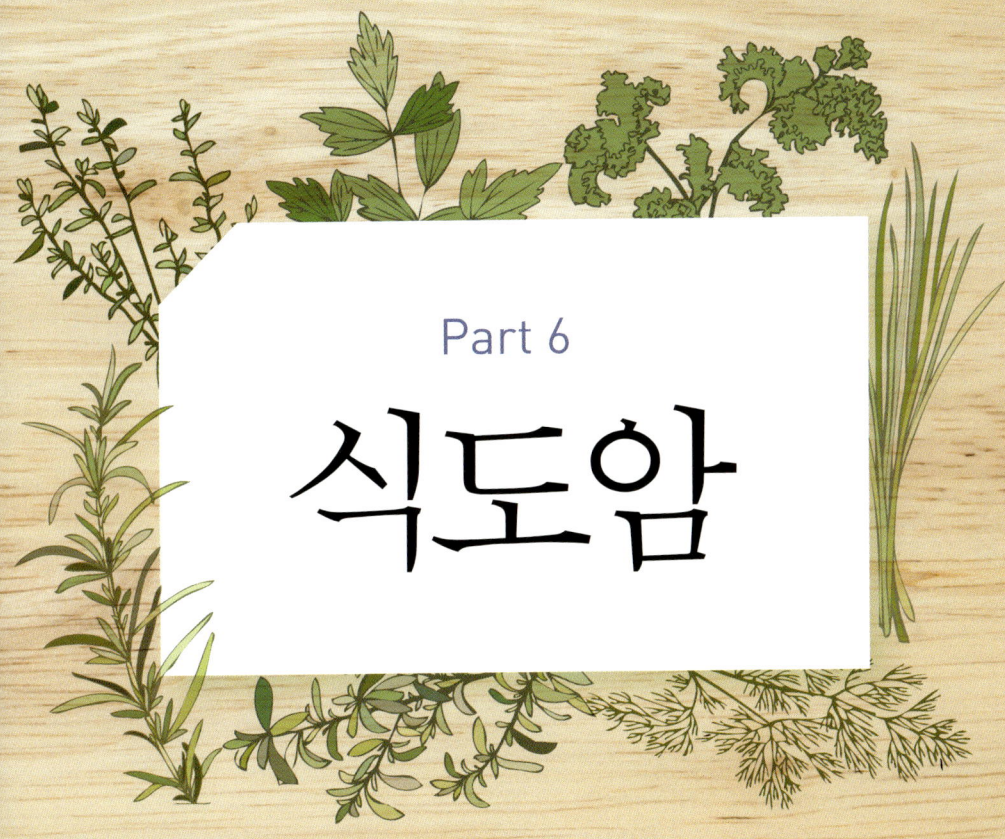

Part 6

식도암

Part 6 **식도암** Esophageal Cancer

식도암이란?

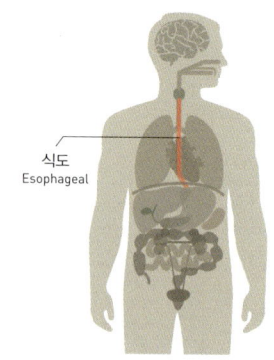

식도암의 원인과 증상

입에서 위에 이르는 통로인 식도에 생기는 악성종양이다. 식도 협착의 주원인으로 연하(嚥下) 장애 등이 일어나, 음식물이 잘 넘어가지 않고 막히는 등의 증상이 나타난다. 50세 이상의 남성, 특히 담배를 많이 피우는 사람이나 도수(度數)가 높은 술을 많이 마시거나 매운 음식을 많이 먹는 사람에게 많이 나타난다. 식도암에 걸려 있는 사람 중에는 설암(舌癌)이나 후두암(喉頭癌) 등 입에서 식도에 이르는 경로에 다른 암이 동시에 발병되어 있는 경우가 많다. 식도암이 발견되면 혀나 후두 등의 자세한 검사도 필요하다.

염려 증상

· 단단한 음식물이 잘 넘어가지 않고 막힌다.
· 음식물을 삼킬 때 칼로 베는 듯한 느낌이나 통증이 온다.
· 가슴이 막히는 느낌 또는 위가 더부룩한 느낌이 있다.

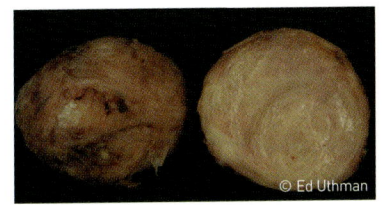
식도 평활근종

식도염의 원인과 증상

식도는 인두(咽頭)의 아랫부분에서부터 위의 분문(噴門 : 위와 식도가 결합된 위앞문)에 이르는 관 모양의 소화 기관이다. 길이는 24~27cm 정도이고 경부·흉부·복부로 구분한다. 소화액은 분비하지 않고 연동 운동(蠕動運動)에 의해 음식물을 입에서 위로 보내주는 통로가 된다. 식도염은 식도 안의 상처나 강산(强酸) 또는 알칼리 등의 화학적 자극으로 생기는 염증 질환이며 급성과 만성이 있다. 증상으로는 흉골 후부의 통증, 명치 부분의 통증, 연하곤란(嚥下困難 : 음식을 꿀떡 삼켜 넘기기 어려운 증상) 등이 있다.

- **식도경련(食道痙攣)** : 식도에 경련이 일어나 협착증을 일으키는 병증.
- **식도협착(食道狹窄)** : 식도의 일부가 좁아져 음식물을 삼키기 곤란한 병증.

다음의 약초와 처방으로 다스릴 수 있다.

01 갈퀴덩굴

학명	*Galium spurium*
과명	꼭두서닛과
생약명	팔선초(八仙草)
이명	홍사전 · 소거등(小鋸藤)

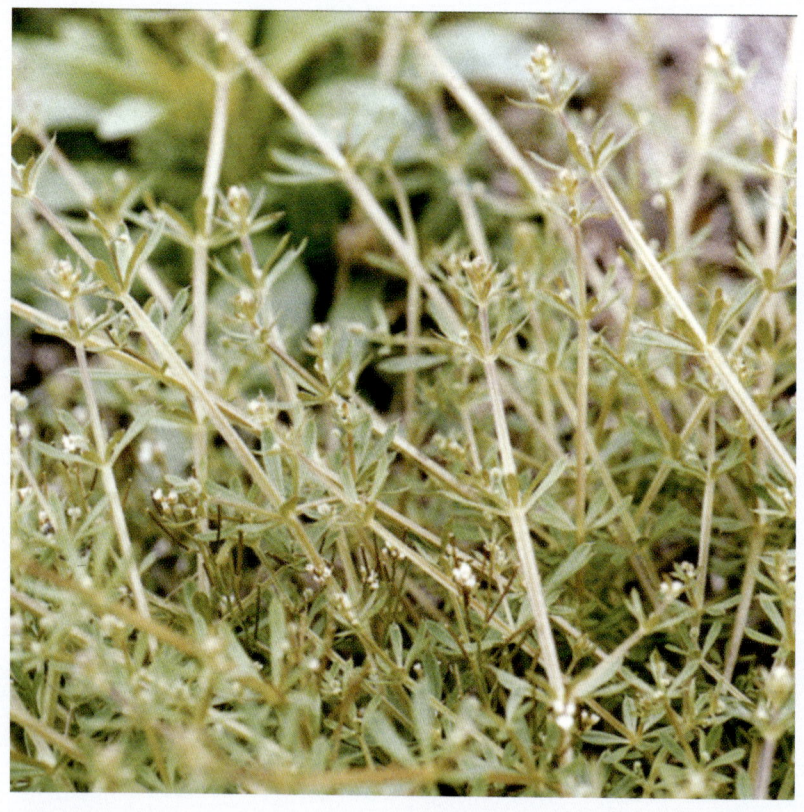

분 포	전국 각지	채취기간	여름
생 지	응달이나 길가, 빈터, 들	취급요령	햇볕에 말려 쓴다.
키	60~90cm	성 미	차며, 쓰고 맵다.
분 류	한해살이 또는 두해살이 덩굴풀	독성여부	없다.
번 식	씨	동속약초	솔나물 · 솔나물 · 털잎솔나물
약 효	온포기		

갈퀴덩굴은 한국·일본·사할린·유럽 등지에 분포한다. 가시랑쿠라고도 한다. 원줄기는 네모지고 각 능선을 따라 밑으로 향한 가시털이 촘촘히 나 있어 다른 물체에 잘 엉겨붙는다. 7~9월에 온포기를 채취하여 말린 것을 산완두(山豌豆)라 한다. 식용·약용으로 이용된다. 어린순은 나물로 먹는다. 약으로 쓸 때는 탕으로 하거나 생즙을 내어 사용한다. 외상에는 짓이겨 환부에 붙인다.

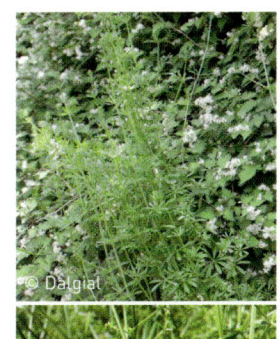

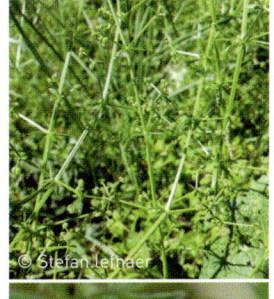

잎

줄기의 각 마디에 6~8개씩 돌려나며 길이 1~3cm, 너비 1.5~4mm 정도 되는 선 모양의 댓잎피침형이다. 끝이 까끄라기처럼 되어 있으며 가장자리와 뒷면의 잎맥 위에 가시털이 난다. 잎자루는 없다.

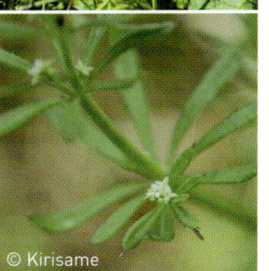

꽃

5~6월에 잎겨드랑이에서 흰색 또는 황록색으로 피는데 취산 꽃차례를 이루어 가지 끝에 2송이씩 달린다. 수술은 4개이고 암술머리는 2갈래로 갈라진다. 작은 꽃대에는 꽃받침 밑에 관절이 있다.

🔴 열매

6~7월에 반타원형으로 달려 익는다. 열매는 2개가 방울처럼 함께 붙어 있으며, 표면이 갈고리처럼 생긴 딱딱한 털로 덮여 있어 다른 물체에 잘 붙는다.

🟡 제조법

온포기 20~25g을 1회분 기준으로 달이거나 생즙을 내어 1일 2~3회 1개월 정도 복용한다.

🟠 주의사항

1. 몸이 약하고 냉하거나 설사를 자주하는 사람은 주의해야 한다.
2. 과다복용하면 부작용이 올 수 있으니 기준량을 지킨다.
3. 같은 종의 팔선초(八仙草)와 혼동하는 경우가 있는데 효능이 다르므로 주의해야 한다.

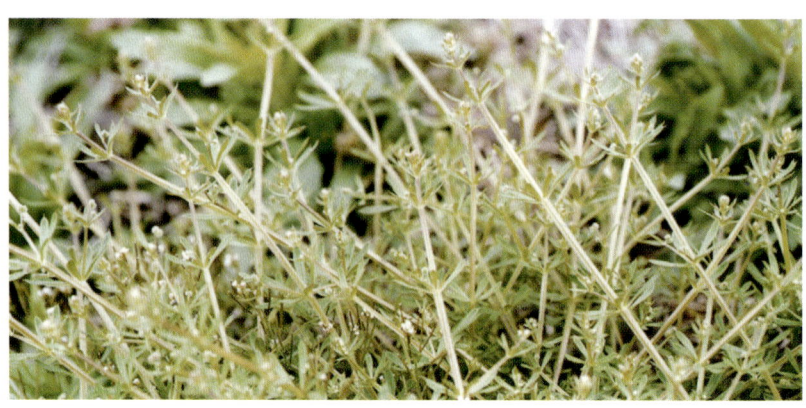

기타 효능

주로 호흡기 질병과 악성 종양을 다스린다.

고혈압, 동통, 식도암, 유방암, 자궁암, 폐암, 피부암, 요혈, 종독, 중독, 진통, 창종, 타박상

이 약초는

1. 혈액순환을 도우며 불편한 소변을 잘 나오게 하고 출혈 증상에 효과가 있다.
2. 열을 내려주며, 타박상이나 관절의 염증, 근육통, 통풍 등에 효과가 있다.
3. 독소를 해독하며, 항암작용이 있어 암 예방에 탁월한 효과가 있다.
4. 《동의학사전》에는 "열과 부종을 내리고 습기와 어혈을 없애며 해독한다. 대장염, 이질, 요혈, 식도암, 자궁경부암, 중이염 등에 쓴다"라고 기록되어 있다.

02 고삼

학명	*Sophora flavescens*
과명	콩과
생약명	고삼(苦蔘)·고식·능랑·수괴·잠경(岑莖)·지괴(地塊)
이명	고골(苦骨)·고신(苦辛)·수괴(水槐)

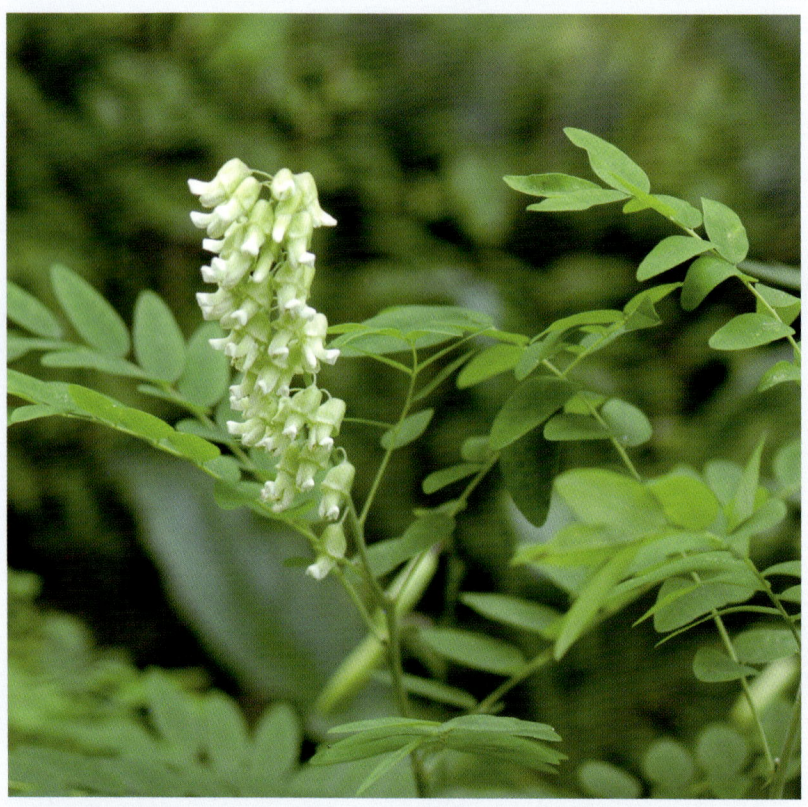

분 포	전국 각지	채취기간	겨울~이듬해 봄
생 지	산과 들의 햇볕이 잘 드는 풀밭	취급요령	햇볕에 말려 쓴다.
키	80~100cm	성 미	차며, 매우 쓰다.
분 류	여러해살이풀	독성여부	없다.
번 식	씨	동속약초	회화나무
약 효	뿌리·씨		

고삼은 넓은잎너삼 · 쓴너삼 · 너삼 · 지삼 · 산두근 · 도둑놈의지팡이 · 뱀의정자나무라고도 한다. 고삼이라는 이름은 맛이 몹시 쓰기 때문에 붙여졌고, 도둑놈의지팡이는 뿌리의 모양이 흉측하게 구부러져 있어 붙여진 이름이다. 줄기는 곧게 서는데 색깔은 녹색이지만 어릴 때는 검은빛이 돌고 노란색의 잔털이 있다. 뿌리는 굵고 황색인데 주로 약용으로 이용된다. 약으로 쓸 때는 탕으로는 사용하지 않으며 환제나 산제로 하여 사용한다. 또한 예로부터 민간에서는 줄기나 잎을 달여 살충제로 쓰기도 하였으며, 변소에 넣어 두면 구더기가 생기지 않는다고 하여 많이 이용하였다.

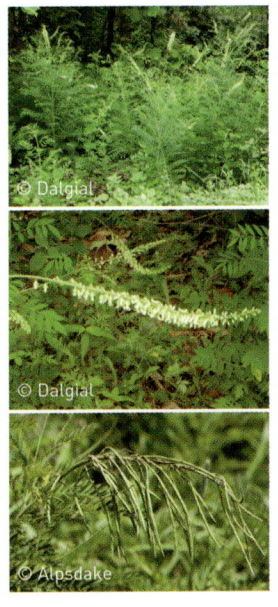

잎

어긋나고 길이 15~25cm인 홀수 깃꼴겹잎이며 잎자루가 길다. 작은 잎은 15~41개이며 길이 2~4cm, 너비 7~15mm로서 긴 타원형 또는 긴 달걀꼴, 넓은 댓잎피침형이다. 양면에 털이 있고 가장자리는 밋밋하다.

꽃

6~8월에 연한 노란색으로 피는데 길이 20cm 정도의 꽃줄기가 나와 나비 모양의 꽃이 총상 꽃차례로 줄기 위와 가지 끝에 많이 달린다. 길

이 7~8mm인 꽃받침은 통 같고 겉에 잔털이 있으며 끝이 5갈래로 얕게 갈라진다. 꽃잎은 길이 15~18mm로 기판의 끝부분이 곧게 선다. 수술은 10개이고 수술대는 분리되어 있다.

🍒 열매

8~9월에 협과인 꼬투리가 달려 익는데 짧은 대가 있고 염주 모양이며 가늘고 끝이 뾰족하다. 그 속에 검은 씨가 들어 있다.

🥣 제조법

뿌리 2~3g을 1회분 기준으로 환제로 하여 1일 2~3회 5~6일 정도 공복에 복용한다.

🔍 주의사항

1. 복용 중에 갈퀴꼭두서니, 신경초, 여로, 인삼을 금한다.
2. 신경허약자, 간장, 비장, 신장, 위장이 약한 사람은 복용을 금한다.
3. 임산부와 습관성 유산을 경험한 사람은 신중히 사용한다.
4. 장기 복용을 금한다.

📋 기타 효능

주로 소화기·피부과·안과·신경계 질환을 다스린다.

가래톳, 간기능회복, 간염, 감기, 개창, 거품대변, 건위, 구고, 구충, 나력, 냉병, 녹내장, 뇌후종, 담, 담궐, 당뇨병, 독감, 독두병, 두통, 류머티즘, 명목, 목적동통, 발 부르튼 데, 발열, 배뇨통, 변비, 복수, 복중괴, 비열, 삼눈, 색맹, 서리, 소갈증, 소변불통, 소화불량, 숙취, 습담, 습비, 습진, 시력감퇴, 식도염, 식욕부진, 신경통, 악창, 알레르기, 연주창, 외상소독, 요통, 요혈, 위경련, 위염, 윤장, 은진, 음부소양증, 이급후중, 이뇨, 이질, 익상편, 장결핵, 장염, 제창, 주독, 진통, 최토, 충치, 치루, 치질, 치통, 탄산, 탈항, 편도선염, 폐렴, 풍습, 피부소양증, 한열왕래, 한진, 항바이러스제, 해열, 현훈증, 홍채세척, 황달, 흉통, **[소아 질환]** 태독, 토유

이 약초는

1. 한방에서는 급성 편도선염, 소아의 폐렴, 황달, 직장의 궤양성 출혈, 대변출혈, 염증성 질염 등에 사용한다.
2. 뿌리에 알칼로이드 성분인 마트린(matrine)이 들어 있어 항암작용을 한다.
3. 《동의보감》에는 "피부와 살에 헌데가 생기고 눈썹이 빠지는 것을 치료한다. 심한 열을 내리고 잠만 자려는 것을 낫게 하며 눈을 밝게 한다. 간담의 기를 보하고 이질과 오줌이 황색이면서 적색인 것을 낫게 한다. 치통과 악창을 낫게 한다"라고 기록되어 있다.

03 까실쑥부쟁이

학명	*Aster ageratoides*
과명	국화과
생약명	산백국(山白菊)
이명	소설화(小雪花)·야백국(野白菊)·팔월상(八月霜)

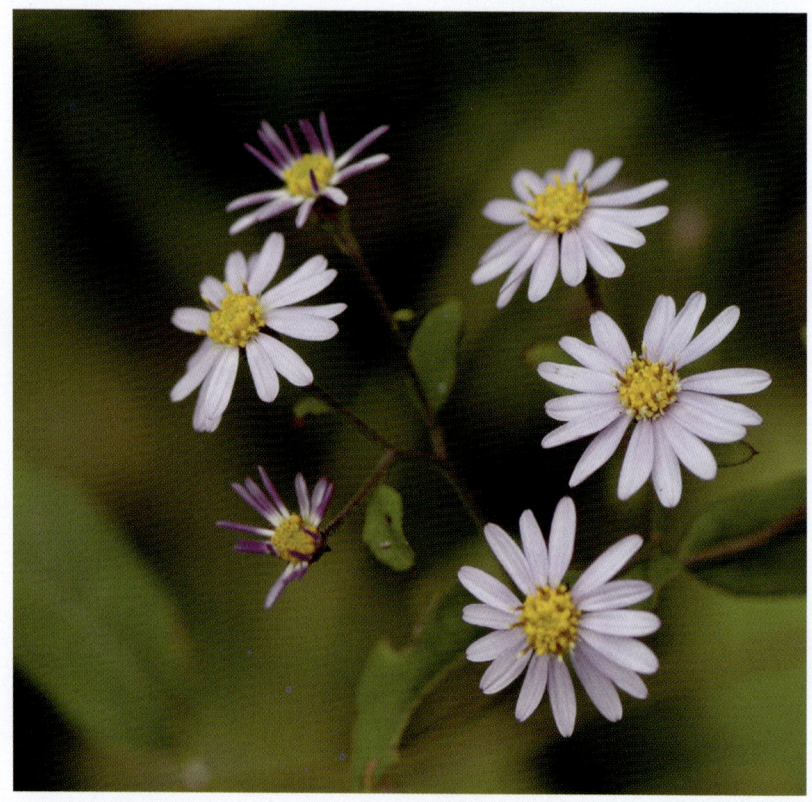

분 포	전국 각지	채취기간	여름~가을
생 지	산과 들	취급요령	날것 또는 햇볕에 말려 쓴다.
키	1m 정도	성 미	서늘하며, 맵고 쓰다.
분 류	여러해살이풀	독성여부	없다.
번 식	실생·뿌리줄기·꺾꽂이	동속약초	쑥부쟁이의 온포기
약 효	온포기·뿌리줄기		

까실쑥부쟁이는 우리나라 중남부 지방의 들이나 야산에 자생한다. 둥근취·곰의수해라고도 한다. 땅속줄기가 뻗으면서 번식한다. 전체가 꺼칠꺼칠한데 줄기는 곧게 서고 가늘며 세로로 줄이 있고 위쪽에서 가지가 갈라진다. 관상용·식용·약용으로 이용된다. 어린순은 나물로 먹는다. 약으로 쓸 때는 탕으로 하거나 생즙을 내어 사용한다. 외상에는 짓이겨 붙인다.

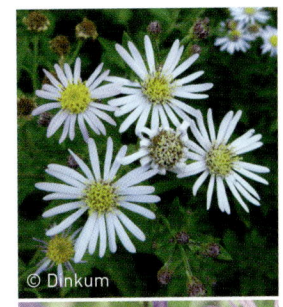

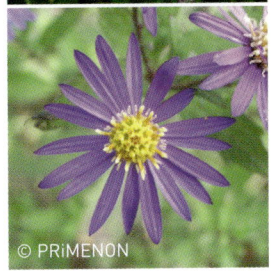

잎

뿌리잎과 줄기 밑부분의 잎은 꽃이 필 때 스러진다. 줄기잎은 어긋나며 긴 타원 모양의 댓잎피침형으로서 끝이 뾰족하다. 잎의 크기는 길이 10~14cm, 너비 3~6cm인데 가운데에서 밑부분이 갑자기 좁아져 잎자루가 된다. 가장자리에 톱니가 있으며 밑쪽에 3개의 맥이 있다.

꽃

8~10월에 가지 끝에서 자줏빛 두상화가 산방 꽃차례로 달려 피는데 가장자리에 돌려난 혀꽃은 자줏빛이고 한가운데 뭉쳐난 대롱꽃은 노란색이다. 양성화이다. 꽃턱잎은 3줄로 배열되어 있고 홍자색을 띠며 가장자리에 털이 약간 나 있다.

🍒 열매

10~11월에 수과가 달려 익는데 갓털은 흰색이며 길이 2mm 정도이다.

🍊 제조법

온포기 또는 뿌리줄기 12~15g을 1회분 기준으로 달여서 1일 2~3회 5~6일 정도 공복에 복용한다.

🔎 주의사항

1. 몸이 냉하거나 설사를 자주하는 사람은 주의해야 한다.
2. 과다복용하지 말고 기준량을 지킨다.
3. 구절초와 비슷해 혼동할 수 있다.

📝 기타 효능

주로 호흡기 질환과 각종 피부 질환을 다스린다.

감기, 거담, 담, 식도염, 유방염, 중독, 창종, 편도선염, 해수, 해열

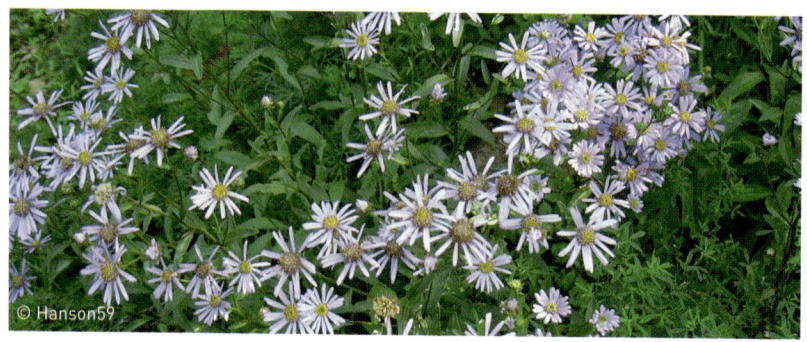
© Hanson59

이 약초는

1. 중국의 《온영현약물자원명록》에는 "독사에 물린 상처, 벌에 쏘이고 벌레에 물린 상처, 정창, 염좌, 외상 출혈을 치료한다"라고 기록되어 있다.
2. 항균과 항바이러스작용이 있어 황색포도상구균, 감기 및 임질 등에 효과가 있다.
3. 인후의 통증이나 코피, 토혈, 기침, 종기나 피부 질환 등에 효과가 있다.

04 더덕

학명	*Codonopsis lanceolata*
과명	초롱꽃과
생약명	양유(洋乳)
이명	노삼(奴蔘)·사엽삼(四葉蔘)

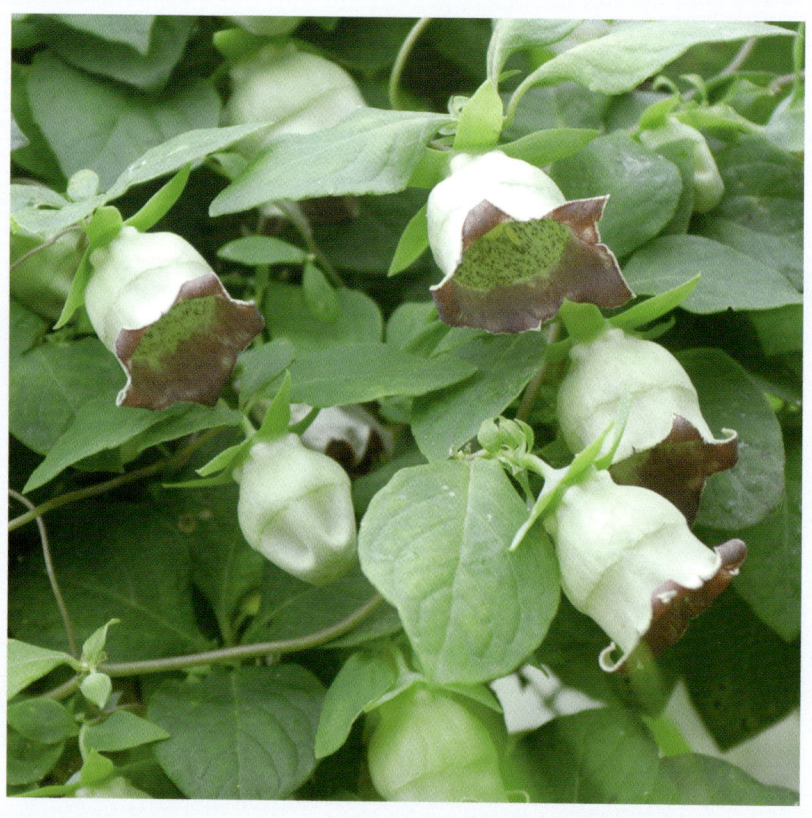

분 포	전국 각지	채취기간	8~9월(꽃), 가을~봄(뿌리)
생 지	깊은 산 음지, 숲 속, 산기슭	취급요령	날것 또는 햇볕에 말려 쓴다.
키	2m 이상	성 미	평온하며, 달고 맵다.
분 류	여러해살이 덩굴풀	독성여부	없다.
번 식	씨	동속약초	소경불알·만삼·푸른더덕
약 효	꽃·온포기·뿌리줄기		

더덕은 사삼(沙蔘)·백삼이라고도 한다. 뿌리는 도라지처럼 굵으며 독특한 냄새가 난다. 덩굴은 대개 털이 없고 줄기와 뿌리를 자르면 하얀 유즙이 나온다. 유사종으로 꽃부리 안쪽에 자줏빛이 도는 갈색의 반점이 없는 것을 푸른더덕이라 한다. 관상용·식용·약용으로 이용된다. 생약의 사삼은 뿌리를 말린 것이다. 어린잎은 나물이나 쌈으로 먹고 뿌리는 날것으로 먹거나 구워 먹거나 장아찌를 만든다. 약으로 쓸 때는 탕으로 하거나 산제 또는 환제로 하여 사용하며 술을 담가서도 쓴다.

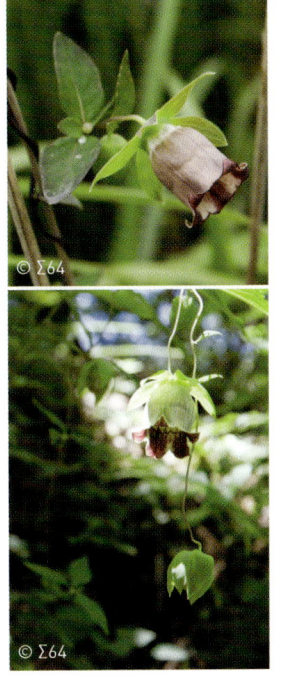

◎ 잎

어긋나는데 짧은 가지 끝에서는 4개의 잎이 서로 접근하여 마주나므로 모여 달린 것 같다. 길이 3~10cm, 너비 1.5~4cm의 댓잎피침형 또는 긴 타원형이며 양 끝이 좁고 가장자리가 밋밋하다. 앞면은 녹색, 뒷면은 분백색을 띠며 털은 없다.

❋ 꽃

8~9월에 짧은 가지 끝에서 자주색 꽃이 넓적한 종 모양으로 밑을 향해 달려 핀다. 꽃부리는 길이 2.7~3.5cm이며 끝이 5갈래로 갈라져 뒤로

말리는데 자주색이지만 겉은 연한 녹색이고 안쪽에 자줏빛이 도는 갈색의 반점이 있다. 꽃받침은 끝이 뾰족하게 5개로 갈라지는데 녹색에다 크기는 길이 2~2.5cm, 너비 6~10mm이다.

🔥 열매
9월에 삭과가 원뿔형으로 달려 익는다.

🍊 제조법
뿌리 10g을 1회분 기준으로 산제로 하여 1일 2~3회 1개월 정도 복용한다.

🔍 주의사항
1. 한 번에 많이 복용하면 소화 기능이 떨어질 수 있다.
2. 과다복용하면 혈당이 높아지므로 당뇨 환자는 적당히 섭취하는 것이 좋다.
3. 몸이 냉하고 설사를 자주하는 사람은 주의해야 한다.

📋 기타 효능
주로 비뇨기·순환계·신경계 질환을 다스리며, 호흡기 질환에 효험이 있다. 각혈, 강장보호, 강정제, 거담, 건비위, 건위, 경련, 고혈압, 고환염, 구고, 나력(나력루), 담, 두통, 발열, 배농, 변비, 보간·청간, 보로, 보신·보익, 보음, 보폐·청폐, 보혈, 불면증, 비만증, 비증, 산증, 소갈증, 식체(물), 신부전, 실음, 심장기능강화, 심장병, 심하비, 암(간암, 식도암, 유방암), 오장보익, 옹종, 울화, 원기부족, 유방염, 유즙분비부족, 은진, 음낭습, 음부질환, 음종, 음창, 인두염, 인후염·인후통, 림프절염, 젖몸살, 종독, 중독, 천식, 편도선염, 풍, 풍습, 풍한, 피부노화방지, 피부소양증, 한열왕래, 해수, 화농, 후두염, 후비, 흉통

이 약초는

1. 말린 더덕에는 항암작용하는 성분이 들어 있어 식도암, 간암, 폐암 등에 쓰인다.
2. 해독작용이 있어 중금속, 황사, 미세먼지 등에 도움이 된다.
3. 산모에게는 젖 분비와 몸을 보호해주는 데 큰 효능이 있다.
4. 《동의학사전》에는 "폐경, 위경(胃經)에 작용한다. 음을 보하고 열을 내리며 기침을 멎게 한다. 위를 보하고 종기의 고름을 빼내고 해독한다. 콜레스테롤을 낮추며 피로회복 촉진작용을 한다"라고 기록되어 있다.

05 매일초

학명	*Vinca rosea*
과명	협죽도과
생약명	장춘화(長春花)
이명	일일초(日日草)·사시초(四時草)·미인초(美人草)

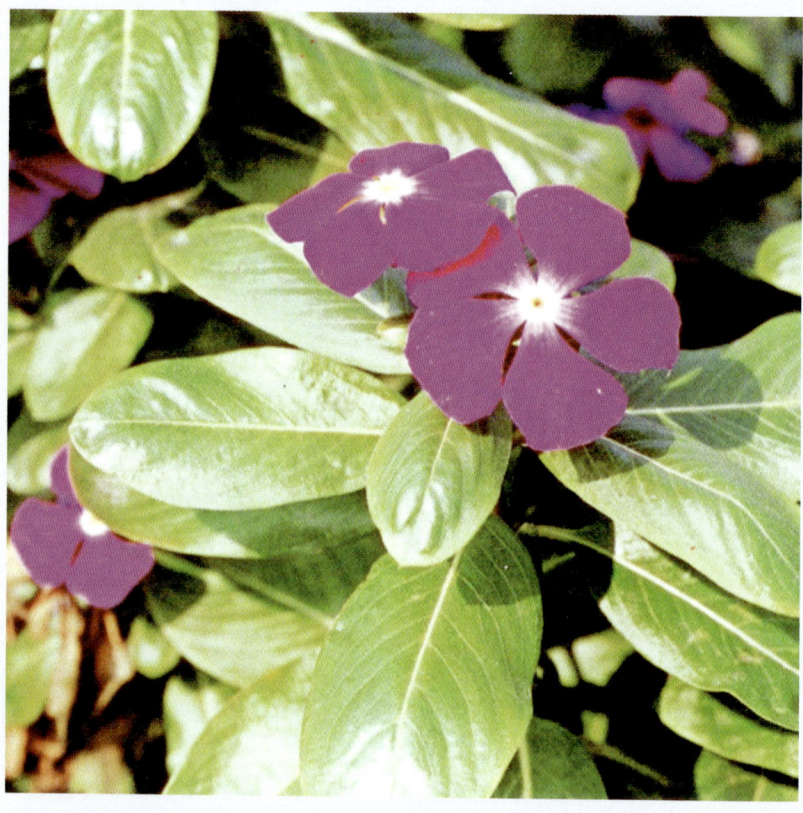

분 포	전국 각지	약 효	온포기
생 지	관상용 재배	채취기간	여름~가을
키	30~50cm	취급요령	날것 또는 그늘에서 말려 쓴다.
분 류	한해살이풀	성 미	따뜻하며, 달고 시고 맵다.
번 식	씨	독성여부	있다.

매일초의 원산지인 남아메리카에서는 여러해살이풀이다. 나무처럼 단단한 밑부분에서 덩굴성 가지를 친다. 줄기는 곧게 서고 꽃이 달리는 가지도 곧게 선다. 꽃이 매일 피기 때문에 매일초라고 한다. 유사종으로 덩굴매일초는 연한 홍자색 꽃이 피며, 얼룩매일초는 잎 가장자리에 노란빛을 띤 흰색 무늬가 있다. 관상용·약용으로 이용된다. 공해에 강하여 도로변의 화단 장식용으로 적합하다. 약으로 쓸 때는 탕으로 하거나 산제로 하여 사용한다.

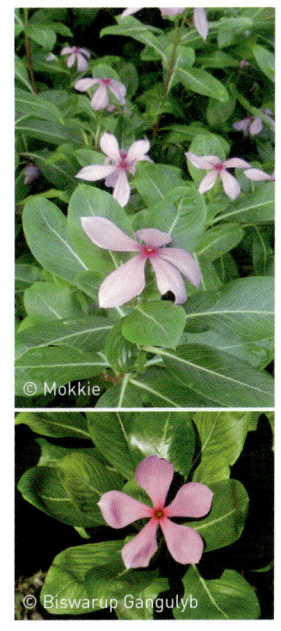

잎

마주나고 긴 타원형인데 윤기가 나며 끝이 둔하고 가장자리가 밋밋하다. 주맥(主脈)을 따라 흰 무늬가 있으며 뒷면에는 부드러운 털이 난다. 잎자루의 밑부분에 선이 있다.

꽃

7~9월에 지름 2.5~3.5cm의 오판화가 잎겨드랑이에 한 송이씩 달려 피는데 꽃잎은 5개이다. 꽃의 빛깔은 자주색을 비롯하여 연한 홍자색, 흰색, 붉은 점이 있는 흰색 등 여러 가지가 있는데 연한 홍자색 꽃이 피는 종류는 덩굴성이다. 꽃은 잎의 색과 대비되어 매우 아름답다.

🍒 열매

8~10월에 삭과가 달려 익는다.

😃 제조법

온포기 15~20g을 1회분 기준으로 달이거나 산제로 하여 1일 2~3회 1개월 정도 복용한다.

🔎 주의사항

1. 독성이 있으므로 과다복용을 금한다.
2. 말초신경장애, 저나트륨혈증, 변비, 탈모 등이 생길 수 있다.
3. 복용 중에 속이 메스껍고 구토증세가 나타나면 금한다.

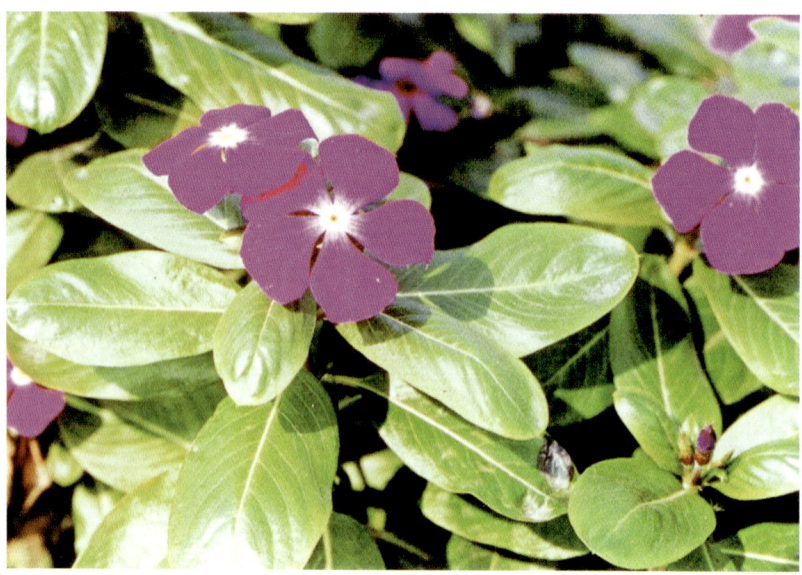

📋 기타 효능

주로 호흡기와 소화기 질환을 다스리고, 피부 염증에 효험이 있다.

기관지염, 복통, 암(식도암, 전립선암, 폐암), 옹종(외옹), 위장염, 종독, 진통, 편도선염

이 약초는

1. 항암작용과 혈압 및 혈당을 낮추는 성분이 들어 있어 당뇨병, 악성 림프종, 백혈병 등에 효과가 있다.
2. 암세포 증식을 억제하는 빈크리스틴(vincristine)과 빈블라스틴(vinblastine) 성분이 들어 있어 식도암, 전립선암, 호지킨씨병, 신경아세포종 등에 효과가 있다.
3. 전초는 상처 난 곳에 사용하며, 달인 물은 목이 아플 때 가글하면 효과가 있다.
4. 자궁출혈이나 월경이 과다할 때 외용으로 사용한다.

06 머위

학명	Petasites japonicus
과명	국화과
생약명	봉두채(峰斗菜)
이명	흑남과(黑南瓜)·사두초(蛇頭草)

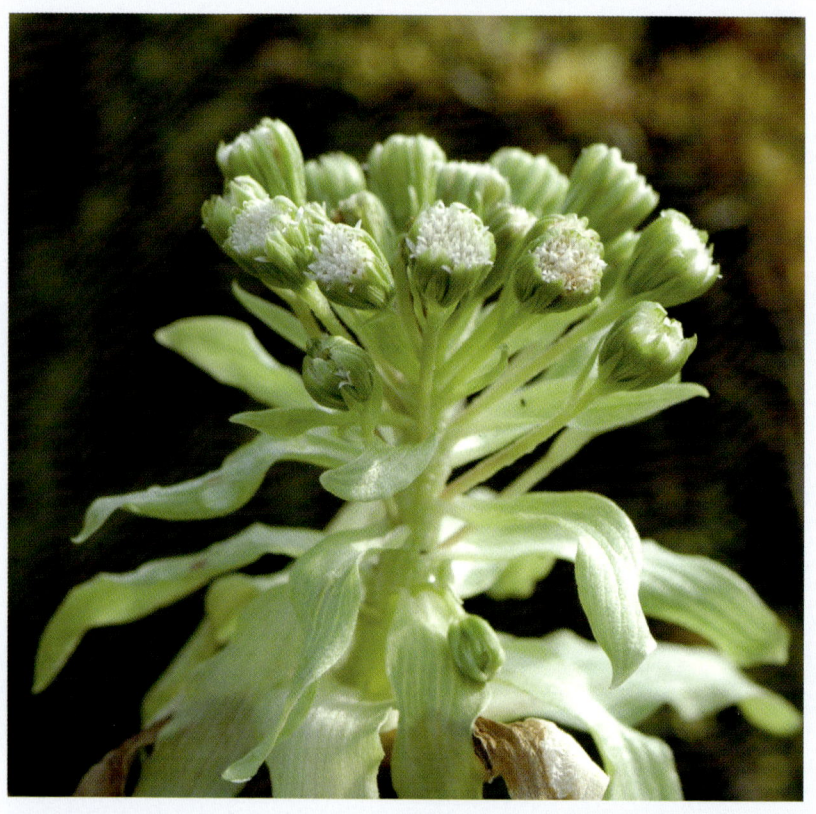

분 포	전국 각지	채취기간	3~4월(개화기 : 꽃·온포기), 가을(뿌리)
생 지	산지의 습지		
키	20~60cm	취급요령	날것 또는 햇볕에 말려 쓴다.
분 류	여러해살이풀	성 미	서늘하며, 달고 맵다.
번 식	분근·씨	독성여부	없다.
약 효	꽃·뿌리·온포기		

머위는 관동(款冬)이라고도 한다. 굵은 땅속 줄기가 사방으로 뻗으면서 퍼져 나가는데 여기에서 많은 땅속 가지가 갈라져 사방으로 퍼지고 끝에서 새순이 나온다. 꽃줄기는 곧게 선다. 꽃봉오리를 말린 것을 관동화(款冬花), 뿌리잎을 관동엽(款冬葉), 꽃을 봉두화(蜂斗花)라고 한다. 식용·약용으로 이용된다. 잎과 잎자루는 나물로 먹는다. 약으로 쓸 때는 주로 탕으로 하거나 생즙을 내어 사용한다.

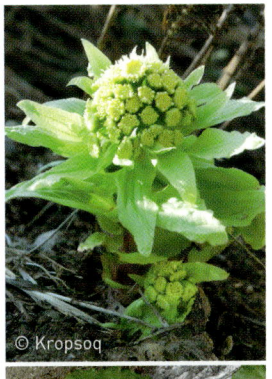
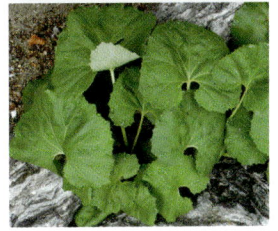

잎

꽃이 진 다음에 뿌리잎이 뿌리줄기에서 뭉쳐나는데 짙은 녹색이고 지름 15~30cm의 신장형으로서 가장자리에 이빨 모양의 불규칙한 톱니가 있다. 앞면에 꼬부라진 털과 뒷면에 거미줄 같은 털이 있으나 없어진다. 잎자루는 길고 위쪽에 홈이 있으며 녹색이지만 밑부분은 자줏빛이 돈다.

꽃

3~4월에 잎이 나오기 전에 뿌리줄기 끝에서 꽃줄기가 나와 지름 7~10mm의 작은 두상화가 다닥다닥 달려 산방 꽃차례로 피는데 꽃이 삭은 커다란 꽃턱잎으로 싸여 있다. 국화과 식물로는 드물게 암수딴그루이다. 수꽃은 각각 다른 꽃줄기에 달린다. 암꽃이 달리는 꽃줄기는 꽃

이 핀 다음에 키가 커지지만 수꽃이 달리는 꽃줄기는 그리 자라지 않는다. 암꽃은 백색, 수꽃은 황백색이며 모두 갓털이 있다.

🍒 열매
5~7월에 원통 모양의 수과가 달려 익는데 털이 없으며 갓털은 흰색이다.

😀 제조법
뿌리줄기 12~15g 또는 꽃 4~6g을 1회분 기준으로 달이거나 산제 또는 환제로 하여 1일 2~3회 1개월 이상 복용한다.

🔍 주의사항
1. 피롤리지딘 알칼로이드(pyrrolizidine alkaloids)라는 성분이 들어 있어 음식으로 많이 먹게 되면 간 손상이 있을 수 있다.
2. 몸이 냉하거나 설사를 자주하는 사람은 주의해야 한다.

📋 기타 효능
주로 호흡기·소화기·비뇨기 질환을 다스린다.

각혈, 감기, 건위, 기관지염, 담, 백내장, 보폐·청폐, 비염, 수종, 식욕부진, 식체(어류-민물고기, 바닷물고기), 암(식도암), 어혈, 옹종, 이뇨, 인후염·인후통, 종독, 종창, 좌섬, 중독, 진정, 창종, 치루, 타박상, 토혈, 편도선염, 풍습, 해수, 화농, 히스테리

이 약초는

1. 폐 기능을 좋게 하고, 기침을 멎게 하며, 가래를 삭이고, 천식에 효과가 있다.
2. 페놀(phenol) 성분이 들어 있어 소화를 돕고 식욕을 촉진한다.
3. 유럽에서는 암 환자의 통증을 완화하고 항암에 효과가 있는 것으로 유명하다.
4. 급성 기관지염이나 급성 인후염, 편도선염 등에 사용한다.
5. 임산부가 잔기침을 할 때 사용하면 효과가 있다.

07 삽주

학명	*Atractylodes japonica*
과명	국화과
생약명	백출(白朮) · 창출(蒼朮)
이명	선출(仙朮) · 천정(天精) · 적출(赤朮) · 청출(靑朮)

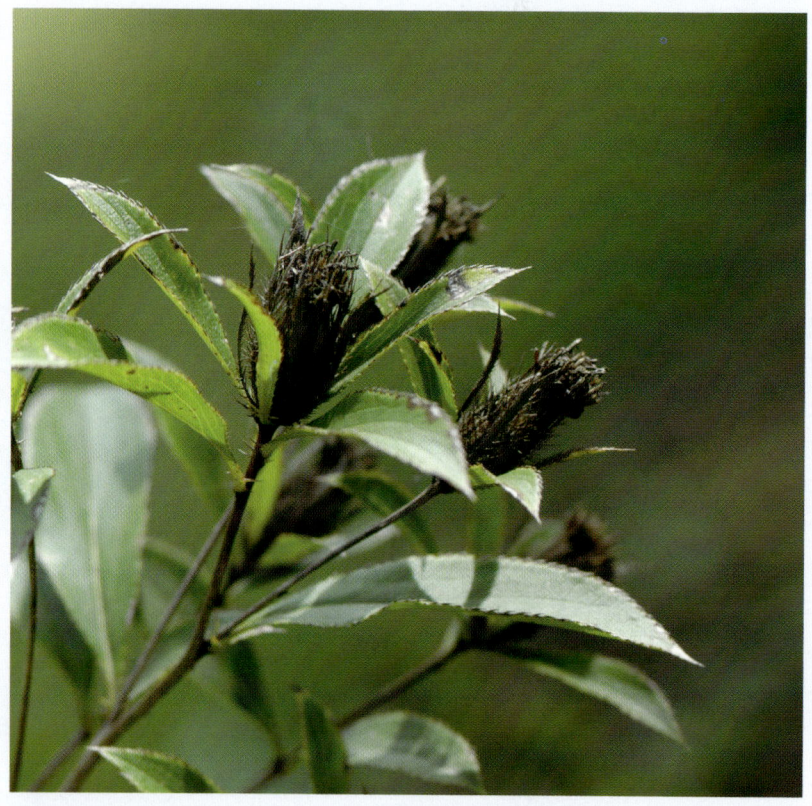

분 포	전국 각지	채취기간	11월
생 지	산지의 건조한 곳	취급요령	햇볕에 말려 쓴다.
키	30~100cm	성 미	따뜻하며, 쓰고 맵다.
분 류	여러해살이풀	독성여부	없다.
번 식	분근 · 씨	동속약초	북창출 · 전엽삽주 · 참삽주 · 용원삽주
약 효	뿌리줄기		

삽주는 걸력가(乞力枷)·마계(馬薊)·산강(山薑)·산계(山薊)·산정(山精)·일창출이라고도 한다. 굵고 긴 뿌리줄기에 마디가 있고 줄기는 곧게 서서 자라며 위쪽에서 가지가 여러 개 갈라진다. 포기 전체에서 향기가 난다. 유사종으로 잎자루가 없는 것을 용원삽주라 한다. 오래된 뿌리줄기를 창출, 어린 뿌리줄기를 백출(白朮)이라 한다. 관상용·식용·약용으로 이용된다. 어린순은 나물로 먹는다. 약으로 쓸 때는 탕으로 하거나 환제로 하여 사용하며, 술을 담가서도 쓴다.

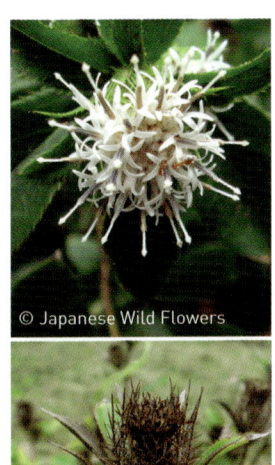

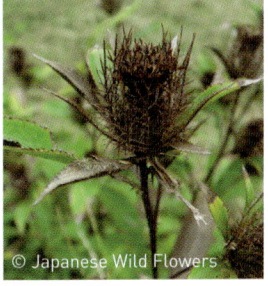

잎

뿌리잎과 줄기 밑부분의 잎은 꽃이 필 때쯤 떨어진다. 밑부분에 달린 잎은 3~5개로 깊게 갈라지며 잎자루가 길이 3~8cm로 길다. 위쪽에 달린 잎은 갈라지지 않으며 길이 8~11cm의 타원형 또는 거꿀달걀꼴로서 잎자루가 거의 없다. 잎의 질은 단단하고 윤기가 있으며 뒤쪽에 잔털이 나 있어 흰빛이 돈다. 끝은 뾰족하고 가장자리에 가시 같은 잔톱니가 있다.

꽃

7~10월에 연한 자줏빛을 띤 흰색의 두상화가 총상 꽃차례를 이루며 줄기 끝과 가지 끝에 1개씩 달려 핀다. 암수딴그루이다. 지름 15~20mm

인 두상화에는 20~30개의 대롱꽃이 있으며 꽃부리의 끝이 5개로 갈라진다. 꽃턱잎은 2줄로 달리는데 꽃과 길이가 같고 2회 깃 모양으로 갈라진다. 꽃차례받침은 길이 17mm의 종 모양이며 꽃차례받침 조각은 7~8줄로 늘어서는데 바깥 조각은 타원형, 가운데 조각은 긴 타원형, 안쪽 조각은 선형이다.

🔥 열매
9~10월에 수과가 달려 갈색으로 익는데 위를 향하여 뭉친 은백색의 털과 더불어 길이 8~9mm의 갈색 갓털이 있다.

🟡 제조법
뿌리줄기(백출) 4~6g을 1회분 기준으로 달이거나 환제로 하여 1일 2~3회 1주일 정도 공복에 복용한다.

🔍 주의사항
1. 복용 중에 고등어, 복숭아, 자두, 참새고기를 금한다.
2. 열이 있을 때, 땀이 많이 날 때, 변비가 있을 때는 복용을 금한다.
3. 음기(陰氣)가 허약한 체질의 사람은 장기 복용을 금한다.

📝 기타 효능
주로 소화기 질환을 다스리고, 건위 또는 냉병에 효험이 있다.
감기, 강장보호, 건망증, 고혈압, 과민성대장증후군, 과식, 곽란(건곽란),

관절염(화농성관절염), 구토, 권태증, 냉병, 냉한, 누안, 다한증, 담, 당뇨병, 대하증, 두통, 류머티즘, 무력증, 복부팽만, 복통, 부종, 비창, 산후증, 서증, 설사, 소갈증, 소화불량, 수족궐랭, 수종, 습비, 식도염, 식욕부진, 신장병, 심장열, 안태, 야맹증, 원기부족, 월경불순, 위내정수, 위무력증, 위염, 위장염, 위한, 유산·조산, 유행성감기, 음극사양, 음랭, 음부 질환, 음위, 이뇨, 자한, 장티푸스, 중풍, 진통, 창종, 척추 질환, 풍, 풍습, 풍한, 피로곤비, 해열, 행혈, 허약체질, 황달, 히스테리해소, **[소아 질환]** 냉복통, 소화불량, 토유, 해열, 헛배 나온 데

이 약초는

1. 항암·항균작용이 있어 식도암 등의 암세포 증식을 억제한다.
2. 습한 것을 좋게 하며, 비장과 위장을 튼튼하게 한다.
3. 임산부가 아랫배가 아플 때 사용하면 효과가 있다.
4. 백출은 피가 뭉치는 것을 막아주고, 근력을 좋게 한다.

학명	*Calanthe discolor*
과명	난초과
생약명	구절충(九節忠)
이명	야백계(夜白鷄)·연환초(連環草)·구자연(九子連)

08 새우난

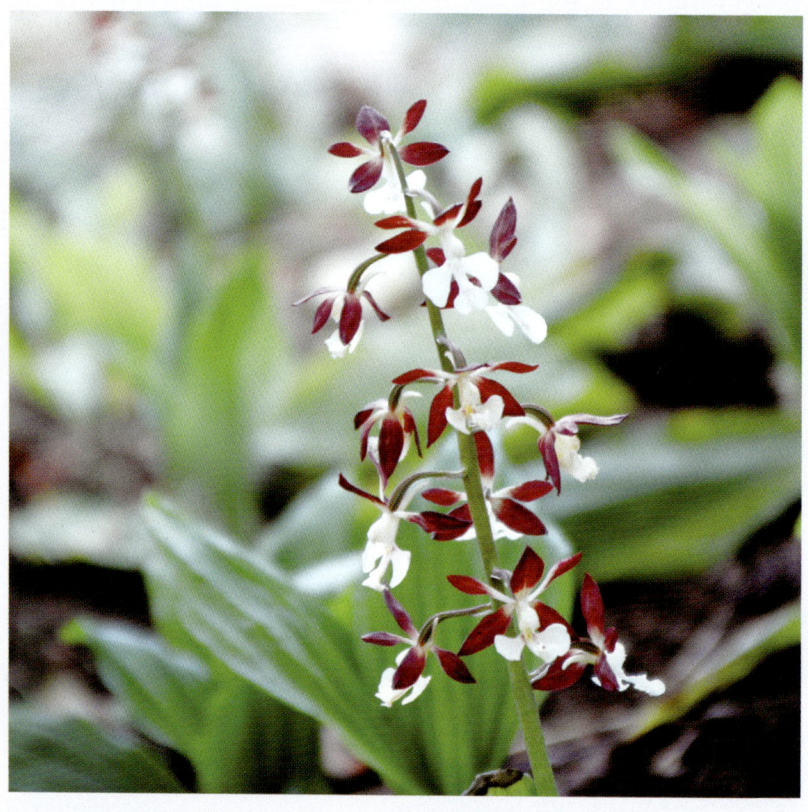

분 포	제주도, 남부 지방	채취기간	6~7월
생 지	숲 속이나 대나무밭의 음지	취급요령	햇볕에 말려 쓴다.
키	30~50cm	성 미	따뜻하며, 뿌리는 맵고, 줄기잎은 약간 쓰고 맵다.
분 류	여러해살이풀		
번 식	분주	독성여부	없다.
약 효	뿌리줄기		

새우난은 새우난초라고도 한다. 뿌리줄기에 새우등 비슷한 마디를 가지고 있어 새우난이라는 이름이 붙었다. 뿌리줄기가 옆으로 뻗으며 자라는데 마디가 많고 염주 모양이며 특히 수염뿌리가 많이 난다. 난초과 식물 중에서 가장 널리 퍼져 있으며 많은 원예가들이 재배하여 개량 품종이 많이 나오고 있다. 유사종인 여름새우난은 8월에 연한 홍자색 꽃을 피우는데 한라산 숲 속에서 자란다. 또한 금새우난은 제주도·안면도·울릉도의 숲 속에서 자라며 4~5월에 황색의 꽃이 핀다. 관상용·약용으로 이용된다. 약으로 쓸 때는 탕으로 하여 사용한다.

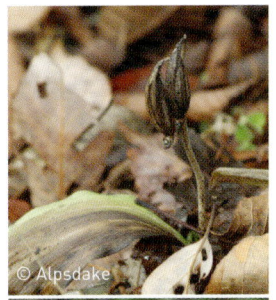

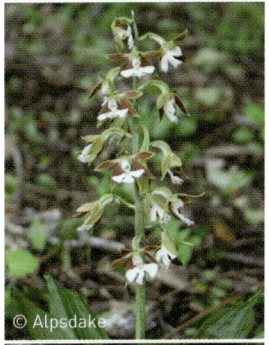

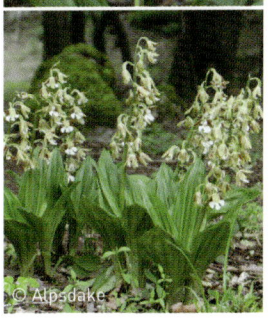

잎

잎은 두해살이인데 첫해에는 2~3개가 뿌리에서 나와 곧게 자라지만 다음 해에는 옆으로 늘어진다. 잎몸은 길이 15~25cm의 거꿀달걀꼴을 닮은 긴 타원형이며 양 끝이 좁고 주름이 있다.

꽃

4~5월에 잎 사이에서 나온 꽃줄기 위쪽에 10여 개의 어두운 갈색 꽃

이 총상 꽃차례를 이루며 달려 피는데 꽃자루에 붙은 꽃의 밑부분이 새 우등처럼 위로 굽으며 꽃부리는 밑을 향한다. 양성화이다. 꽃줄기는 높이 30~50cm이고 짧은 털이 있으며 비늘 같은 잎이 1~2개 있다. 꽃턱잎은 길이 5~10cm의 댓잎피침형이고 마른 막질이다. 꽃받침 조각은 길이 15~20mm의 달걀을 닮은 긴 타원형이다. 꽃잎의 빛깔은 백색, 연한 자주색 또는 붉은빛이 강한 자주색 등으로 변이가 심하다. 입술꽃부리는 3개로 깊게 갈라져 그중에서 가운데 조각은 끝이 오므라지는데 안쪽에 3개의 모가 난 줄이 있고 상투의 길이는 5~10mm이다.

🔴 열매

7월에 삭과를 맺는데 익으면 밑으로 처진다.

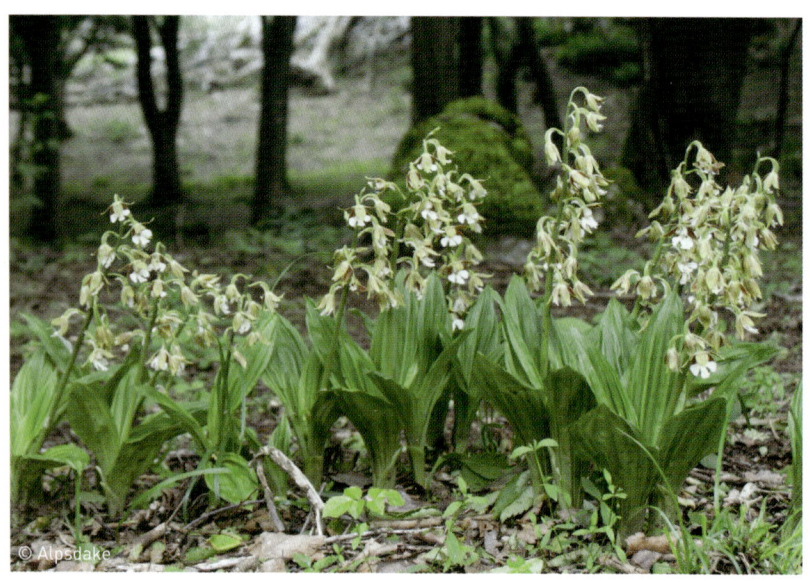

🍳 제조법

뿌리 또는 줄기 4~6g을 1회분 기준으로 달여서 1일 2~3회 1주일 정도 복용한다.

🔍 주의사항

1. 치유하는 대로 중단한다.
2. 과다복용하지 말고 기준량을 지킨다.

📝 기타 효능

주로 이비인후과 계통의 병증을 다스린다.

비장종대, 산결, 소종양, 식도염, 실음, 음종(여성외음부부종), 림프절염, 치질, 편도선염, 행혈

이 약초는

1. 항균작용이 있어 종기를 낫게 하며, 혈액순환을 좋게 한다.
2. 항염작용이 있어 편도선염, 림프절염, 타박상, 종기 등에 효과가 있다.

09 석결명

학명	Cassia occidentalis
과명	콩과
생약명	망강남(望江南)
이명	초결명(草決明)·천리광(千里光)·환동자(還瞳子)

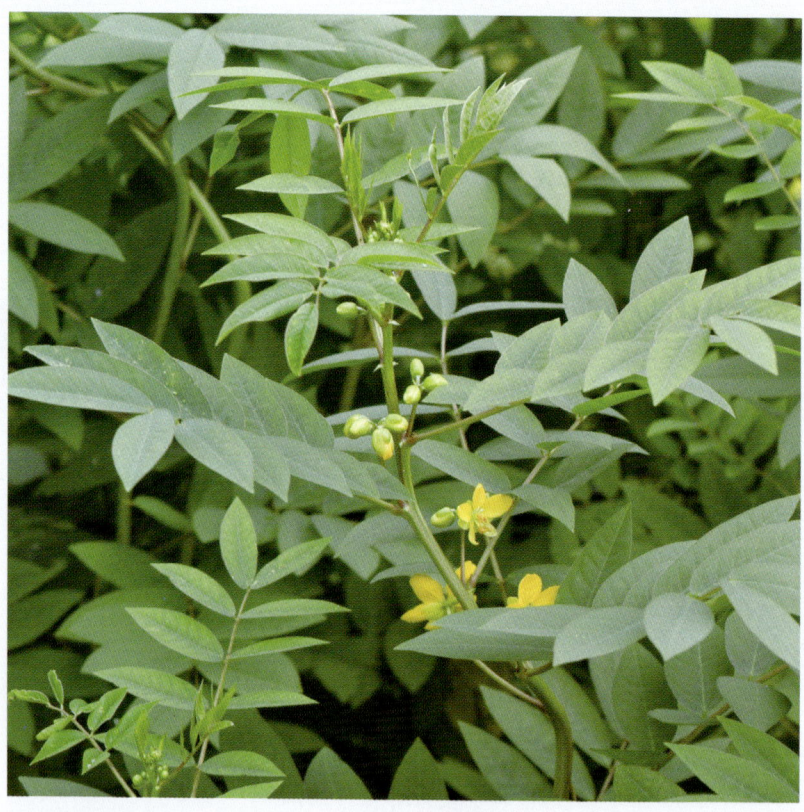

분 포	전국 각지	채취기간	9~10월(씨 성숙기)
생 지	밭에 재배	취급요령	햇볕에 말려 쓴다.
키	50~150cm	성 미	서늘하며, 쓰고 달다.
분 류	한해살이풀	독성여부	없다.
번 식	씨	동속약초	결명차의 씨
약 효	꽃		

석결명의 줄기는 곧게 서거나 비스듬히 자라며 털이 없다. 오래 전부터 약용 식물로 재배되어 왔으며 옛날에는 잎을 뱀이나 독충에 물렸을 때 썼다. 관상용·약용으로 이용된다. 약으로 쓸 때는 탕으로 하거나 산제로 하여 사용한다.

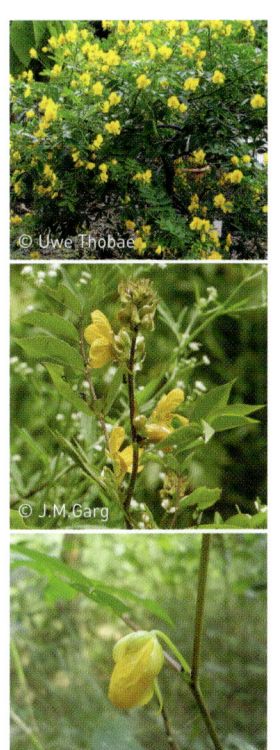

잎

어긋나고 3~6쌍의 작은 잎으로 구성된 1회 깃꼴겹잎이며 잎자루가 길다. 작은 잎은 길이 3.5~5cm의 댓잎피침형 또는 댓잎피침형을 닮은 타원형으로서 끝이 뾰족하고 밑이 둥글며 가장자리가 밋밋하다. 잎자루에 선체(線體)가 있으며 턱잎은 선 모양인데 일찍 떨어진다.

꽃

6~8월에 황색 꽃이 잎겨드랑이에서 나온 꽃대 끝에 2~6개씩 모여 달려 핀다. 꽃받침 조각은 5개이고 달걀 모양의 원형이며 녹색이다. 꽃잎도 5개인데 위쪽에 달린 3개의 꽃잎은 크고 밑에 달린 2개는 작다. 수술은 10개이며 길이가 서로 다르다. 암술은 1개이며 씨방에 털이 있다.

🍒 열매

8~9월 꽃이 진 뒤에 길이 10cm 정도의 편평한 협과 꼬투리가 달려 익는데 양쪽이 튀어나와 있다. 씨는 마름모꼴로서 말굽처럼 생기고 한쪽이 뾰족한데 황갈색 또는 녹갈색이고 광택이 있다.

😀 제조법

씨 4~6g을 1회분 기준으로 달이거나 산제로 하여 1일 2~3회 5~6일 정도 공복에 복용한다.

🔍 주의사항

1. 복용 중에 삼(대마)을 금한다.
2. 몸이 냉하고 설사를 자주하는 사람은 주의해야 한다.
3. 소화 기능이 약한 사람은 주의해야 한다.

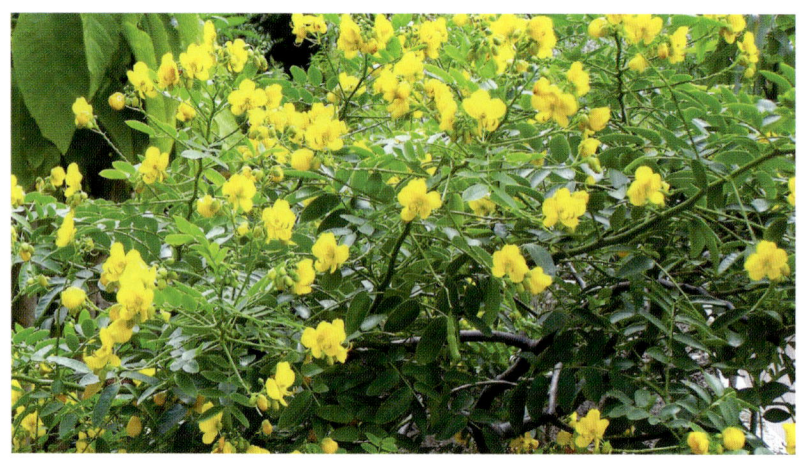

📋 기타 효능

주로 간장 및 소화기 질환을 다스린다.

간경변증, 간염(A형간염), 결막염, 고혈압, 근시, 기울증, 류머티즘, 적면, 명목, 발열(신열), 백내장, 변비, 보간·청간, 복막염, 복수, 복통, 비뉴혈, 색맹, 시력감퇴, 식도염, 안구건조증, 안질, 야맹증, 완하, 위무력증, 위하수, 유산·조산, 익상편, 장결핵, 적안, 출혈, 현훈증, 홍채세척, 환각증,

[소아 질환] 변비

이 약초는

1. 기침, 천식, 위장장애, 변비, 두통, 충혈에 효과가 있다.
2. 혈액순환을 좋게 하며 콜레스테롤을 낮춘다.
3. 한방에서는 항염작용이 있어 간염과 관절염, 식도염 등에 사용한다.

10 쇠비름

학명	*Portulaca oleracea*
과명	쇠비름과
생약명	마치현(馬齒莧)
이명	오행초(伍行草) · 장명현(長命莧)

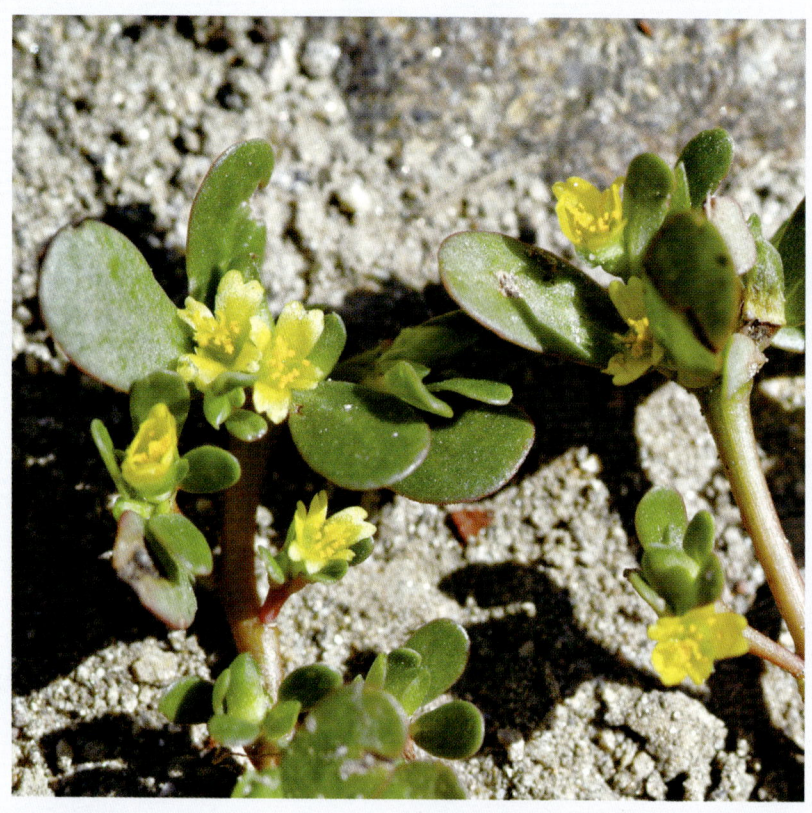

분 포	전국 각지	약 효	온포기
생 지	길가 · 밭 · 빈터	채취기간	5~8월
키	30cm 정도	취급요령	약간 쪄서 햇볕에 말려 쓴다.
분 류	한해살이풀	성 미	차며, 시다.
번 식	분주, 씨	독성여부	없다.

쇠비름은 오행초·돼지풀·도둑풀·말비름
·마치채(馬齒菜)·산산채(酸酸菜)·장명채
(長命菜)·마치현이라고도 한다. 뿌리는 흰
색, 줄기는 붉은색, 잎은 푸른색, 꽃은 노란
색, 씨앗은 검은색으로 5가지 색을 가지고 있
어 오행초라 부른다. 또한 오래 먹으면 장수
하고 늙어도 머리카락이 희어지지 않는다고
해서 장명채라는 이름이 붙었다. 줄기는 육
질이고 붉은빛이 돌며 털이 없이 매끈하다.
줄기에서 가지가 많이 갈라지며 땅 위를 기
어 비스듬히 옆으로 퍼지면서 자란다. 뿌리
는 희지만 손으로 훑거나 돌에 짓이기면 붉
게 변한다. 일명 육자엽채(肉子葉菜)라고 한
다. 사료용·식용·약용으로 이용된다. 어린
순은 나물이나 국거리로 쓴다. 옛날에는 채
소로 밭에 가꾸기도 하였다. 약으로 쓸 때는 증기에 약간 쪄서 햇볕에
말려 두었다가 탕 또는 환제로 하거나 생즙을 내어 사용한다.

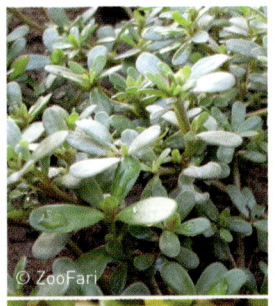
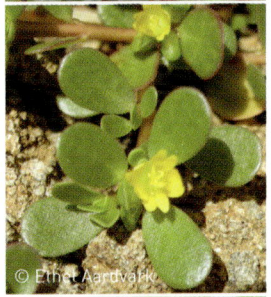
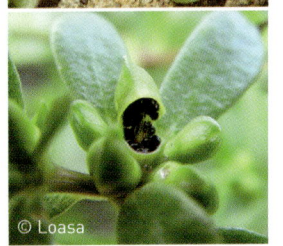

🧭 잎

마주나거나 어긋나는데 가지 끝에서는 돌려난 것처럼 보인다. 길이
2cm 정도의 거꿀달걀꼴로서 구둣주걱 모양을 하고 있으며 가장자리가
밋밋하다. 잎은 두텁고 다소 육질이다. 잎자루는 없다.

❋ 꽃

6월부터 가을까지 황색의 오판화가 가지 끝에 3~5개씩 모여 달려 핀다. 꽃자루는 없으며 양성화이다. 아침에 피었다가 한낮에 오므라들며 그늘지거나 비 오는 날에는 꽃봉오리를 닫는다. 꽃받침 조각은 2개이고 꽃잎은 5개이다. 7~12개의 수술과 1개의 암술이 있으며 암술대는 5개이다. 씨방은 중위이다.

🜺 열매

6~9월에 타원형의 개과가 꽃받침에 싸여 달리는데 도토리 모양을 닮았다. 열매가 익으면 가로로 갈라져 뚜껑처럼 열리고 검은 씨가 많이 나온다.

🙂 제조법

온포기 8~10g을 1회분 기준으로 달이거나 산제·환제로 하여 1일 2~3회 1주일 정도 복용한다.

🔍 주의사항

1. 노르아드레날린(noradrenalin) 성분 때문에 혈압이 상승할 수도 있다.
2. 수은이 들어 있으므로 과다복용은 금한다.
3. 몸이 냉하고 설사를 자주하는 사람은 주의해야 한다.

📝 기타 효능

주로 신진대사·부인과·이비인후과 질환을 다스린다.

각기, 관절염, 구충(촌충), 냉병, 당뇨병, 대장염, 대하증, 방광염, 변비, 변혈증, 부종, 사마귀, 산후변혈, 선창, 설사, 소변불리, 소변불통, 소화불량, 습진, 식도염, 악창, 열독증, 옹종, 요도염, 요혈, 월경불순(월경과다), 위염, 음창, 이뇨, 이완출혈, 이질, 림프절염, 저혈압, 적백리, 적취, 종창, 중독, 창종, 치질, 칠창, 투진, 편도선염, 폐열, 풍열, 피부미용(거칠어진 피부-고운 살결을 원할 때), 피부병, 피부염, 해열, 행혈, **[소아 질환]** 감적, 경풍

이 약초는

1. 고약(膏藥)의 주원료로 사용하기 때문에 염증성 피부 질환에 매우 효과적이다.
2. 비타민 C·D·E를 비롯한 오메가 3가 들어 있어 스트레스와 알츠하이머병, 우울증, 치매 등을 예방할 수 있다.
3. 장염, 방광염, 이질에 효과적이고, 몸속에 쌓인 독소를 배출하고, 암세포 증식을 억제한다.
4. 《동의학사전》에는 "열을 내리고 독을 풀며, 어혈을 없애고 벌레를 죽이며 소변을 잘 나오게 한다. 혈압을 높이고, 자궁을 수축시키며, 피를 멎게 하는 작용 등이 있다"라고 기록되어 있다.

11 숫잔대

학명	*Lobelia sessilifolia*
과명	초롱꽃과
생약명	산경채(山梗菜)
이명	고채(苦菜)·수현채(水莧菜)·반변련(半邊蓮)

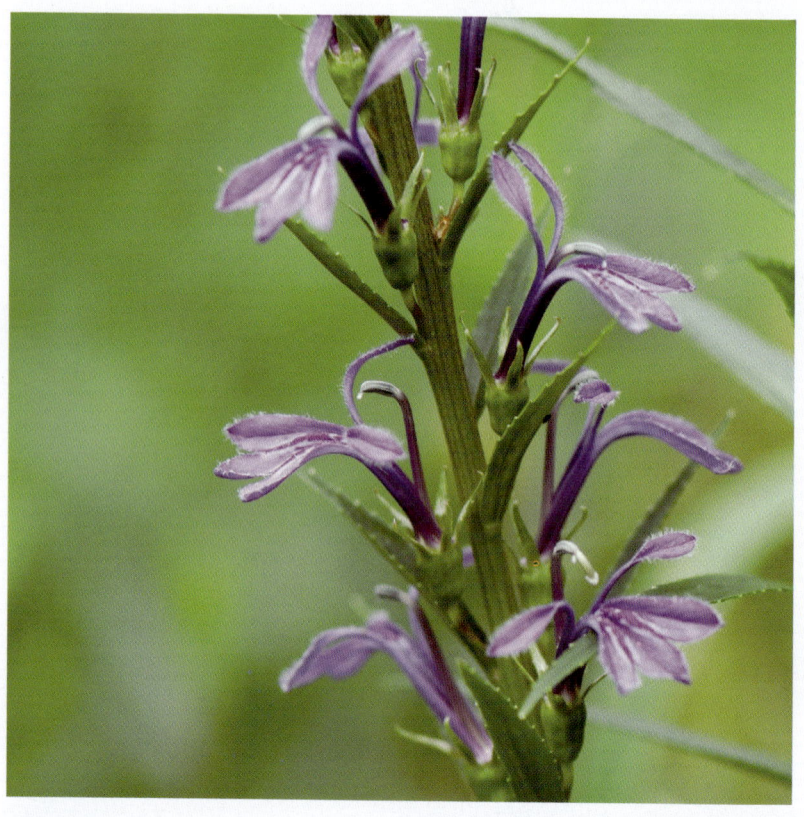

분 포	전국 각지	채취기간	여름~가을
생 지	산이나 들의 습지	취급요령	날것 또는 햇볕에 말려 쓴다.
키	50~100cm	성 미	평온하며, 달다.
분 류	여러해살이풀	독성여부	없다.
번 식	실생·분주	동속약초	잔대의 뿌리
약 효	온포기·뿌리		

숫잔대는 한국·일본·중국 동북부·사할린 섬 등지에 분포한다. 잔대아재비·진들도라지·산경채·습잔대라고도 한다. 뿌리줄기는 짧고 굵다. 줄기는 곧게 서서 자라는데 가지가 갈라지지 않고 잎과 더불어 털이 없다. 관상용·식용·약용으로 이용된다. 약으로 쓸 때는 탕으로 하거나 생즙을 내어 사용한다. 외상에는 짓이겨 붙인다.

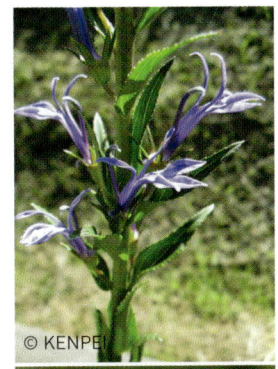

잎
어긋나고 다소 촘촘히 근접하여 나오는데 길이 4~7cm, 너비 5~15mm의 댓잎피침형이며 가장자리에 작은 톱니가 있다. 위쪽의 잎은 위로 갈수록 점점 작아져 꽃턱잎으로 된다. 중앙 부분의 잎은 끝이 좁아진다. 밑부분의 잎은 짧고 끝이 둔하다. 잎자루는 없다.

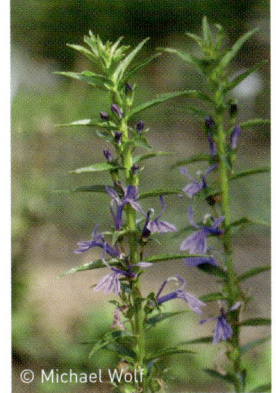

꽃
8~9월에 밝은 자주색으로 피는데 잎겨드랑이에 1개씩 달려 줄기 위쪽에서 총상 꽃차례를 이룬다. 양성화이다. 꽃부리는 입술 모양인데 윗입술꽃잎은 2개로 갈라져 양옆으로 퍼지고 아랫입술꽃잎은 3개로 갈라져 밑을 향하며 가장자리에 털이 있다. 꽃받침은 씨방에 붙어 있고 끝이 5개

로 갈라진다. 위쪽에서 암술이 아래를 향해 있고 꽃잎 끝에는 가는 털이 나 있다. 작은 꽃자루의 길이는 5~12mm이다.

🔴 열매

9~10월에 길이 1cm 정도의 단지처럼 생긴 삭과를 맺는데 익으면 등이 터져서 씨가 나온다. 씨는 길이 1.5mm 정도의 달걀꼴이고 편평하며 윤기가 있다.

🟡 제조법

온포기 또는 뿌리줄기 4~6g을 1회분 기준으로 달이거나 산제 또는 환제로 하여 1일 2~3회 1주일 정도 공복에 복용한다.

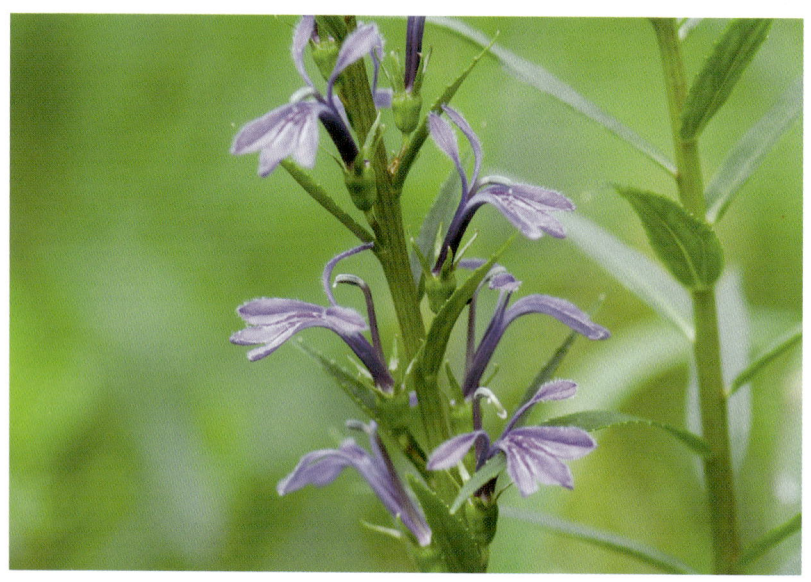

🔍 주의사항

1. 소화 기능이 약한 사람은 주의해야 한다.
2. 장기 복용할 경우 의사와 상담하기를 권한다.

📝 기타 효능

주로 간 질환과 호흡기 질환을 다스린다.

기관지염, 담, 소종양, 식도염, 중독, 천식, 편도선염, 해수, 해열, 호흡곤란, 흥분제, [소아 질환] 백일해

이 약초는

1. 열을 내리고, 가래를 삭이며 피부 질환에 효과가 있다.
2. 항암작용이 있어 인후통, 만성 기관지염, 식도염, 종기 등에 사용한다.
3. 해독작용이 있어 뱀이나 벌레에 물린데 사용한다.
4. 혈당을 떨어뜨리는 효과도 있어 당뇨병 환자에게도 좋다.

12 약모밀

학명	*Houttuynia cordata*
과명	삼백초과
생약명	중약(重藥)
이명	어성초(魚腥草) · 십약(十藥)

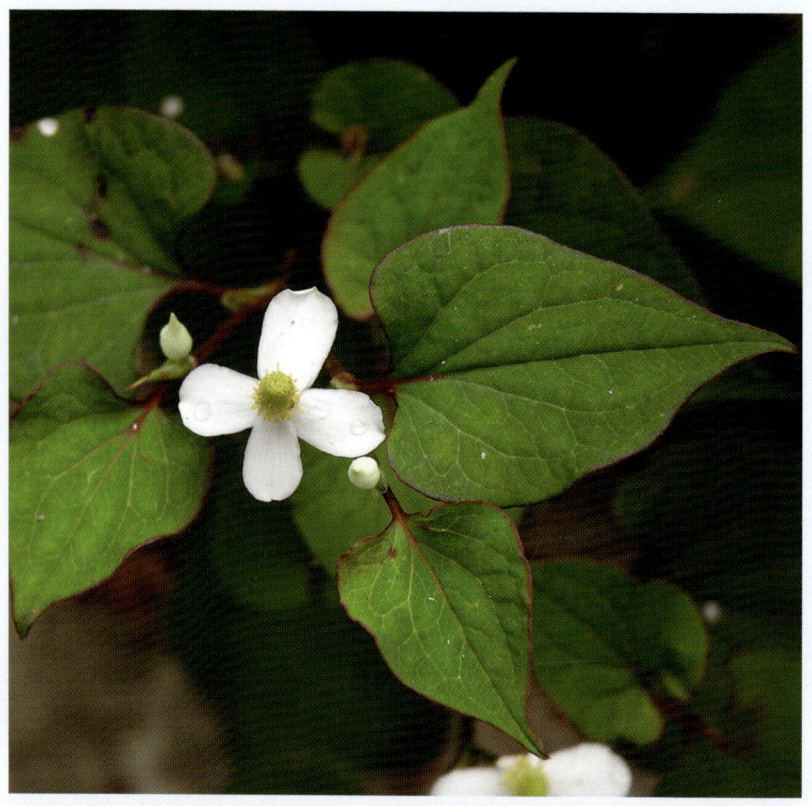

분 포	중남부 지방(제주도 · 거제도 · 안면도 · 울릉도)	약 효	뿌리(땅속줄기)
생 지	그늘진 습지	채취기간	여름~가을
키	20~50cm	취급요령	햇볕에 말려 쓴다.
분 류	여러해살이풀	성 미	차며, 맵다.
번 식	씨 · 땅속줄기	독성여부	없다.

약모밀은 어성초·십자풀·십약·십약초·
멸·중약·즙채라고도 한다. 10가지 병에 약
으로 쓰인다 하여 십약이라는 이름이 붙었
다. 또 꽃잎처럼 생긴 꽃차례받침이 십자형
으로 달려 있어 십자풀이라고 하는 것이다.
가느다란 땅속줄기가 옆으로 길게 뻗는다.

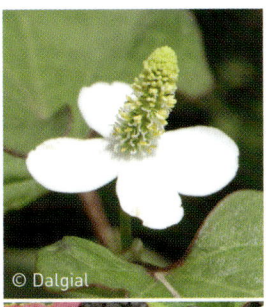

곧게 선 줄기는 흔히 검은 자줏빛이 돌고 세
로줄이 몇 개 나 있으며 털은 없다. 어린순의
모양이 오징어의 머리를 연상시킨다. 관상용
·약용으로 이용된다. 온포기를 즙채라고 하

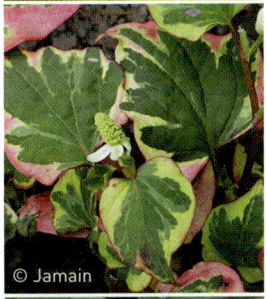

며 약재로 사용한다. 온포기에서 생선 비린
내 비슷한 악취가 나므로 어린초(魚鱗草)·어
성초라고도 부른다. 냄새의 성분은 강한 살
균작용이 있는데 실험 결과 일반 항생제보다
약 4만 배나 강한 항균력을 지닌 것으로 밝

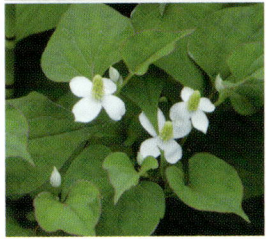

혀졌다. 잎이 메밀 잎과 비슷하고 약용 식물이므로 약모밀이라는 이름
이 붙었다. 약으로 쓸 때는 탕으로 하거나 생즙을 내어 사용하며, 산제
로 하며 술에 타서 복용한다.

🌿 잎

어긋나는데 길이 3~8cm, 너비 3~6cm의 넓은 달걀을 닮은 심장형으
로서 뚜렷한 5맥이 있고 가장자리가 밋밋하며 끝이 뾰족하다. 잎자루

는 길이 2~4cm이고 밑부분에 선 모양을 닮은 타원형의 턱잎이 붙어 있다.

🌼 꽃
5~6월에 연노란색으로 피는데 줄기 끝에서 나온 짧은 꽃대 끝에 작은 꽃들이 수상 꽃차례를 이루며 많은 수가 달린다. 꽃차례받침은 4개로 갈라지고 꽃차례 밑에 십자 모양으로 달려 꽃잎처럼 보이는데 갈라진 조각은 길이 1.5~2cm의 타원형 또는 긴 타원형이며 흰색이다. 꽃차례의 길이는 1~3cm이다. 꽃잎과 꽃받침은 없다. 3개의 수술과 1개의 암술이 있으며 암술대는 3개로 갈라진다. 씨방은 상위이고 3실이다.

🍒 열매
8~9월에 둥근 삭과를 맺는데 익으면 3개로 갈라져 연한 갈색의 씨가 나온다.

🍵 제조법
뿌리 8~10g을 1회분 기준으로 달이거나 산제 또는 환제로 하여 1일 2~3회 1개월 이상 복용한다.

🔍 주의사항
1. 성질이 차므로 몸이 냉하고 소화 기능이 약한 사람은 주의해야 한다.
2. 식욕부진인 사람이 복용하면 체력이 떨어질 수도 있다.

3. 과다복용하지 말고 기준량을 지킨다.

📝 기타 효능

주로 운동계 · 비뇨기 · 부인과 · 이비인후과 질환을 다스린다.

간염, 강심제, 개창, 거담, 고혈압, 관상동맥, 관절염, 기관지염, 냉병, 대하증, 동맥경화, 매독, 무좀, 방광염, 부종, 산후부종, 수종, 악창, 암(식도암), 완하, 요도염, 유종, 은진, 이뇨, 이질, 인후염 · 인후통, 자궁내막염, 종독, 종창, 중독, 중이염, 중풍, 축농증, 치루, 치창, 탈항, 폐농양, 폐렴, 피부미용(거칠어진 피부-고운 살결을 원할 때), 피부염, 해열, 화농

이 약초는

1. 항염작용이 있어 폐렴, 방광염, 신장염, 식도염 등에 효과가 있다.
2. 호흡기 질환과 피부 질환(여드름, 아토피성 피부염)에 매우 효과적이다.
3. 여성 질환인 염증성 방광염, 질염, 유선염 등에도 효과가 있다.
4. 중국의 《본초도감》에는 "폐옹(肺癰), 백일해, 편도선염, 기관지염, 신염수종(腎炎水腫), 장염, 이질을 치료한다"라고 기록되어 있다.

13 우엉

학명	*Arctium lappa*
과명	국화과
생약명	우방자(牛蒡子)
이명	대도자(大刀子) · 우채자(牛菜子)

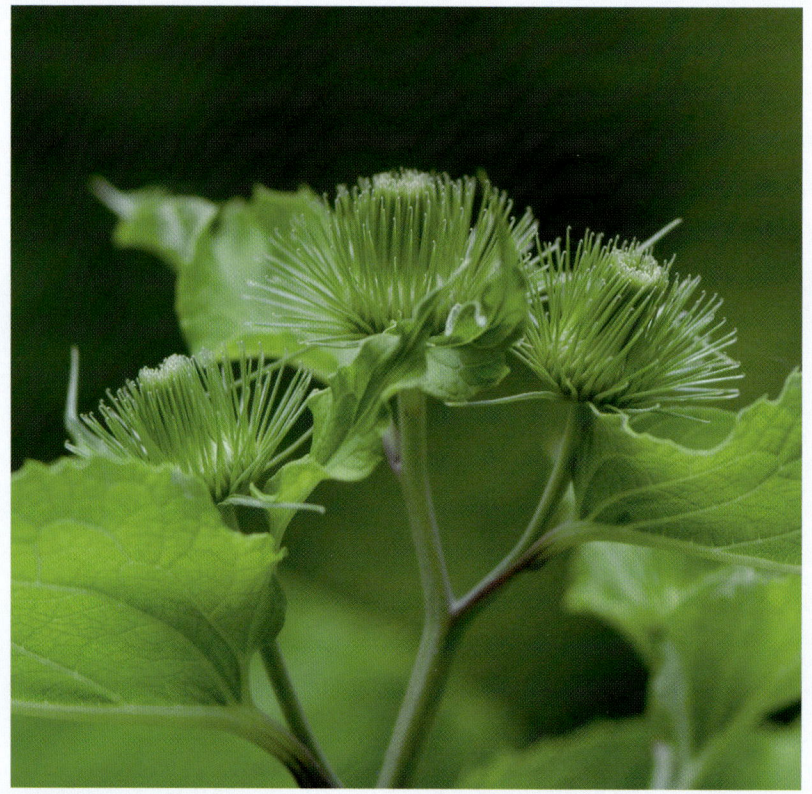

분 포	전국 각지	약 효	잎 · 씨 · 뿌리
생 지	밭에 재배	채취기간	8~9월
키	50~150cm	취급요령	햇볕에 말리거나 볶아서 쓴다.
분 류	두해살이풀	성 미	서늘하며, 맵고 쓰다.
번 식	씨	독성여부	없다.

우엉은 우방(牛蒡) · 대방자(大方子) · 흑풍자(黑風子)라고도 한다. 곧은 뿌리가 흙 속에서 30~60cm로 깊게 뻗어 나가 비대해지는데 원기둥 모양의 육질이며 긴 막대기처럼 생겼다. 뿌리 끝에서 나온 줄기는 자주색을 띠며 곧게 서서 자란다. 관상용 · 식용 · 약용으로 이용된다. 어린잎과 뿌리는 식용한다. 약으로 쓸 때 뿌리와 씨는 탕으로 하여 사용한다. 잎은 약간 볶거나 물에 쪄서 말려 산제로 하거나 생즙을 내어 사용한다. 뿌리는 술을 담가서도 쓴다.

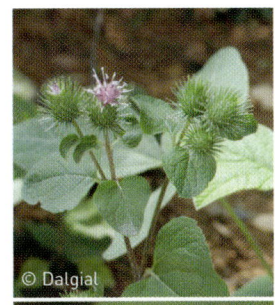
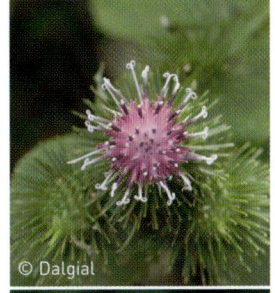
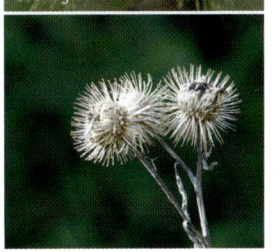

잎

뿌리잎은 무더기로 뭉쳐나며 잎자루가 길고 줄기잎은 어긋난다. 잎몸은 심장형으로서 끝이 뭉뚝하고 밑은 넓거나 심장 밑 모양이며 가장자리에 이빨 모양의 불규칙한 톱니가 있다. 앞면은 짙은 녹색이지만 뒷면은 흰 털이 촘촘하게 나 있어 흰빛이 돈다.

꽃

7~8월에 검은 자줏빛이 도는 두상화가 줄기 꼭대기에서 갈라진 작은 가지 끝에 산방 꽃차례를 이루며 달려 핀다. 꽃차례받침은 둥글고 꽃턱

잎 조각은 끝이 갈고리처럼 생긴 바늘 모양이다. 꽃은 통 모양의 대롱꽃이다.

🍒 열매

9월에 수과가 달려 회갈색으로 익는데 갈색의 갓털이 붙어 있고 속에서 검은 씨가 나온다.

🍊 제조법

뿌리 10~12g 또는 씨 5~7g을 1회분 기준으로 달여서 1일 2~3회 1개월 정도 복용한다.

🔍 주의사항

1. 자궁을 수축하기 때문에 임산부는 주의해야 한다.
2. 성질이 차므로 몸이 냉한 사람은 주의해야 한다.
3. 우엉 씨를 과다복용하면 혈압이 떨어질 수 있다.

📝 기타 효능

주로 피부과·운동계·치과 질환을 다스린다.

각기, 감기, 강장보호, 강정제, 개창, 거담, 관절염, 구열, 금창, 나력, 노이로제, 농가진, 뇌졸중, 늑막염, 담, 류머티즘, 마비, 배농, 부인병, 부종, 비만증, 산후풍치, 설창, 소염제, 습진, 아토피성피부염, 암(간암, 대장암, 식도암, 유방암, 폐암), 연주창, 열광, 옹종, 외이도염, 요통, 위경련, 유즙분비부전, 은진, 음낭습, 음창, 이뇨, 인후염·인후통, 절양, 종기, 종독, 중독(똥독), 중풍, 창종, 충수염, 충치, 치통, 투진, 편도선염, 풍, 풍비, 풍열, 피부병, 피부소양증, 항강, 해수, 해열, 화농, 후비, **[소아 질환]** 홍역

이 약초는

1. 소화 기능에 좋은 리그닌 성분이 들어 있어 변비에 좋으며 대장암 예방에 좋다.
2. 염증을 완화해주는 타닌 성분이 들어 있어 아토피, 여드름 등의 피부 질환에 효과가 있다.
3. 식이섬유가 풍부해 변비에 좋고, 콜레스테롤을 낮추므로 동맥경화를 예방한다.
4. 치매 예방, 골다공증, 당뇨병에 좋다.

14 율무

학명	*Coix lachryma-jobi* var. *majuyen*
과명	볏과(화본과)
생약명	의이인(薏苡仁)

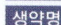

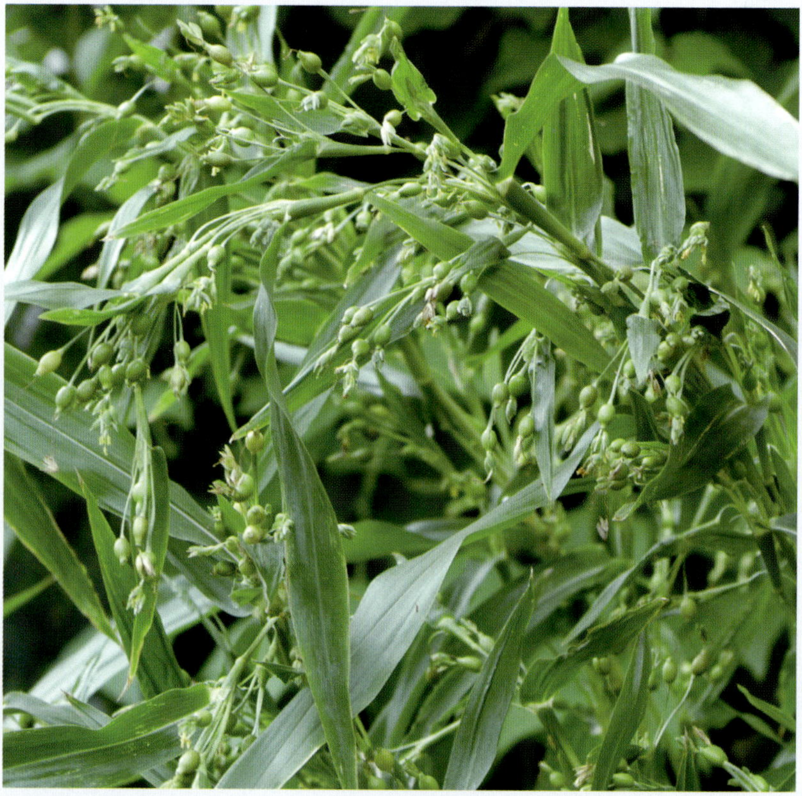

분 포	전국 각지	채취기간	10월(열매 성숙기)
생 지	밭에 재배	취급요령	껍질을 벗겨서 쓴다.
키	1~1.5m	성 미	따뜻하며, 달다.
분 류	한해살이풀	독성여부	없다.
번 식	씨	동속약초	염주
약 효	씨·뿌리		

율무는 의이(薏苡)·의미·인미라고도 한다. 줄기는 곧추 서서 자라며 겉은 딱딱하나 속이 비어 있고 가지가 여러 대로 갈라진다. 염주의 변종으로서 염주와 비슷하지만 율무는 꽃이삭이 때로는 밑으로 처지며 꽃이삭 밑에 달린 잎이 넓고 짧다. 또한 포초는 타원형 또는 긴 타원형으로서 딱딱하지 않은 점이 염주와 구별된다. 염주는 껍질이 딱딱해서 도정이 어려워 작물로 이용되지 않는다. 율무는 식용·약용으로 이용된다. 열매를 의이인이라 하며 밥·죽 등의 주식 외에 차를 끓여 마시거나 약재로 쓰는데 약용할 때는 농도가 약한 소금물에 삶아서 복용한다. 줄기에 달린 잎은 사료로도 쓴다. 약으로 쓸 때는 탕으로 하거나 술을 담가서도 쓴다.

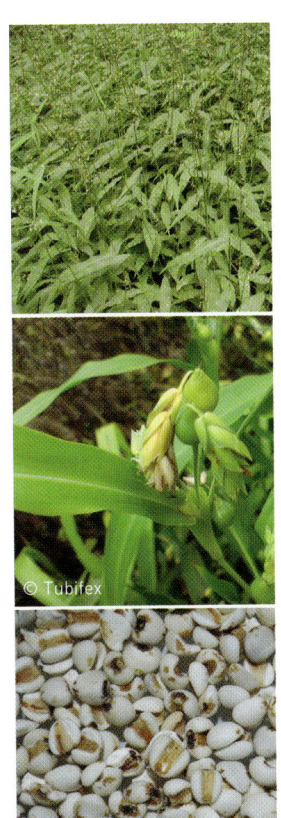

잎

어긋나며 잎몸과 잎집으로 구분된다. 잎몸은 너비 약 2.5cm의 댓잎피침형으로서 녹색이고 가장자리가 거칠다. 끝으로 갈수록 좁아져 뾰족하며 아래쪽이 넓고 잎집을 이루어 줄기를 감싼다.

🌸 꽃

7~8월에 가지의 잎겨드랑이에서 길고 짧은 몇 개의 꽃이삭이 나온다. 밑부분에 달려 있는 암꽃이삭은 타원형의 잎집에 싸여 있으며 꽃턱잎은 딱딱하고 타원형이다. 3개의 암꽃이삭 중 1개가 성숙하여 열매로 발달한다. 2개의 암술대가 길게 꽃턱잎 밖으로 나오고 밑에 열매인 영과가 1개 있다. 암꽃의 색깔은 흰색 또는 자주색이다. 수꽃이삭은 암꽃이삭 위로 길게 나와 3cm 정도 자라며 하나의 마디에 1~3개의 작은 이삭이 달리는데 작은 이삭마다 꽃이 2개씩 달리나 1개는 대가 없고 수술은 각각 2개씩이다. 씨방이 성숙하면 잎집은 딱딱해지고 검은 갈색으로 변한다.

🍒 열매

9월 중순 이후에 타원형의 영과가 익는데 품종에 따라 열매의 씨껍질 색이 회백색 · 황갈색 · 암갈색 · 흑갈색 등으로 나타난다. 씨앗 1,000개의 무게는 100g 정도이다.

🥣 제조법

율무쌀로 죽을 쑤어 1일 2~3회 20일 정도 복용한다.

🔍 주의사항

1. 임산부는 유산의 위험이 있으므로 복용을 금한다.
2. 마른 체형이나 변비가 심한 사람은 주의해야 한다.

3. 습해지면 변할 수 있으니 밀봉하여 보관한다.

기타 효능

주로 운동계 · 비뇨기 · 소화기 질환을 다스린다.

각기, 간경변증, 간염(급성 간염), 감기, 강장보호, 강정제, 경련, 고혈압, 관절염, 구충, 구취, 기관지염, 기미 · 주근깨, 낙태, 늑막염, 담, 담낭염, 담석증, 당뇨병, 류머티즘, 명목, 방광결석, 보신 · 보익, 보양, 부종, 비만증, 사마귀, 소갈증, 신경쇠약, 신경통, 신장염(만성 신장염), 심장기능강화, 심장병, 십이지장궤양, 암(식도암, 위암), 야뇨증, 오로, 요혈, 위염, 이뇨, 중독(식중독), 진통, 축농증, 치통, 폐결핵, 폐렴, 피부미용(거칠어진 피부-고운 살결을 원할 때, 피부노화방지, 피부미백), 피부염, 해열, 허약체질, 황달, 흑발발모, [소아 질환] 구루병, 소아이수

이 약초는

1. 몸 안의 수분을 빼주는 역할을 하므로 부종이나 방광결석에 효과가 있다.
2. 눈에 불필요한 화기를 빼주므로 눈 건강에 좋다.
3. 알파모노 리놀레인(α-mono linoleic), 류신(leucine), 타이로신(tyrosine) 등의 성분이 들어 있어 암세포 증식을 억제한다.
4. 사마귀가 났을 때 율무 팩을 만들어 1시간 정도 두면 효과가 있다.

15 촛대승마

학명	*Cimicifuga simplex*
과명	미나리아재빗과
생약명	승마(升麻)
이명	오수리승마

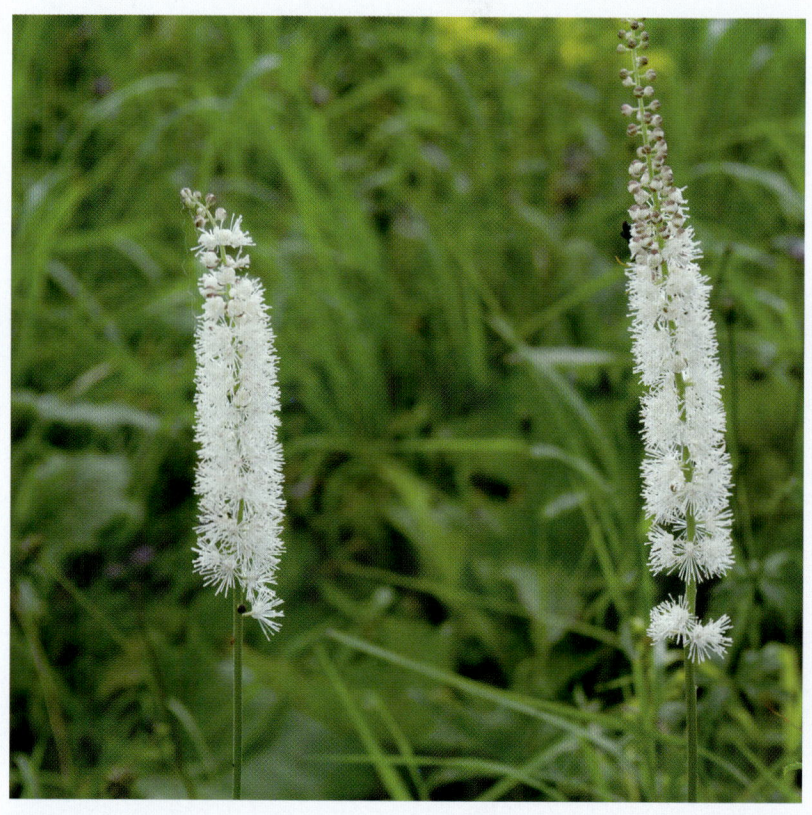

분 포	전국 각지	약 효	뿌리줄기
생 지	깊은 산의 응달	채취기간	여름~가을
키	100~150cm	취급요령	햇볕에 말려 쓴다.
분 류	여러해살이풀	성 미	평온하며, 맵고 쓰다.
번 식	실생·분주	독성여부	있다.

촛대승마는 갈라지지 않은 꽃차례의 형태가 촛대 모양으로 되기 때문에 촛대승마라 부른다. 줄기에 흰 털이 달려 있다. 관상용·식용·약용으로 이용된다. 어린순은 식용한다. 약으로 쓸 때는 탕으로 하여 사용한다.

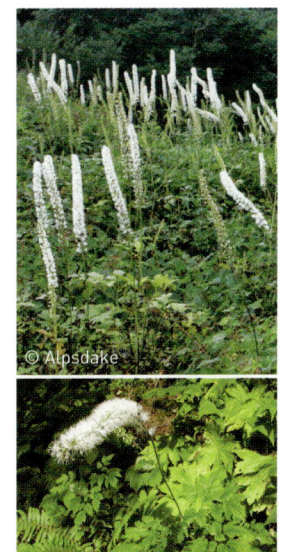

🍃 잎

어긋나며 2~3회 3개씩 갈라지고 잎자루가 길다. 작은 잎은 달걀 모양의 긴 타원형 또는 긴 타원 모양의 댓잎피침형으로서 거듭 2~3개씩 갈라지며 가장자리에 깊이 패어 들어간 고르지 않은 톱니가 있다.

✱ 꽃

6~7월에 흰색으로 피는데 줄기 끝에서 양성화와 수꽃이 섞여 나와 길이 20~30cm인 원기둥 모양의 총상 꽃차례를 이룬다. 꽃받침 조각은 5개이고 꽃잎처럼 생겼다. 꽃잎은 꽃받침 조각보다 작으며 끝이 얕게 2개로 갈라지고 꽃받침과 함께 일찍 떨어진다. 수술은 길이 10mm 정도이고 흰색인데 털이 있는 것도 있다. 암술은 2~7개이다.

🍒 열매

8~10월에 골돌과가 달려 익는데 부리 모양의 자루가 길다.

🟠 제조법

뿌리 10~12g을 1회분 기준으로 산제·환제로 하여 1일 2~3회 1주일 정도 복용한다.

🔍 주의사항

1. 과다복용하면 구토와 어지러운 증상이 나타날 수 있다.
2. 월경전증후군의 환자가 복용하면 간 장애(肝障碍)가 나타날 수 있다.
3. 몸이 약한 사람은 주의해야 한다.

📝 기타 효능

주로 열증을 다스리며, 악성 피부염에도 효험이 있다.

식도염, 종독, 중독, 투진, 편도선염, 풍습, 해열, [소아 질환] 요혈

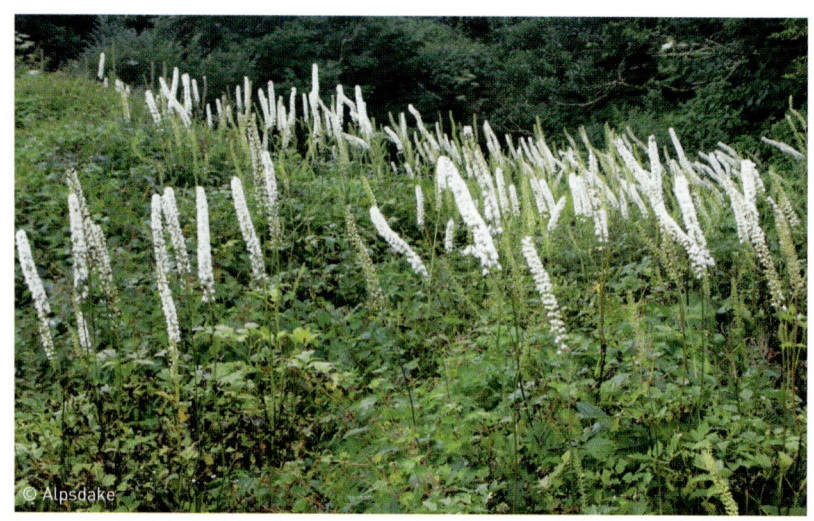

이 약초는

1. 홍역이나 급성 전염병, 두통, 인후염, 입술의 염증, 치은염 등에 좋다.
2. 여성의 자궁과 탈항에도 효과가 있다.
3. 항균작용이 있어 결핵균, 황선균(黃癬菌), 피부진균 등을 억제함으로 설사나 이질에 효과가 있다.

16 층층이꽃

학명	*Clinopodium chinense var. parviflorum*
과명	꿀풀과
생약명	웅담초(熊膽草)
이명	구탑초(九塔草)·고지등(苦地騰)·풍수채(風輪菜)

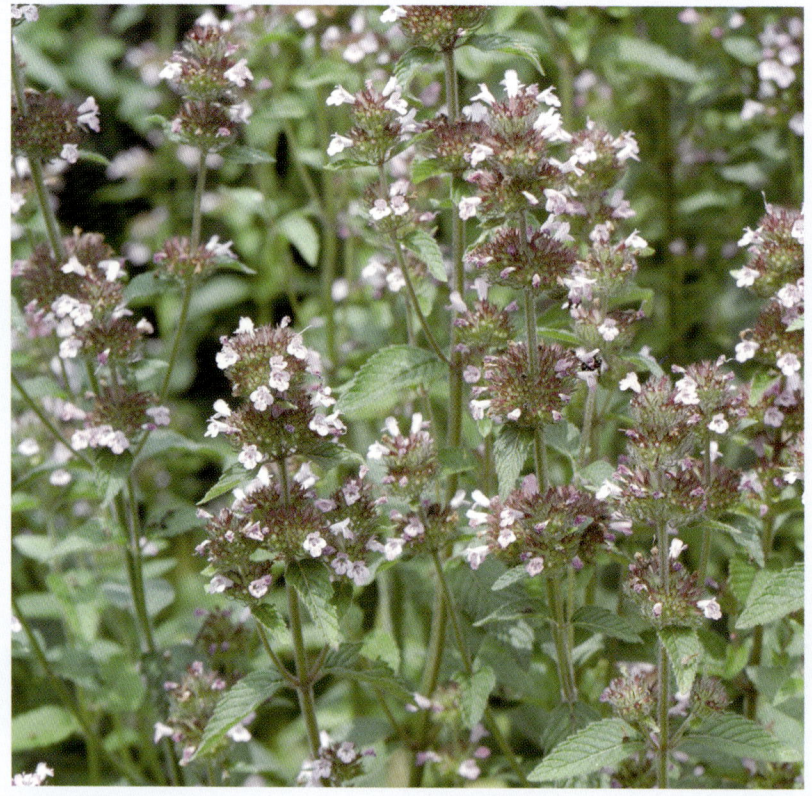

분 포	전국 각지	채취기간	여름~가을
생 지	산과 들	취급요령	햇볕이나 그늘에 말려 쓴다.
키	15~40cm	성 미	서늘하며, 쓰고 맵다.
분 류	여러해살이풀	독성여부	없다.
번 식	분주·씨	동속약초	산층층이의 온포기
약 효	온포기·잎		

층층이꽃은 우리나라 전역과 일본·중국·대만(타이완)에 분포한다. 줄기는 네모지고 위쪽에서 가지가 갈라지며 밑을 향한 흰 털이 나 있다. 방향성이 있다. 유사종으로 꽃받침에 짧은 샘털이 있는 것을 산층층이라 한다. 관상용·밀원·식용·약용으로 이용된다. 봄에 어린순을 따서 삶아 물에 우려 냄새를 없앤 뒤에 나물로 먹는다. 약으로 쓸 때는 탕으로 하여 사용하며, 술을 담가서도 쓴다.

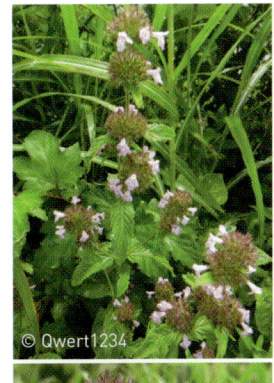

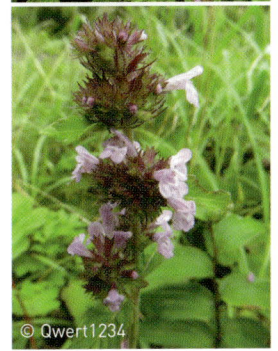

● 잎

마주나고 길이 2~20mm의 잎자루가 있다. 잎몸은 달걀꼴 또는 긴 달걀꼴로서 가장자리에 톱니가 있으며 끝은 그리 뾰족하지 않고 밑은 둥글다.

✹ 꽃

7~8월에 자홍색 꽃이 줄기와 가지 위쪽의 잎겨드랑이에서 층층으로 많이 모여 달려 핀다. 꽃턱잎은 선형이며 긴 털이 있다. 꽃받침은 끝이 5개로 갈라지고 털이 많다. 꽃부리는 입술 모양인데 아랫입술꽃잎은 크게 3개로 갈라지고 붉은 반점과 털이 있다. 수술은 4개 중 2개가 길다. 암술은 1개이며 암술머리는 2개로 갈라진다.

🔴 열매

9~10월에 둥글고 약간 편평한 분과가 달려 익는데 꽃받침에 싸여 있다.

🟡 제조법

온포기 8~10g을 1회분 기준으로 달이거나 산제로 하여 1일 2~3회 1주일 정도 복용한다.

🔍 주의사항

1. 몸이 약해 식은땀을 흘리는 사람은 주의해야 한다.
2. 다릴 때 먼지 냄새로 인해 약이 탄 것으로 오해할 수 있다.
3. 과다복용하지 말고 기준량을 지킨다.

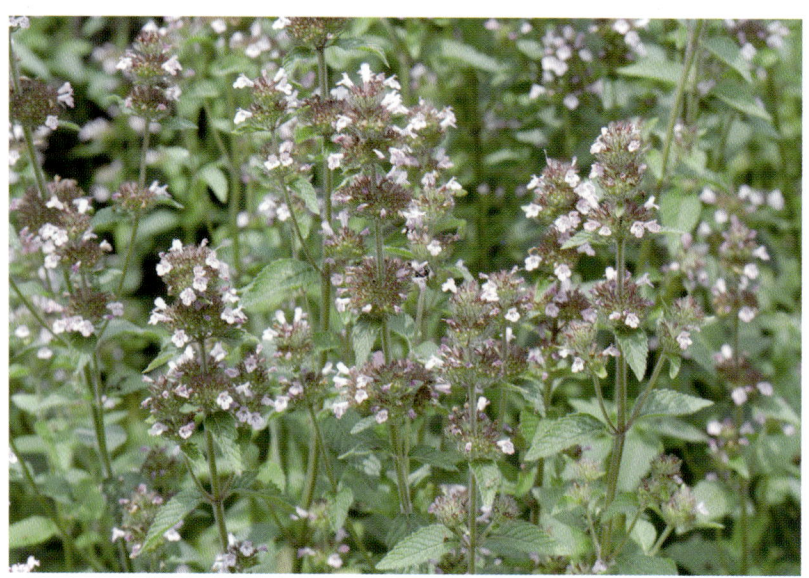

📋 기타 효능

주로 간 질환과 폐경에 효험이 있다.

간염(B형간염), 감기, 결막염, 담낭염, 습진, 식도염, 신부전, 신우신염, 신장염(공통), 위장염, 유방염, 중독, 중풍, 청열, 치통, 편도선염, 황달, [소아 질환] 경풍

이 약초는

1. 반열이나 두통, 인후통에 효과가 있다. 특히 감기에 탁월한 효과가 있다.
2. 한방에서는 지혈작용이 있어 코피나 자궁출혈, 대변출혈, 소변출혈 등에 사용한다.
3. 피부 질환에 효과가 있는데, 피부염에는 층층이꽃을 짓이겨 붙이면 효능이 있다.
4. 항균작용이 있어 신장염, 식도염, 위장염, 유방염, 중풍, 편도선염, 황달 등에 효과가 있다.

17 타래난초

학명	*Spiranthes sinensis*
과명	난초과
생약명	반룡삼(般龍蔘)
이명	완초(綬草)·저편초(杵鞭草)·반룡삼(盤龍蔘)

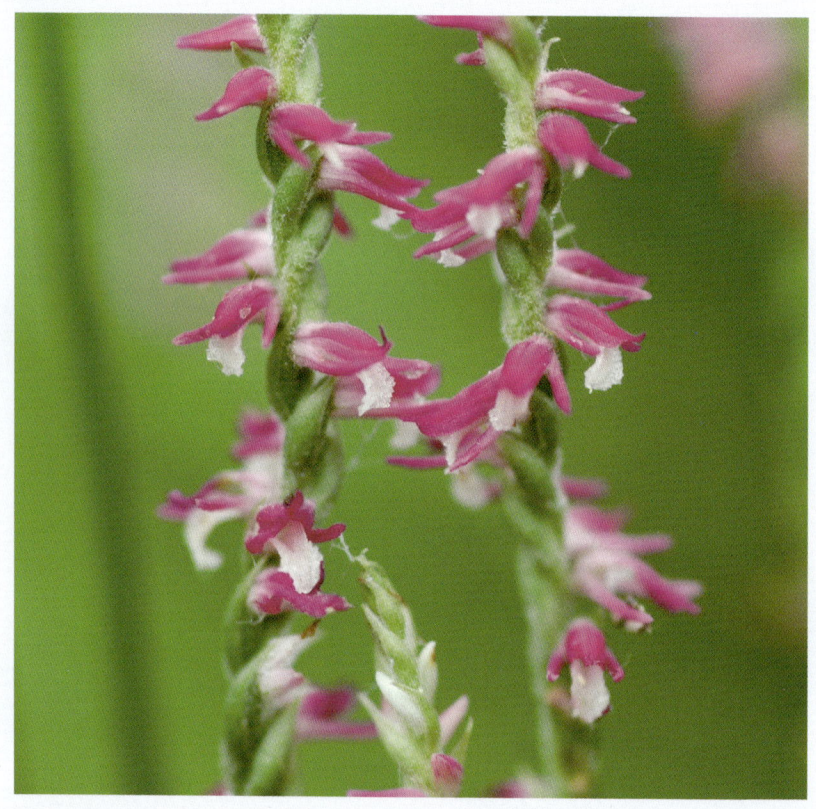

분 포	전국 각지	약 효	온포기
생 지	산기슭, 풀밭, 잔디밭, 논둑	채취기간	5~8월(개화기)
키	10~40cm	취급요령	햇볕에 말려 쓴다.
분 류	여러해살이풀	성 미	평온하며, 달고 쓰다.
번 식	분주	독성여부	없다.

타래난초는 방추형으로 짧고 굵은 다육질의 뿌리가 3~4개이며 여러 줄의 거칠고 큰 수염뿌리가 있다. 줄기는 곧게 서서 자라고 1~3개의 비늘조각잎이 있다. 유사종으로 흰 꽃이 피는 것을 흰타래난초라 한다. 관상용·약용으로 이용된다. 약으로 쓸 때는 탕으로 하여 사용하며, 술을 담가서도 쓴다. 외상에는 짓이겨 붙인다.

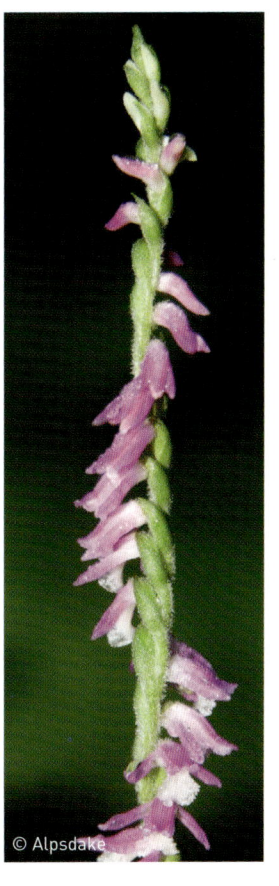

잎

잎은 뿌리와 줄기에서 나오는데 소라껍데기처럼 나선 모양으로 꼬여 달리면서 올라간다. 뿌리잎은 길이 5~20cm, 너비 3~10mm이고 주맥이 들어가며 밑부분이 짧은 잎집으로 된다. 줄기잎은 댓잎피침형으로서 끝이 뾰족하다.

꽃

6~8월에 분홍색 꽃이 나선 모양으로 꼬인 수상 꽃차례를 이루며 한쪽 옆을 향해 달려 핀다. 꽃턱잎은 길이 4~8mm인 달걀 모양의 댓잎피침형이고 끝이 뾰족하다. 꽃받침 조각은 길이 4~6mm의 댓잎피침형이고 점점 좁아져서 끝이 뾰족하다. 꽃잎은 꽃받침보다 약간 짧으며 위 꽃받

침 조각과 함께 투구 모양을 이룬다. 입술꽃잎은 거꿀달걀꼴로서 꽃받침보다 길고 끝이 뒤로 젖혀지며 가장자리에 잔톱니가 나 있다. 씨방은 대가 없다.

🍒 열매
8~9월에 길이 6~7mm인 타원형의 삭과가 달려 익는데 잔털이 있고 곧게 선다.

🍋 제조법
온포기 8~10g을 1회분 기준으로 달이거나 산제 또는 환제로 하여 1일 2~3회 5~6일 정도 복용한다.

🔎 주의사항
1. 몸이 냉하고 설사를 자주하는 사람은 주의해야 한다.
2. 정력이 좋은 사람은 기준량을 지키는 것이 좋다.
3. 약재를 많이 사용하지 말고 기준량을 지킨다.

📗 기타 효능
주로 호흡기 질환을 다스리며, 각종 염증에 효험이 있다.
대하증, 보음, 소종양, 식도염, 옹종, 인후염·인후통, 중독, 청열, 편도선염, 해수, 해열, 허약체질, 현훈증, [소아 질환] 인후통

이 약초는

1. 몸의 양기를 얻게 하기에 정력에 좋고 피로회복에 효과가 있다.
2. 해열작용이 있어 몸에 열이 나고, 감기, 두통, 어지럼증에 효과가 있다.
3. 한방에서는 항염작용이 있어 인후염, 편도선염, 식도염, 대하증, 악성 종기 등에 사용한다.

18 하눌타리

학명	*Trichosanthes kirilowii*
과명	박과
생약명	괄루근(栝蔞根)
이명	괄루자(栝蔞子)·괄루인(栝蔞仁)

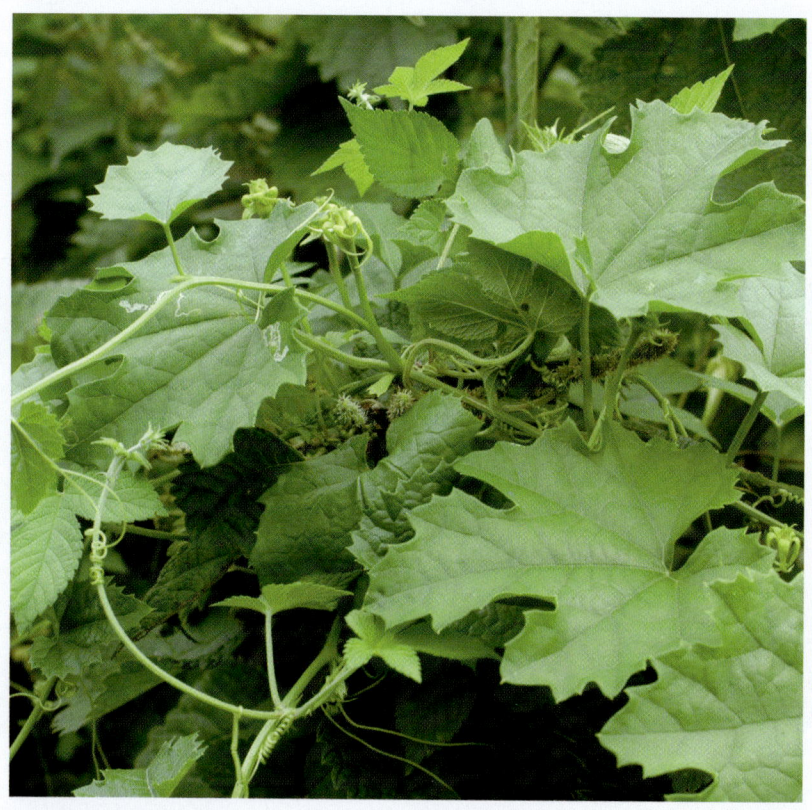

분 포	전국 각지	약 효	뿌리·과육
생 지	산기슭, 들, 밭둑	채취기간	10~11월
키	길이 3~5m	취급요령	날것 또는 햇볕에 말려 쓴다.
분 류	여러해살이 덩굴풀	성 미	서늘하며, 달고 쓰고 시다.
번 식	씨	독성여부	없다.

하눌타리는 과루(瓜蔞)·과루등·괄루·오과
(烏瓜)·큰새박·자주꽃하늘수박·하늘수박
·하늘타리·쥐참외·천과(天瓜)·천원자(天
圓子)·천원을(天原乙)·천을근(天乙根)·천질
타리(天叱他里)·천선지루라고도 한다. 덩이
뿌리가 비대하여 고구마처럼 굵어진다. 줄기
는 길게 뻗으며 잎과 마주난 덩굴손으로 다
른 물체를 휘감아 오른다. 관상용·공업용·
식용·약용으로 이용된다. 덩이뿌리를 괄루
근(栝蔞根)·왕과근(王瓜根), 열매를 괄루실·
토과실(土瓜實), 씨를 괄루인(栝蔞仁)·토과인

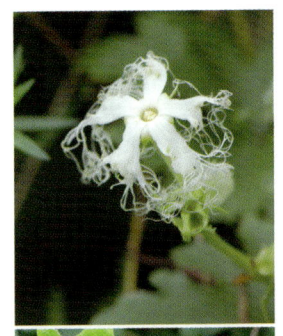

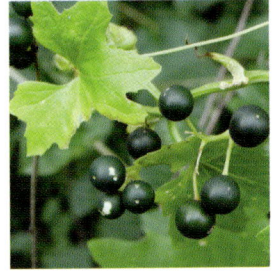

(土瓜仁)이라 하며 약재로 사용한다. 열매는 씨를 제거한 후 말려 두고 쓴
다. 과육은 화장품 원료로 쓴다. 뿌리의 녹말을 식용한다. 약으로 쓸 때는
탕으로 하거나 환제 또는 산제로 하여 사용하며, 술을 담가서도 쓴다.

🌿 잎

어긋나며 길이와 너비가 각각 6~10cm인 심장형으로서 단풍잎처럼
3~7갈래로 얕게 또는 깊게 갈라진다. 갈라진 조각의 가장자리에 거친
톱니가 있으며 밑은 심장 밑 모양이고 표면에 털이 있다.

✳ 꽃

7~8월에 흰색으로 피는데 암수딴그루의 단성화이다. 수꽃은 길이 15cm

정도의 수상 꽃차례를 이루며 달리고 암꽃은 길이 3cm 정도의 꽃자루 끝에 한 송이씩 달린다. 꽃받침과 꽃부리는 각각 5개로 갈라지고 갈라진 꽃부리 조각은 실처럼 다시 갈라진다. 수술은 3개, 암술은 1개이다.

🍒 열매
10월에 지름 7cm 정도의 둥근 장과가 달려 주황색으로 익는데 다갈색 씨가 많이 들어 있다.

🍚 제조법
뿌리 8~10g 또는 씨를 뺀 열매 15~18g을 1회분 기준으로 열매를 달이거나 뿌리를 산제로 하여 1일 2~3회 1개월 이상 복용한다.

🔍 주의사항
1. 복용 중에 모란, 생강, 쇠무릎, 패모를 금한다.
2. 설사 증세가 있거나 위한증(胃寒證)이 있는 사람은 복용을 금한다.
3. 임산부는 유산할 수 있으니 금한다.

📝 기타 효능
주로 소화기·호흡기 질환을 다스리며, 조갈증을 해소한다.

각혈, 간기능회복, 강장보호, 거담, 결핵, 기울증, 농혈리, 늑막염, 당뇨병, 방광습열, 배농, 변비, 변혈증, 보폐·청폐, 복통, 부인병, 부종, 비열, 사지동통, 산욕열, 산후변혈, 서증, 소갈증, 소변불통, 소염제, 소화불량,

습담, 습진, 암(식도암, 자궁암), 야뇨증, 어혈, 열광, 오장보익, 오풍, 요도염, 월경불순, 유방염, 중풍, 진정, 진통, 창종, 천식, 치루, 치질, 치창, 타박상, 탕화창(화상), 토혈, 통경, 피부미용(거칠어진 피부-고운 살결을 원할 때), 피부윤택, 피부염,

이 약초는

1. 부작용이 없는 항암제로 알려져 있을 정도로 항암효과가 뛰어나 식도암, 자궁경부암을 다스리는 데 주로 쓰인다.
2. 폐 기능을 좋게 하고, 기침을 멈추게 하며 가래를 삭이는 데 좋다.
3. 대소변을 잘 나오게 하고, 혈당을 낮추므로 당뇨 환자에게 좋다.
4. 항균작용이 있어 피부 질환에 좋고, 꾸준히 복용하면 피부가 윤기가 나며, 피로회복에도 효과가 있다.

19 회화나무

학명	*Sophora japonica*
과명	콩과
생약명	괴화(槐花)
이명	괴두(槐豆)·괴실(槐實)

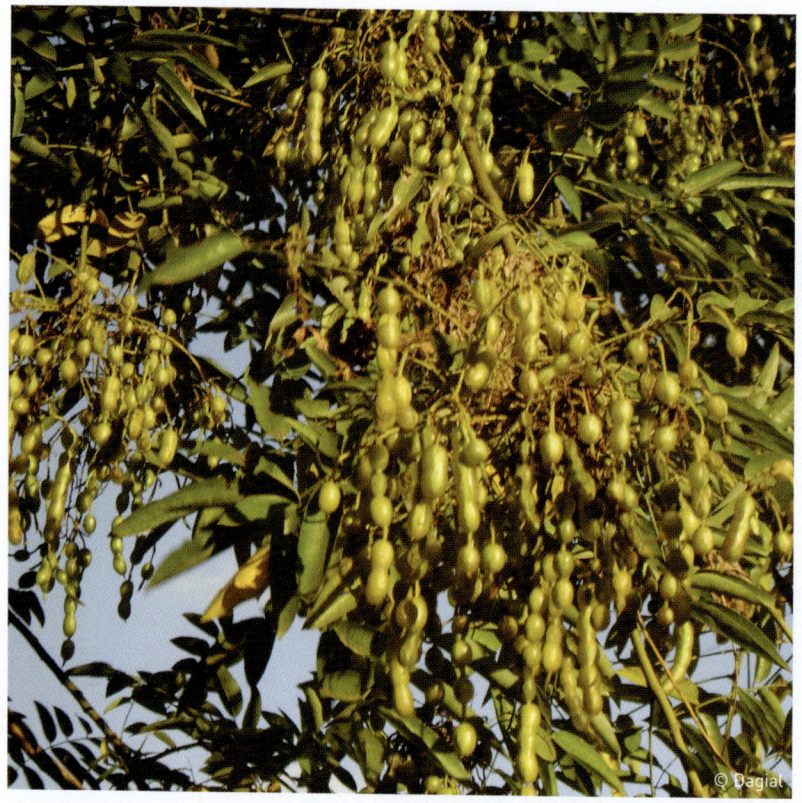

분 포	전국 각지	취급요령	날것(열매) 또는 말려(열매·잔가지·꽃) 쓴다.
생 지	산이나 들, 마을 부근에 식재		
키	25m 정도	성 미	서늘하며, 맵다.
분 류	낙엽 활엽 교목	독성여부	없다.
번 식	씨	동속약초	도둑놈의지팡이·고삼
약 효	꽃·잔가지·열매		
채취기간	7~8월(개화기 : 꽃), 가을(열매·잔가지)		

회화나무는 괴목(槐木)·괴나무·홰나무·회나무·괴화나무라고도 한다. 나무껍질은 진한 회갈색이고 세로로 갈라진다. 노란 속껍질에서 특유의 냄새가 난다. 녹색의 어린 가지는 흰 가루로 덮여 있으며 자르면 냄새가 난다. 뿌리를 괴근(槐根), 꽃봉오리를 괴화, 잎을 괴엽(槐葉), 열매를 괴각자(槐角子), 나무껍질을 괴백피(槐白皮)라 한다. 우리나라와 중국이 원산지이다. 관상용·공업용·식용·약용으로 이용된다. 우리나라에서는 좋은 일을 가져오는 행운목으로, 중국에서는 출세의 나무로, 서양에서는 학자의 나무로 알려져 있다. 회화나무 고목은 궁궐이나 양반 고택 등에서 많이 볼 수 있는데 예로부터 이 나무를 집안에 심으면 집안에 학자가 나오고 부자가 된다 하여 양반 집안에만 심었다. 또 잡신을 쫓고 마을을 지키는 수호목으로 회화나무를 마을 어귀에 정자나무로 많이 심었

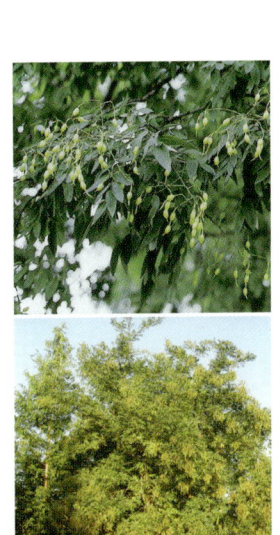

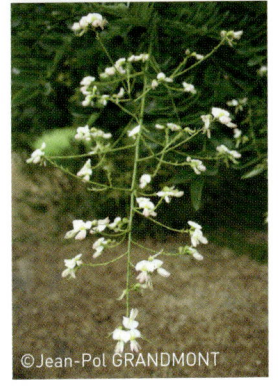

다. 나무의 모양이 아름다워 요즈음에도 가로수·공원수·조경수로 많이 심는다. 목재는 가구와 건축재로 이용한다. 꽃은 맥주와 종이를 황색으로 물들이는 데 쓴다. 꽃을 달인 노란색 물로 괴황지를 만들어 부적을 만들기도 했다. 어린잎은 식용하며 차의 대용품으로 쓴다. 약으로 쓸 때

는 탕으로 하거나 산제 또는 환제로 하여 사용하며, 술을 담가서도 쓴
다. 열매는 쌀뜨물 또는 식초에 하룻밤 재워 증기로 쪄서 불에 말려 두
고 쓴다. 꽃은 볶아서 쓴다. 줄기는 햇볕에 말려 두고 쓴다. 생열매를 짓
찧어 탕으로 하여 쓰기도 한다.

🌿 잎

어긋나며 7~17개의 작은 잎으로 구성된 1회 홀수 깃꼴겹잎이다. 작은
잎은 길이 2~6cm, 너비 15~25mm의 달걀꼴 또는 계란 모양의 타원형
이며 끝이 날카롭고 가장자리가 밋밋하다. 앞면은 녹색이나 뒷면은 회
백색으로 하얀 잔털이 촘촘히 나 있다. 잎자루는 짧고 누운 털이 있다.

✽ 꽃

8월에 나비 모양을 한 길이 12~15mm의 황백색 잔꽃이 새로 나온 가
지 끝에서 원추 꽃차례를 이루며 달려 핀다. 꽃차례의 길이는 20~30cm
이다. 꽃받침통은 종 모양이고 짧은 털이 있다. 수술은 10개이며 길이가
서로 다르다.

🍒 열매

9~10월에 길이 5~8cm의 협과 꼬투리가 염주처럼 잘록잘록한 모양으
로 아래를 향해 달려 노랗게 익는데 약간 육질이다. 열매 속에 1~4개의
갈색 씨가 들어 있다.

🥣 제조법

나뭇등걸에서 자란 버섯을 삶아서 매일 복용한다.

🔍 주의사항

1. 몸이 냉하고 약한 사람은 주의해야 한다.
2. 약재를 다룰 때 쇠붙이 도구(철)를 쓰지 않는다.
3. 알레르기가 있는 사람은 주의해야 한다.

📝 기타 효능

주로 순환계 · 이비인후과 질환을 다스린다.

고혈압, 소염제, 수렴제, 악창, 안질, 암(암 예방/항암/악성종양 예방, 식도암, 유방암, 전립선암, 피부암), 림프절염, 진통, 출혈, 치질, 토혈, 피로곤비

이 약초는

1. 혈액 응고 작용이 있어 비뇨출혈, 여성 자궁출혈 등에 효과가 있다.
2. 혈액순환을 도우므로 고혈압, 동맥경화를 다스리는 데 쓰이고, 콜레스테롤을 낮춘다.
3. 항암작용하는 플라보노이드 성분이 들어 있어 몸속의 중금속물질을 배출시키며 항염증을 다스리는 데 효과가 있다.
4. 《동의학사전》에는 "열을 내리고 피나는 것을 멈춘다. 루틴 함량은 꽃봉오리에 많다. 간열로 눈이 붉어진 데, 부스럼에 쓴다"라고 기록되어 있다.

20 향등골나물

학명	*Eupatorium chinensis for. tripartitum*
과명	국화과
생약명	산택란(山澤蘭)
이명	화택란(華澤蘭)·유월설(洧月雪)·백수공(白須公)

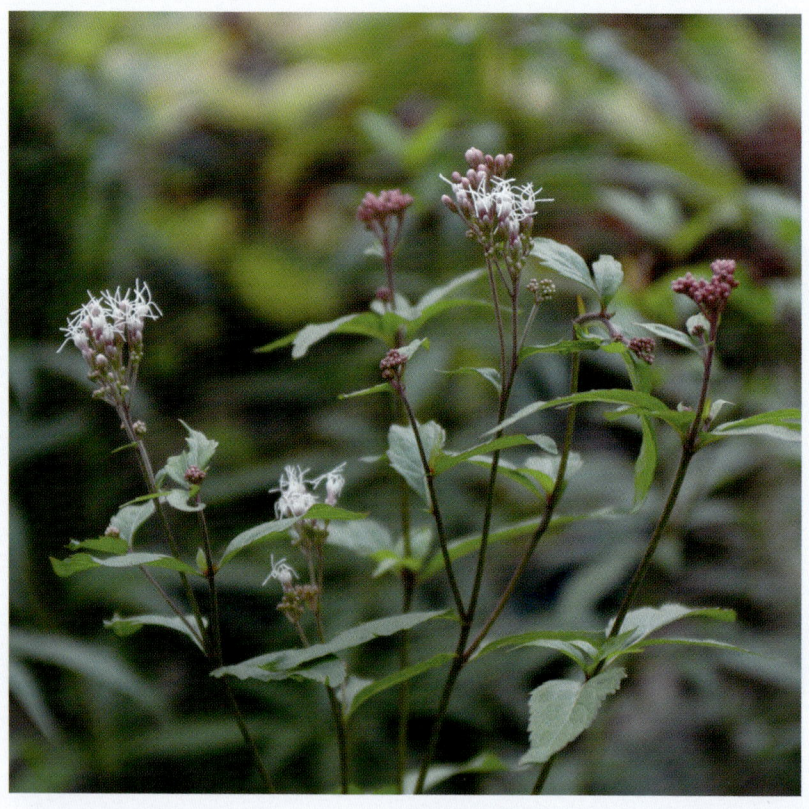

분 포	전국 각지	약 효	온포기
생 지	산과 들의 풀밭	채취기간	가을
키	2m 정도	취급요령	햇볕에 말려 쓴다.
분 류	여러해살이풀	성 미	서늘하며, 맵고 쓰다.
번 식	씨	독성여부	없다.

향등골나물의 등골나물이라는 이름은 잎의 가운데 주맥이 사람의 등줄기처럼 살짝 들어가 있다고 해서 붙여진 명칭이며 꽃이 향기롭다 하여 향등골나물이라는 이름이 붙었다. 향등골나물을 반쯤 말리면 벚꽃 같은 향기가 난다. 줄기는 곧게 서서 자라며 자줏빛이 돌고 가지에는 꼬부라진 털이 있다. 관상용·식용·약용으로 이용된다. 어린잎은 식용한다. 그러나 쓴맛이 강해 데쳐서 우려내야 한다. 약으로 쓸 때는 탕으로 하거나 생즙을 내서 사용하며, 술을 담가서도 쓴다. 외상에는 짓이겨 붙인다.

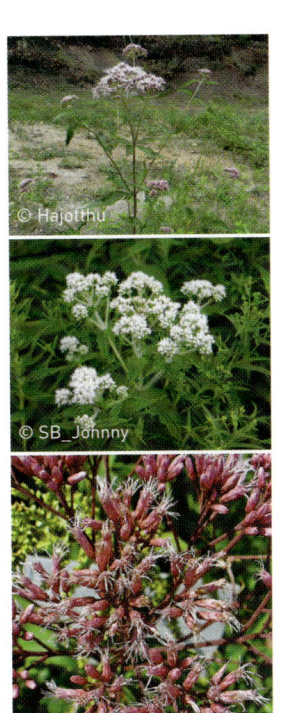

🧭 잎
밑부분의 잎은 작으며 꽃이 필 때쯤 스러진다. 중앙 부분의 잎은 마주나며 3개로 갈라지는데 가운데 갈래 조각은 길이 10~18cm의 긴 타원형으로서 크지만 옆의 갈래 조각은 작고 댓잎피침형이다. 가장자리에 규칙적인 톱니가 있고 양 끝이 뾰족하다. 양면에 털이 거의 없으며 잎자루는 짧다.

✳️ 꽃
7~10월에 엷은 자주색 꽃이 원줄기 끝에서 산방 꽃차례를 이루며 달려

핀다. 양성화이다. 꽃차례받침은 원통형이며 길이는 5~6mm이다. 꽃턱 잎 조각은 2줄로 늘어서는데 바깥 조각이 훨씬 짧으며 끝이 둥근다. 작은 꽃은 5개씩이다.

🍒 열매

9~10월에 길이 3mm 정도인 원통형의 삭과가 달려 익는데 털이 있으며 길이 4mm 정도의 흰 갓털이 있다.

🟠 제조법

온그루 10~12g을 1회분 기준으로 달이거나 산제로 하여 1일 2~3회 1주일 정도 복용한다.

🔍 주의사항

1. 너무 오래 달이면 약의 효과가 떨어진다.
2. 서양등골나물에는 독성이 있어 먹게 되면 손발이 떨리고 변비가 나타날 수 있다.
3. 서양등골나물은 들깻잎과 비슷해 혼동할 수 있으니 주의해야 한다.

📝 기타 효능

주로 호흡기 질환과 운동계의 통증을 다스린다.

감기, 고혈압, 관절염, 기관지염, 당뇨병, 디프테리아, 발열(신열), 보중익기, 사독, 산후복통, 소종양, 수종, 식도염, 실음, 암(암 예방/항암/악성종양 예방, 백혈병), 온신, 월경불순, 이수, 인후염, 인후통증, 종독, 중독, 중풍, 청열, 충수염, 토혈, 통경, 편도선염, 폐렴, 풍습, 해독, 해열, 황달

이 약초는

1. 아야핀(ayapin)이라는 성분이 들어 있어 산후복통, 폐렴, 중풍, 황달 등에 효과가 있다.
2. 혈액순환과 해열 효능이 있고, 해독작용이 있어 뱀이나 벌레에 물린데 치료제로 쓰인다.
3. 항균작용이 있어 식도염, 편도선염, 인후염, 기관지염, 관절염 등에 효과가 있으며, 월경불순에도 효능이 있다.

| 건강 지킴이 |

식도암
똑똑한 대처법

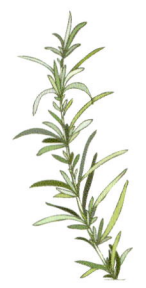

연세암병원 조병철 교수는 〈의학신문〉 인터뷰에서 식도암에 대해 이렇게 말했다. "식도암은 국내 암 발생률 6위에 있는 암으로, 남성이 여성보다 9.8:1로 발생한다. 세부적으로 '식도선암, 편평상피세포 식도암, 평활근육종 식도암, 흑색종'으로 나누어지며, 북미와 유럽 지역은 식도선암이, 아시아에서는 편평상피세포 식도암 환자가 대다수를 차지하고 있다." (〈의학신문〉, 2016. 1. 22.)

식도암은 정확한 발병 원인이 알려져 있지 않다. 하지만 다른 질병과 마찬가지로 유전 요인과 환경 요인의 영향으로 발생하는 것으로 보고 있다.

아시아에서 나타나는 편평상피세포 식도암은 흡연과 술의 영향이 크다. 이 외에도 식습관, 영양결핍, 발암물질 등도 이유를 들 수 있다. 또한 위산이 식도로 역류하기 때문이다. 위산이 역류하면 식도점막을 손상시켜 식도염을 일으키며 나아가서는 식도암을 발생하게 한다.

- **식도암의 증상**

식도암은 발견하기가 쉽지 않다. 대부분의 사람은 소화불량으로만 여긴다. 하지만 속 쓰림과 포만감, 상복부 팽만감, 구토 등이 자주 반복된다면, 병원을 내원하여 정확하게 진단을 받아야 한다.

식도암은 림프샘이 붓는 것이 흔하며 목 부위나 사타구니, 겨드랑이 등에 있는 림프샘이 특히 잘 붓는다. 원인을 알 수 없는 열이 지속하고 식은땀이 나며 체중이 감소하기도 한다. 림프샘이 붓는 증상 이외에 위장관 계통을 침범하여 복통, 출혈이 있을 수 있으며 그 외 다양한 증상이 있을 수도 있다(서울대학교 병원 질환 정보).

- **식도암의 예방법 : 식습관을 바꿔라**

암이 생기는 원인은 다양하지만, 그중 식습관은 암을 발생하게 하는 데 큰 영향을 준다. 국립암센터 명승권 교수는 "실제로 모든 암의 원인 중 30% 이상은 음식으로 인해 발생한다"라고 말했다. 그럼 어떤 식습관을 가져야 할까?

음식을 짜게 먹는 것을 주의해야 한다. 강북삼성병원 고병준 교수는 "음식을 짜게 먹는 것은 위에 좋지 않다. 짠 음식은 위의 점막을 변형시키는 위축성 위염을 발생시킬 수 있는데, 이는 위암의 전 단계다"라고 말했다.

붉은 육류와 육가공품을 많이 먹는 습관도 주의해야 한다. 발암성 물질로 분류된 햄, 소시지, 베이컨 등 육가공품은 위암, 식도암, 신장암, 대장암 등 여러 암과 연관되어 있다.

채소와 과일을 자주 먹는 습관을 들이면 좋다. 채소와 과일에는 카로티노이드, 비타민 C, 비타민 A, 비타민 E 같은 항산화영양소가 풍부해 암 예방에 도움이 된다.

- 단풍마
- 당근
- 덧나무
- 무
- 물솜방망이
- 바늘꽃
- 바위손
- 박쥐나무

- 밤나무
- 수염가래꽃
- 앉은부채
- 옥수수
- 짚신나물
- 택사
- 팥
- 화살나무

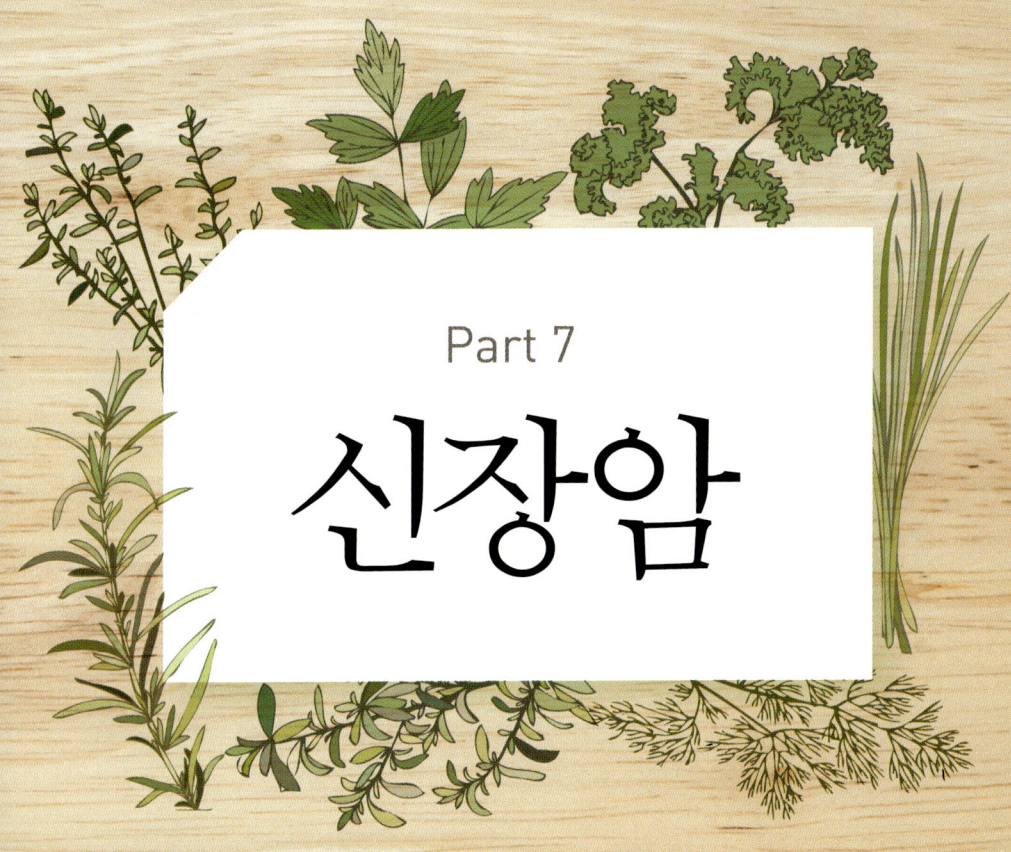

Part 7

신장암

Part 7 신장암 Renal Cancer

신장암이란?

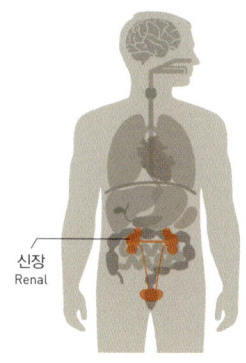

신장암의 원인과 증상

신장에 암이 발생하여 장애를 일으킨 경우이다.

신장염의 원인과 증상

신장에 생기는 염증이다. 급성과 만성이 있다. 신염(腎炎)이라고도 한다. 대개는 편도선염·인두염 등의 감염증에 속발되어 일어나며, 주로 사구체(絲球體 : 모세 혈관이 공 모양으로 모인 것으로 신장의 피질에 분포한다)가 침범당해 생긴다. 부종·단백뇨·혈뇨·고혈압 등의 증상이 나타난다. 신장에 생기는 병은 여러 가지가 있지만, 약 70% 이상이 신장에서 혈액을 거르는 기구인 사구체를 침범하는 신염(腎炎)이거나 신증후군(腎症候群)이다.

· **만성 신장염** : 만성 신장염은 그 증세가 서서히 나타나므로 자신이 빨리 발견할 수는 없지만 초기에 몸이 부어오르는 경우로

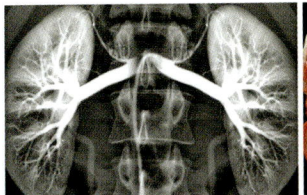

신장　　　　　　신장암 조직

알 수 있다. 심해지면 혈압이 오르거나 안색이 나빠지며 숨이 가빠지고 밤중에 소변을 자주 보게 된다. 그리고 신장염의 말기 증상으로 일어나는 위축신(萎縮腎)은 소변량이 평소보다 많이 배출되는 증세이다.

· **급성 신장염** : 급성 신장염은 신장 사구체와 세뇨관에 급성 염증이 일어나는 병이다. 주로 편도선염이나 감기를 앓고 난 다음 1~6주 정도 지나서 증상이 나타나는데 중이염 · 화농성피부염 · 류머티즘 등을 앓은 다음에도 온다. 얼굴 특히 눈꺼풀이 붓고 숨이 차며 허리에 통증이 오고, 소변량이 적으면서 혈뇨 · 단백뇨가 있으며 혈압도 오른다. 급성 신장염은 안정하면서 늘 몸을 따뜻하게 하는 것이 좋다.

다음의 약초와 처방으로 다스릴 수 있다.

01 단풍마

학명	*Dioscorea quinqueloba*
과명	맛과
생약명	천산룡(穿山龍)
이명	웅강(雄薑) · 지용골(地龍骨) · 구산약(拘山藥)

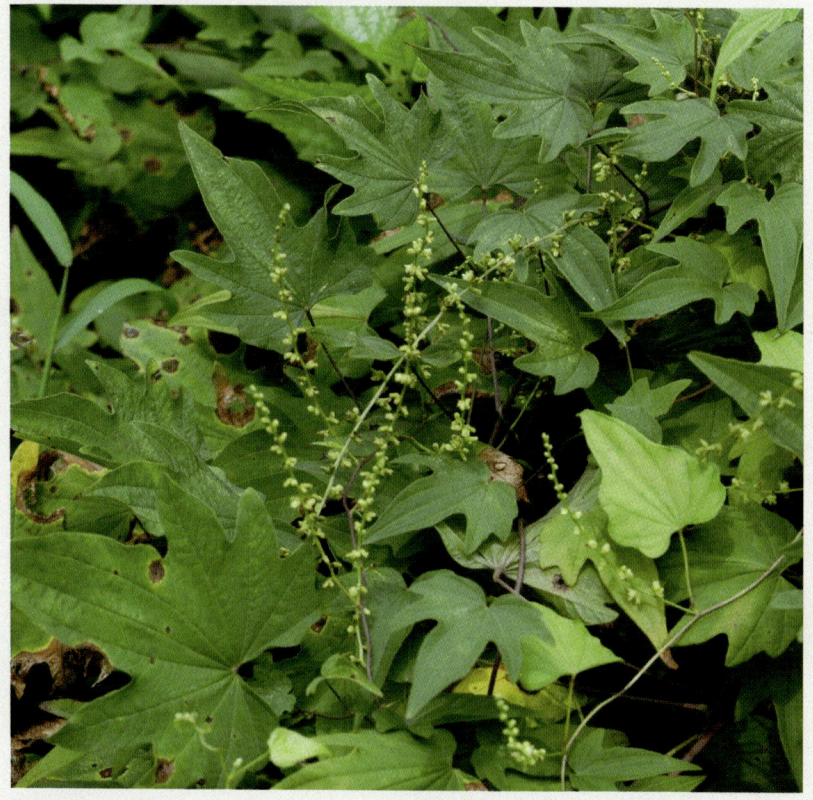

분 포	제주, 경남, 충남, 강원, 경기, 평북	채취기간	가을
생 지	산과 들	취급요령	잔뿌리 및 겉껍질을 제거하고 햇볕이나 불에 말려 쓴다.
키	1~2m		
분 류	여러해살이 덩굴풀	성 미	따뜻하며, 쓰고 달다.
번 식	실생 · 육아 · 분주	독성여부	없다.
약 효	덩이뿌리	동속약초	부채마의 뿌리줄기

단풍마는 살이 쪄 굵은 뿌리줄기가 옆으로 뻗는다. 줄기는 다소 연하며 많은 가지가 갈라지고 다른 물체를 감으면서 길게 뻗는다. 돌기 같은 털이 있다. 풀잎의 모양이 단풍과 닮았다 하여 붙여진 이름이다. 관상용·식용·약용으로 이용된다. 어린잎은 식용한다. 약으로 쓸 때는 탕으로 하거나 환제로 하여 사용한다.

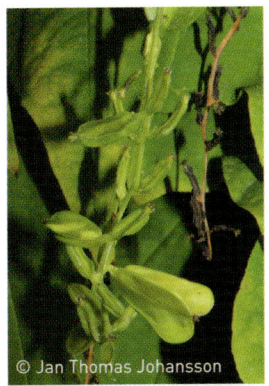

© Jan Thomas Johansson

© Jan Thomas Johansson

잎

어긋나며 손바닥 모양으로 5~9개로 갈라지는데 길이 6~12cm, 너비 4~10cm이며 밑은 심장 밑 모양이다. 갈라진 조각 중에서 가운데 것은 좁은 달걀꼴이고 끝이 뾰족하며 옆에 있는 것은 끝이 둥글거나 둔하다. 잎자루는 길고 밑부분에 1쌍의 작은 돌기가 있다.

꽃

6~7월에 엷은 황록색으로 피는데 잎겨드랑이에서 길이 5~15cm의 꽃이삭이 자라 수상 꽃차례를 이루며 작은 꽃들이 많이 달린다. 암수딴그루이다. 수꽃이삭은 때때로 갈라지는데 수꽃의 꽃대는 짧고 마르면 적갈색으로 된다. 암꽃이삭은 단일하여 아래로 늘어진다. 꽃덮이는 수평

으로 퍼지고 꽃덮이 조각과 수술은 각각 6개씩이다.

🍒 열매
9~10월에 길이 20~22mm, 너비 19~27mm의 삭과가 달려 익는데 끝이 오목하게 들어가고 3개의 날개가 있다. 씨에도 둥근 날개가 있고 끝이 오목하게 들어간다.

🍚 제조법
뿌리 10~12g을 1회분 기준으로 산제 또는 환제로 하여 1일 2~3회 15~20일 정도 공복에 복용한다.

🔍 주의사항
1. 독성이 없지만 복용 후 가슴이 답답하고 어지럼증이 있다면 주의해야 한다.
2. 단풍마와 비슷한 도꼬로마는 독성이 있으므로 잘 분별해야 한다.
3. 적당량으로 꾸준히 복용하는 것이 좋다.

📋 기타 효능
주로 호흡기 질환을 다스리며, 방광경에 효험이 있다.

갑상샘 질환(갑상샘기능항진증), 강장보호, 건위, 견비통, 관절염(화농성 관절염), 기관지염, 나력, 다뇨증, 담, 동상, 몽설, 무도병, 발모제, 보로, 빈뇨증, 생남약, 서근, 설사, 소종양, 신장기능강화, 신장염, 심장병, 악창,

연주창, 열성하리, 영류, 옹종, 요통, 유종, 이뇨, 자양강장, 제창, 종독, 중독, 천식, 타박상, 탕화창(화상), 토혈, 해수, 행혈, 허약체질

이 약초는

1. 혈액순환을 촉진하므로 고혈압, 동맥경화에 효과가 있고 중풍 예방에 도움이 된다.
2. 콜레스테롤을 낮추고 심장이나 신장의 기능을 좋게 한다.
3. 간이나 기관지, 비염, 기침, 천식에 효과가 있다.
4. 피부의 발진을 완화해주고, 피부노화를 예방하며, 체내 호르몬을 균형을 이루게 한다.
4. 《동의보감》에는 "뿌리를 갈아 복용하는 것과 잎과 줄기, 뿌리를 찧어서 타박상에 붙이면 낫는다"라고 기록되어 있다.

02 당근

학명	*Daucus carota var. sativa*
과명	미나릿과(산형과)
생약명	호나복(胡蘿蔔)

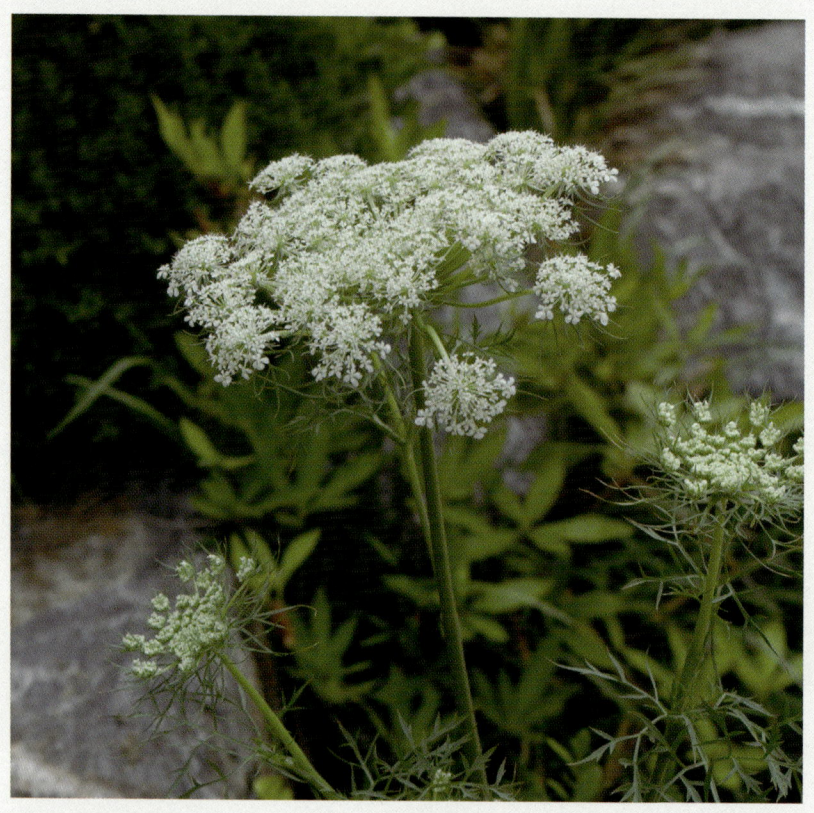

분 포	전국 각지	약 효	뿌리·잎
생 지	밭에 재배	채취기간	가을
키	1m 정도	취급요령	날것 또는 햇볕에 말려 쓴다.
분 류	한해살이 또는 두해살이풀	성 미	달다.
번 식	씨	독성여부	없다.

당근은 당나복(唐蘿葍)·호나복·홍나복(紅蘿葍)이라고도 한다. 중국에는 원나라 때 서쪽에서 왔다 하여 호나복이라는 이름이 붙었다. 줄기가 곧게 자라 가지가 갈라지는데 세로로 능선이 있으며 퍼진 털이 있다. 열매가 익으면 뿌리와 잎이 말라 버린다. 굵고 곧은 긴 원뿔 모양의 뿌리를 홍당무라고 하는데 적황색·붉은색을 띠며 맛이 달콤하고 향기가 많아 식용·약용으로 널리 이용된다. 항간에 간혹 쓰는 '唐根(당근)'이라는 한자는 취음(取音)이어서 올바른 이름이 아니므로 써서는 안 된다. 과거에는 당근을 말의 사료로 알고 사람들이 별로 즐기지 않았으나 현재는 식생활에 중요한 채소이다. 약으로 쓸 때는 생즙을 내어 쓰거나 날로 사용한다.

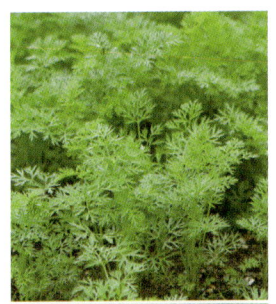
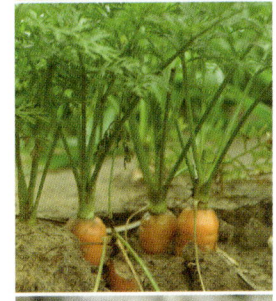
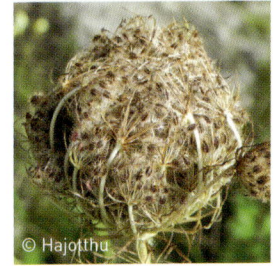
© Hajotthu

🍃 잎
여러 갈래로 갈라지는 3회 깃꼴겹잎인데 잘게 찢어진 깃 모양의 겹잎이 뿌리에서 모여나며 거친 털이 있다. 뿌리잎의 잎자루는 길다.

✳ 꽃
7~8월에 잘고 흰 오판화가 줄기 끝과 잎겨드랑이에서 나온 꽃대 끝에

산형 꽃차례를 이루며 차례로 달려 핀다. 양성화이다. 꽃차례받침은 잎 같고 뒤로 젖혀지며 갈라진다. 꽃받침과 꽃잎과 수술은 각각 5개씩이며 1개의 암술이 있고 씨방은 하위이다.

🍒 열매
9월에 긴 타원형의 분과가 열려 익는데 가시 같은 털이 달려 있다.

🍊 제조법
뿌리 20~30g을 1회분 기준으로 갈아서 1일 2회 20일 정도 아침 공복이나 잠자리에 들기 전에 복용한다.

🔎 주의사항
1. 복용 중에 무, 오이를 금한다.
2. 한방에서는 태양인에게 쓰지 않는다.
3. 소화 기능이 약한 사람은 주의해야 한다.

📋 기타 효능
주로 건강 생활을 위해 많이 쓰인다.

간기능회복, 간염(B형간염), 강장보호, 강정제, 고혈압, 과민성대장증후군, 근시, 기관지염, 냉병, 노이로제(신경증), 당뇨병, 류머티즘, 명목, 발모제, 변비, 부인병, 불임증, 비만증, 빈혈증, 시력감퇴, 신약, 신우신염, 신장기능강화, 신장염, 심장병, 심장판막증, 아토피성피부염(태열), 안신,

안질, 알레르기, 액취증, 야뇨증, 야맹증, 양기부족, 원기부족, 월경불순, 위장염, 이수, 저혈압, 천식, 탈항, 폐결핵, 피로곤비

이 약초는

1. 베타카로틴 성분이 들어 있어 암세포 증식을 억제한다.
2. 엽산, 비타민 B군, 파라아미노안식향산(para-aminobenzoic acid) 등이 풍부해 노화를 방지한다.
3. 글루코코티코이드(glucocorticoid) 성분이 들어 있어 항염작용 및 항알레르기작용을 한다.
4. 《동의보감》에는 "허약하고 무기력하며, 감기에 잘 걸리고, 간장이 약한 사람, 식욕이 없고 눈이 침침하며 치아와 뼈가 약한 사람, 점막의 저항력이 떨어져 천식 등이 쉽게 걸리는 사람에게 좋다"라고 기록되어 있다.

03 덧나무

학명	*Sambucus sieboldiana*
과명	인동과
생약명	접골목(接骨木)
이명	속골목(續骨木)·목삭(木蒴)·접골목(接骨木)

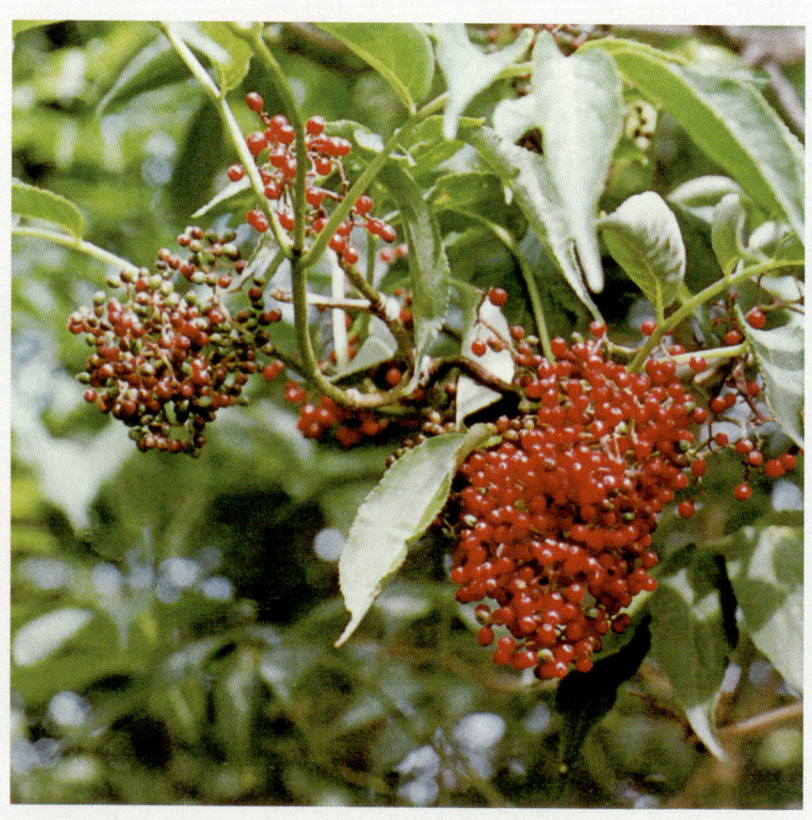

분 포	제주도	채취기간	연중
생 지	산중턱 숲 속	취급요령	햇볕에 말려 쓴다.
키	3m 정도	성 미	평온하며, 달고 쓰다.
분 류	낙엽 활엽 관목	독성여부	없다.
번 식	실생·꺾꽂이·분주	동속약초	당딱총나무·말오줌나무
약 효	나무껍질·꽃·잎·잔가지		

덧나무는 일본딱총나무라고도 한다. 나무껍질이 불규칙하게 갈라진다. 어린 가지에 털이 없고 겨울눈의 끝이 날카롭다. 잎을 접골목엽(接骨木葉), 뿌리를 접골목근(接骨木根)이라 하며 약용한다. 관상수·공업용·약용으로 이용된다. 약으로 쓸 때는 탕으로 하거나 환제 또는 산제로 하여 사용한다.

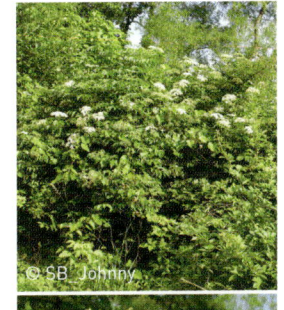

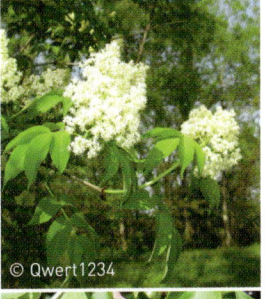

잎
마주나며 홀수 1회 깃꼴겹잎으로 2~4쌍의 작은 잎이 달린다. 작은 잎은 길이 7~10cm의 댓잎피침형이고 끝은 뾰족하며 밑은 뭉뚝하다. 양면에 털이 없고 가장자리에 톱니가 있다.

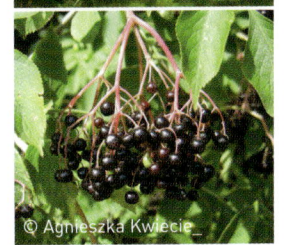

꽃
5월에 엷은 황백색으로 피는데 가지 끝에 원추 꽃차례로 달린다. 양성화이다. 꽃잎은 5개로 깊게 갈라진다. 5개의 수술과 1개의 암술이 있으며 암술머리는 자줏빛이다.

열매
6월에 동그란 핵과가 다닥다닥 열려 붉게 익는데 주름이 져 있다.

🥣 제조법

나무껍질 또는 꽃 10~12g을 1회분 기준으로 달이거나 산제로 하여 1일 2~3회 15일 정도 공복에 복용한다.

🔍 주의사항

1. 과다복용하면 설사나 구토가 나타날 수 있다.
2. 임산부는 잎이나 꽃, 줄기, 뿌리 모두 복용을 금한다.

📋 기타 효능

주로 운동계 및 호흡기 질환을 다스리며, 방광경에 효험이 있다.

각기, 골절, 골절증, 관절염(화농성관절염), 동통, 마비, 사지동통, 산후부종, 소염제, 수종, 신경통, 신부전, 신우신염, 신장기능강화, 신장염, 심장병, 음종(여성외음부부종), 음종(남성외음부부종), 이완출혈, 자한, 종독, 좌골신경통, 진통, 출혈, 치질출혈, 치뉴, 치통, 치풍, 타박상, 폐렴, 풍습, 해열, 행혈

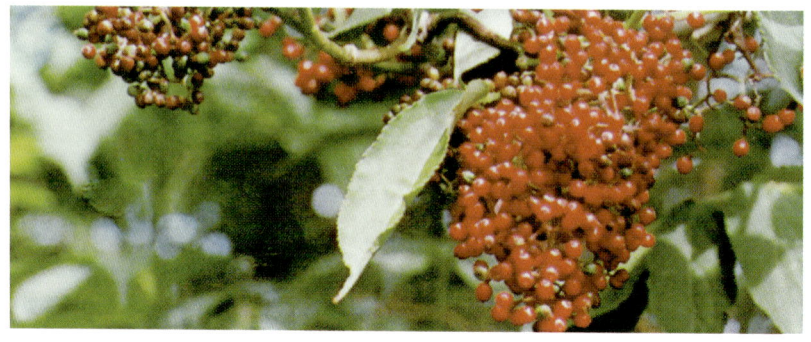

이 약초는

1. 혈액순환을 촉진하고, 통증을 줄여주며, 부종을 낫게 하고, 근육과 뼈를 이어주는 효과가 있다.
2. 상처로 인한 출혈을 멈추게 하고, 관절의 통증과 타박상에 효과가 있다.
3. 꽃잎을 차로 마시면 열을 내려주고, 소변을 잘 나오게 한다.
4. 《동의학사전》에는 "소변을 잘 보게 하며 피 나는 것을 멈추고 염증을 잘 낫게 한다. 타박상, 뼈가 부러진 데, 류머티스성 관절염, 신장염, 통풍, 목 안이 아픈 데, 여러 가지 출혈 등에 쓴다"라고 기록되어 있다.

04 무

학명	*Raphanus sativus*
과명	노박덩굴과
생약명	겨잣과(십자화과)
이명	나백자(蘿白子)·나소자(蘿小子)

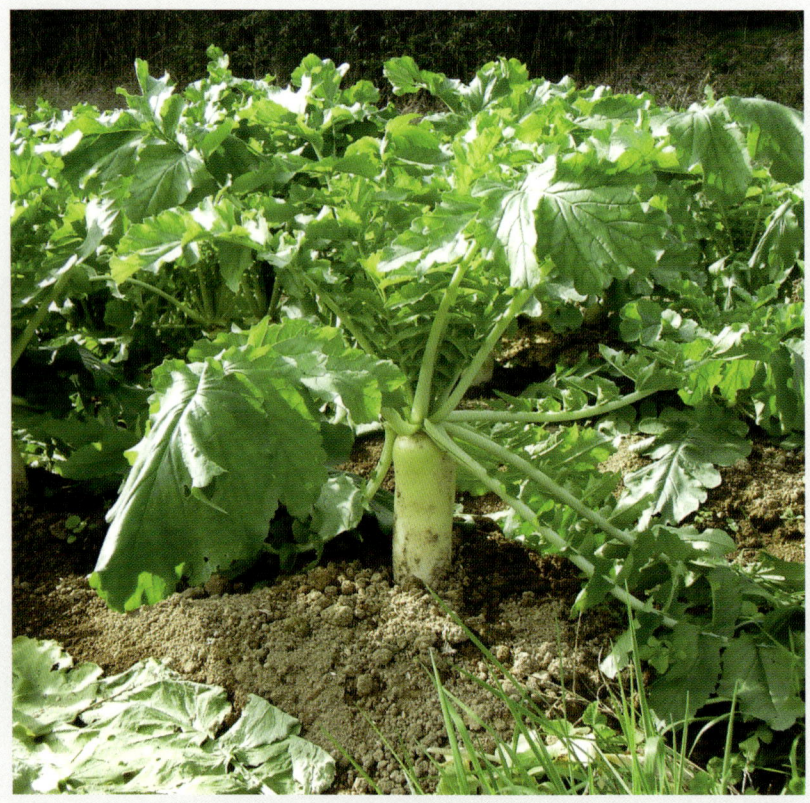

분 포	전국 각지	약 효	뿌리·씨
생 지	밭에 재배	채취기간	5~6월(씨), 연중(뿌리)
키	20~100cm	취급요령	날것으로 쓴다.
분 류	한해살이 또는 두해살이풀	성 미	평온하며, 맵고 달다.
번 식	씨	독성여부	없다.

무는 나복(蘿蔔)·내복(萊菔)·노복(蘆菔)·
청근(菁根)이라고도 한다. 배추·고추와 함께
우리나라 3대 채소 중의 하나이다. 줄기의 밑
부분과 이것에 이어진 원뿌리가 비대해진 것
이 무이다. 희고 살이 많아 잎과 함께 많이 쓰
이는 중요한 채소이다. 우리가 김치나 깍두기
용 무로 흔히 쓰는 재래종은 길이 20cm, 지
름이 7~8cm이며 무게는 800~900g이다. 식
용·약용으로 이용된다. 무에는 비타민 C가
많이 들어 있어 겨울철에 비타민 공급원으
로 중요한 역할을 해왔으며, 무즙에는 디아
스타제라는 효소가 있어 소화를 촉진시킨다.
약으로 쓸 때는 씨는 탕으로 하고 무(뿌리)는
생식하거나 생즙을 내어 사용한다.

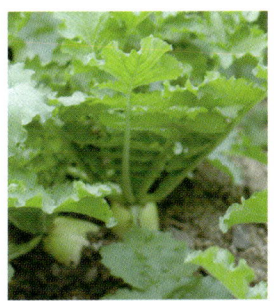
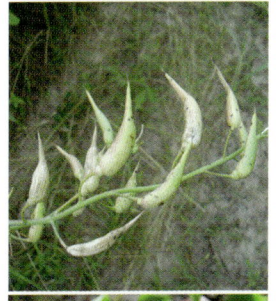
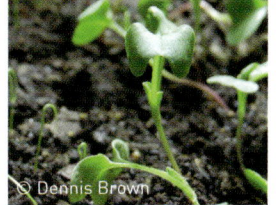

🍀 잎

대개 깃털 모양의 잎이 뿌리에서 더부룩이 무리 지어 솟아 뭉쳐나며 1회
깃꼴겹잎인데 잎자루가 있고 보통 거친 털이 나 있으며 가장자리에 거
친 톱니가 있다. 잎몸은 주걱 모양에서부터 1~12쌍의 작은 조각으로
깊게 갈라진 것 등 여러 가지 모양을 하고 있다.

🌸 꽃

4~5월에 엷은 자주색 또는 흰색의 사판화가 십자형으로 배열되어 피는데 꽃줄기 끝에서 총상 꽃차례를 이루며 달린다. 꽃줄기는 길이 1m 정도까지 자란 다음 가지를 치며 그 밑에서 총상 꽃차례가 발달하고 작은 꽃대가 있다. 꽃잎은 거꾸로 된 넓은 달걀 모양의 쐐기꼴이며 꽃받침보다 2배 정도 길다. 꽃받침 조각은 선 모양의 긴 타원형이다. 암술은 1개이고 수술은 6개 중 2개가 짧다.

🔴 열매

5월에 길이 5cm 정도의 길쭉한 폐과(閉果)가 달리는데 꼬투리에 잘록하게 들어간 곳이 있으며 꼬투리마다 볼록해진 부분에 1개씩 2~4개의 적갈색 씨가 들어 있다. 꼬투리는 익어도 갈라지지 않는다.

😊 제조법

뿌리 삶은 물로 목욕을 하면서 뿌리 생즙을 내어 1/2사발(1회용 종이컵 1컵 분량)을 1회분 기준으로 1일 1~2회 2~3일 정도 복용한다.

🔍 주의사항

1. 복용 중에 맥문동, 지황(생지황, 건지황, 숙지황)을 금한다.
2. 무와 순무는 기운을 내리는 효능이 있으므로 몸이 약한 사람은 과다 복용을 금한다.
3. 손발이 찬 사람은 과다복용을 금한다.

기타 효능

주로 호흡기 질환을 다스리고, 건강 생활에 유익하다.

가슴앓이, 감기, 갑상샘 질환(갑상샘기능항진증), 고혈압, 골다공증, 관격, 관절염(화농성관절염), 구내염, 구충, 기관지염, 냉병, 뇌기능장애, 단독, 담, 담석증, 당뇨병, 대변불통, 독감, 두통, 멀미, 무좀, 변비, 복막염, 부종, 비염, 비위허약, 빈혈증, 설사, 소갈증, 소화불량, 숙취, 습담, 습진, 식체(달걀, 두부, 떡이나 찰밥, 메밀), 신경통, 신장염(급성 신장염), 암(간암, 자궁암), 야뇨증, 월경불순, 위산과다증, 위염, 인후염·인후통, 자궁내막염, 저혈압, 중독(니코틴중독, 마약중독, 버섯중독, 아편중독, 약물중독, 연탄가스중독), 중이염, 천식, 축농증, 출혈, 충치, 치질, 치통, 타박상, 편두통, 폐렴, 해열, 황달, **[소아 질환]** 감적, 경풍, 구루병, 백일해, 홍역

이 약초는

1. 항산화작용이 뛰어나 노화를 촉진하는 활성산소를 줄여주므로 노화방지에 좋다.
2. 인돌과 글루코시놀레이트(glucosinolate) 성분이 들어 있어 몸속의 발암물질을 배출하며, 대장운동을 촉진하는 리그닌 성분이 들어 있어 변비에 좋다.
3. 《동의보감》에는 "독이 없고, 음식을 소화되게 하고, 가래를 삭이며, 오장의 나쁜 기운을 빼내고, 관절을 부드럽게 해준다"라고 기록되어 있다.
4. 중국의 《전남본초(滇南本草)》에는 식도암을 치료하는 데 사용했다고 나와 있다.

05 물솜방망이

학명	*Senecio pseudo-sonchus*
과명	국화과
생약명	구설초(狗舌草)
이명	유미청(柔米青)·동교배(銅交杯)

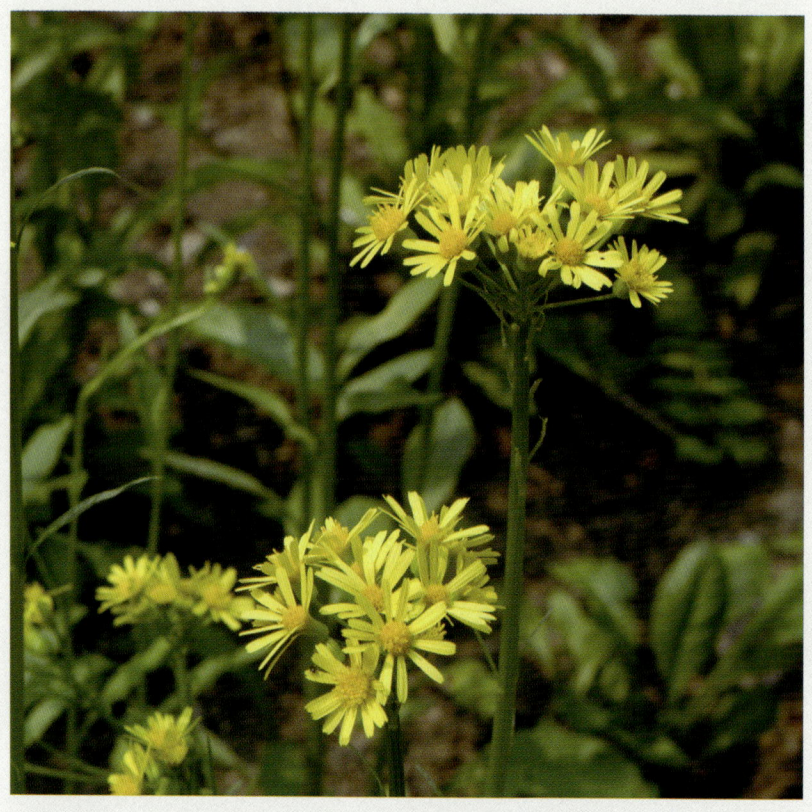

분 포	전국 각지	채취기간	4~5월(개화기)
생 지	높은 지대의 습지	취급요령	햇볕에 말려 쓴다.
키	55~65cm	성 미	차며, 쓰다.
분 류	여러해살이풀	독성여부	있다.
번 식	씨	동속약초	솜방망이의 온포기
약 효	온포기·뿌리		

물솜방망이의 줄기는 곧게 서고 가지를 치지 않는다. 줄기와 잎에는 거미줄 같은 흰색의 잔털이 촘촘히 덮여 있다. 습기가 있는 곳에서 자라기 때문에 물솜방망이라는 이름이 붙여졌다. 뿌리를 구설초근(狗舌草根)이라 한다. 약으로 쓸 때는 탕으로 하여 사용한다.

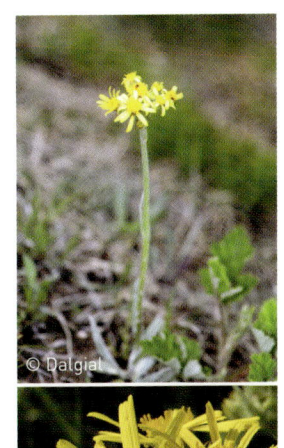

잎

뿌리에서 나온 잎은 길이 8~17cm, 너비 6~18mm이며 줄기 아래쪽에 달린 잎과 더불어 선 모양의 주걱꼴 또는 댓잎피침형인데 밑부분이 좁아져서 잎자루의 날개가 되고 양면에 거미줄 같은 털이 나 있다. 줄기 중간 부분에 달린 잎은 선 모양이고 밑이 좁지 않다. 잎의 가장자리는 밋밋하거나 불규칙한 톱니가 있다. 뿌리잎은 꽃이 필 때까지 남아 있다.

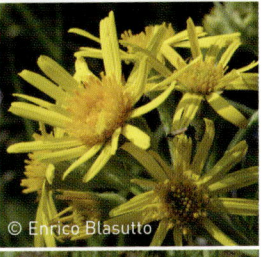

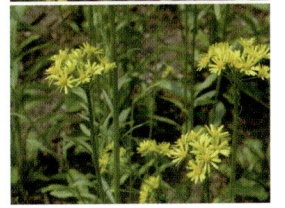

꽃

5~6월에 황색으로 피는데 7~30개의 두상화가 산방 꽃차례를 이루며 달린다. 꽃차례받침은 컵 모양을 하고 있다. 녹색의 꽃턱잎 조각이 1줄로 배열되는데 가장자리가 막질이고 털은 없다.

🍒 열매

6~8월에 원추형의 수과가 달려 익는데 10개의 모가 난 줄이 있으며 털은 없다.

😀 제조법

온포기 또는 뿌리 10~12g을 1회분 기준으로 환제로 하여 1일 2~3회 15~20일 정도 공복에 복용한다.

🔍 주의사항

1. 독성이 있으므로 복용 시 주의해야 한다.
2. 성질이 차므로 몸이 냉하고 설사를 자주하는 사람은 주의해야 한다.
3. 간이 약한 사람은 주의해야 한다.

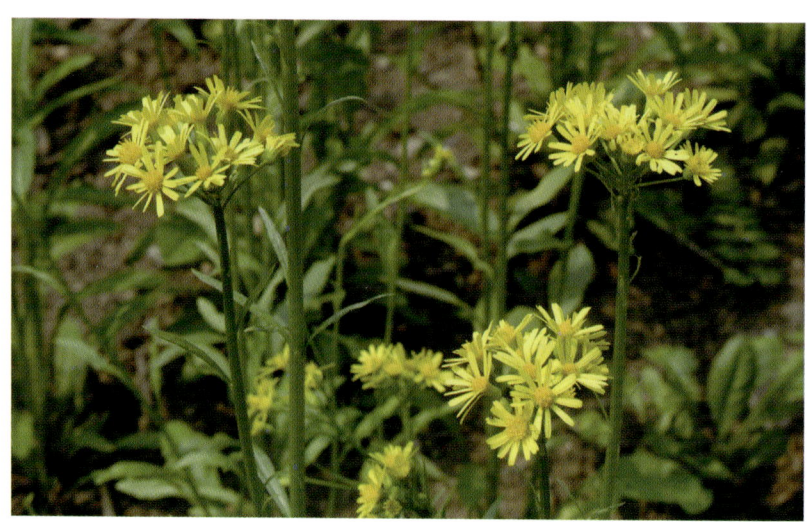

기타 효능

주로 호흡기 질환을 다스리며, 신경(腎經)에 효험이 있다.

감기, 기관지염, 담, 산후부종, 선창, 소종양, 수종, 신우신염, 신장염, 옹종, 인후염 · 인후통, 해수, 해열

이 약초는

1. 혈액순환을 좋게 하고, 이뇨작용을 촉진하며, 몸의 열을 내려준다.
2. 항염작용이 있어 신장염, 부종, 부스럼, 피부 질환, 잘 낫지 않는 종기에 효과가 있다.
3. 살충작용이 있어 벌레와 기생충을 없애는 효능이 있다.
4. 백혈병 세포의 증식을 억제한다.

06 바늘꽃

학명	Epilobium pyrricholophum
과명	바늘꽃과
생약명	심담초(心膽草)

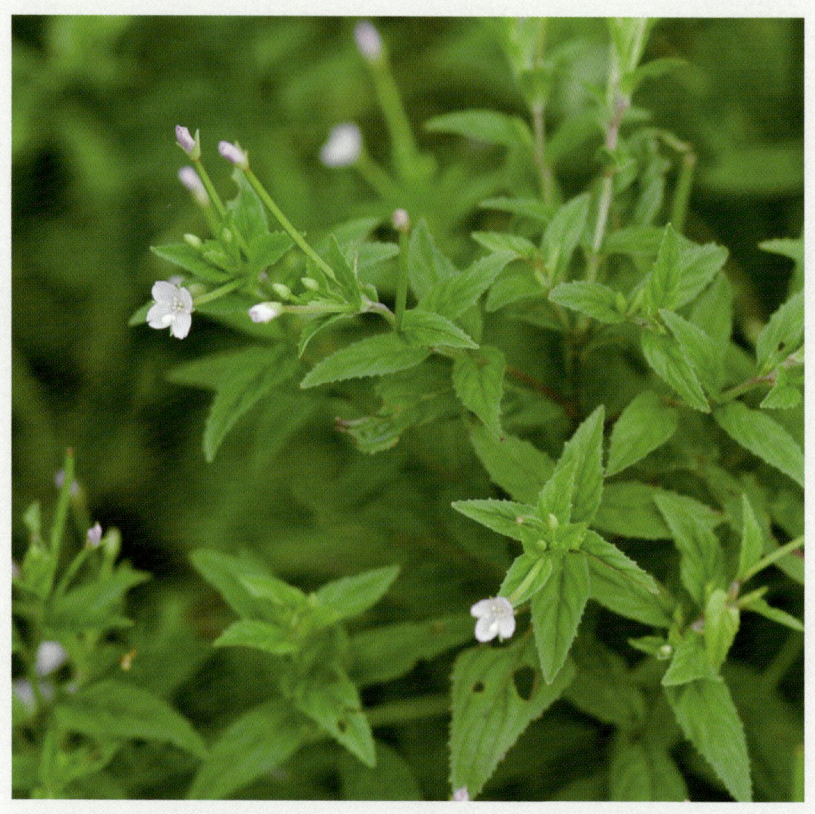

분 포	전국 각지	약 효	온포기
생 지	산과 들의 물가나 습지	채취기간	7월경(개화기 전)
키	30~90cm	취급요령	햇볕에 말려 쓴다.
분 류	여러해살이풀	성 미	서늘하며, 약간 싱겁다.
번 식	꺾꽂이 · 분주 · 씨	독성여부	없다.

바늘꽃은 옆으로 길게 뻗는 땅속줄기에서 원
줄기가 나와 곧게 자라는데 밑부분에 굽은
잔털이 있고 위쪽에 샘털이 있다. 긴 꽃자루
모양이 바늘 같다 하여 바늘꽃이라는 이름이
붙었다. 유사종으로 한라산에서 자라는 한라
바늘꽃은 줄기와 잎에 굽은 털뿐이거나 위쪽
에 샘털과 함께 씨방과 꽃줄기에 굽은 털과
더불어 샘털이 있다. 관상용·목초·약용으
로 이용된다. 뿌리를 제외한 온포기를 심담
초라 하여 약재로 쓴다. 약으로 쓸 때는 탕으
로 하거나 환제 또는 산제로 하여 사용한다.

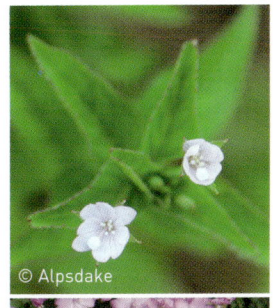

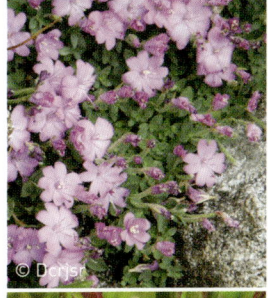

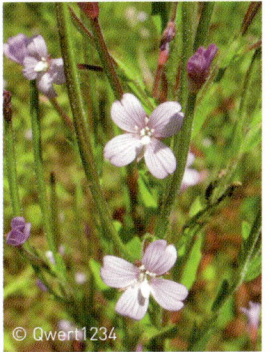

잎

마주나고 잎자루가 없이 다소 원줄기를 감
싸는데 달걀꼴 또는 달걀 모양의 댓잎피침
형으로서 가장자리에 불규칙한 톱니가 있
다. 중앙 부분의 잎은 길이 2~10cm, 너비
0.5~3cm이다. 가을에 붉게 단풍이 든다.

꽃

7~8월에 붉은 자줏빛 십자화가 줄기 위쪽의 잎겨드랑이에서 1개씩 달
려 피는데 가늘고 긴 씨방이 꽃자루처럼 보인다. 양성화이다. 꽃받침 조

각은 4개이다. 꽃잎도 4개인데 끝이 2개로 얕게 갈라진다. 수술은 8개이고 암술은 1개인데 암술머리는 크고 방망이 모양이다. 씨방은 하위이고 샘털이 빽빽이 나며 때로 굽은 털이 있다.

🔴 열매
10월에 길이 3~8cm의 삭과를 맺는데 익으면 4개로 갈라진다. 씨에는 적갈색의 갓털이 있다.

🟡 제조법
포기 4~6g을 1회분 기준으로 산제 또는 환제로 하여 1일 2~3회 15일 정도 복용한다.

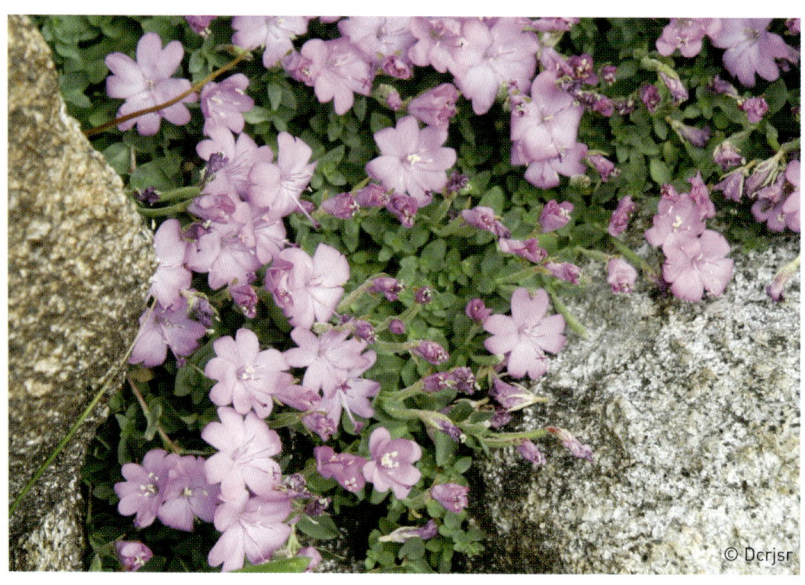

🔎 주의사항

1. 임산부는 유산할 수 있으므로 복용을 금한다.
2. 과다복용하지 말고 기준량을 지킨다.

📑 기타 효능

주로 혈증을 다스리며, 심경(心經)에 효험이 있다.

고혈압, 담, 방광염, 소염제, 수렴제, 신부전, 신장염, 암(치암), 양혈거풍, 요도염, 일사병·열사병, 적백리, 청혈, 풍습, 해열

이 약초는

1. 중국의 《중국약식도감(中國藥植圖鑑)》에는 "이질, 목이 붓고 아픈 증상, 식도암에 의한 번위(反胃), 경련 및 식도 확장 등의 증상을 치료한다"라고 기록되어 있다.
2. 어혈을 없애고 통증을 완화하며 부기를 가라앉히는 효과가 있다.
3. 해독작용과 해열작용이 있어 설사, 생리가 없을 때, 명치가 아플 때, 장출혈, 소변출혈 등에 효과가 있다.

07 바위손

학명	*Selaginella involvens*
과명	부처손과
생약명	석권백(石卷柏)
이명	금편백(金扁柏)·지측백(地側柏)·천년백(千年柏)

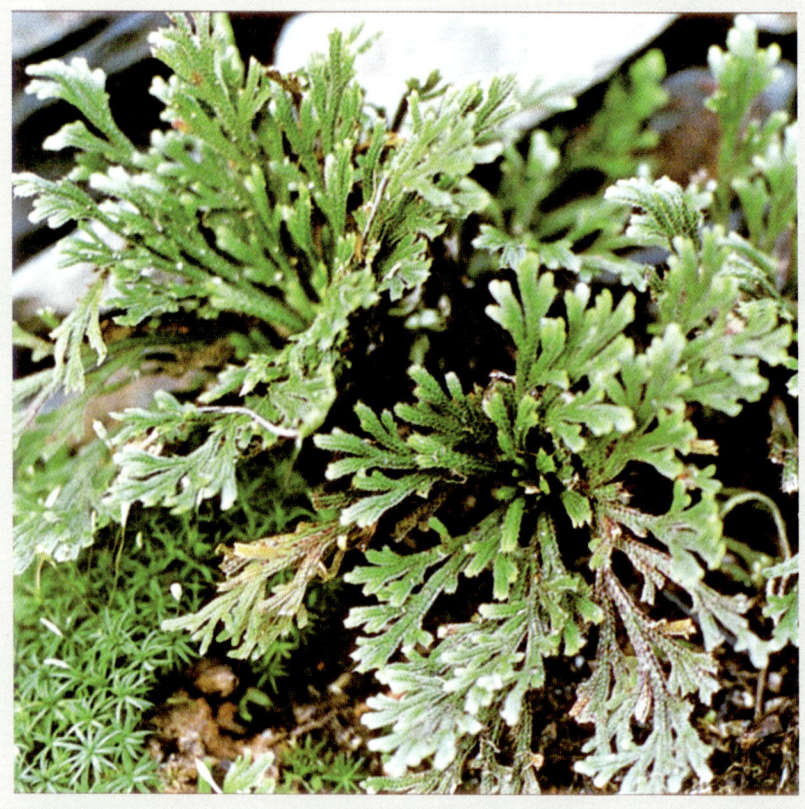

분 포	전국 각지	약 효	온포기
생 지	바위 겉	채취기간	가을철
키	15~40cm	취급요령	햇볕에 말려 쓴다.
분 류	상록 여러해살이풀	성 미	평온하며, 약간 맵다.
번 식	포자	독성여부	없다.

바위손은 땅속줄기는 가늘고 단단하며 수염뿌리가 난다. 땅속줄기가 땅속이나 이끼 사이로 뻗으면서 끝이 땅 위로 나와 곧게 자란다. 줄기는 3~4회 깃 모양으로 갈라져 달걀꼴 또는 긴 달걀꼴의 잎처럼 되며 밑부분이 잎자루 같은 모양이 된다. 관상용·약용으로 이용된다. 약으로 쓸 때는 탕으로 하여 사용한다. 외상에는 짓이겨 붙이거나 가루를 내어 붙인다.

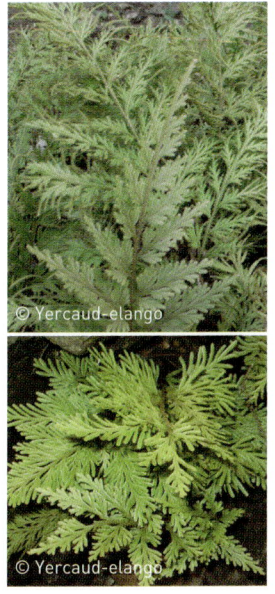

잎

비늘 같은 잎이 4줄로 배열하는데 밑에서는 서로 비슷하지만 위쪽에서는 2가지의 형태를 보인다. 앞쪽에 달린 잎은 길이 15mm 정도로서 끝이 뾰족하며 위쪽 가장자리에 잔톱니가 있다. 뒤쪽에 달린 잎은 겉에 중앙맥이 나타나고 가장자리에 잔톱니가 있다. 앞면은 녹색 또는 붉은빛을 띠는 녹색이고 뒷면은 은빛이 도는 녹색이다.

포자

포자주머니 이삭은 햇가지 끝에서 4각을 이루며 1개씩 달리는데 길이 5~25mm, 지름 1mm 정도이다. 포자잎은 길이 5~25mm, 지름 1mm 정도의 삼각형을 닮은 달걀꼴로서 끝이 뾰족하며 밑 가장자리에 잔톱니가 있다.

제조법

온포기 8~10g을 1회분 기준으로 달이거나 산제 또는 환제로 하여 1일 2~3회 10~15일 정도 공복에 복용한다.

주의사항

1. 식용으로 먹을 수 없다.
2. 임산부는 복용을 금한다.

기타 효능

주로 폐와 심경을 다스린다.

담, 대하증, 붕루(혈붕), 산후부종, 산후출혈, 서증, 소종양, 수종, 신장염, 어혈, 월경불순, 이뇨, 천식, 출혈, 해수, 황달

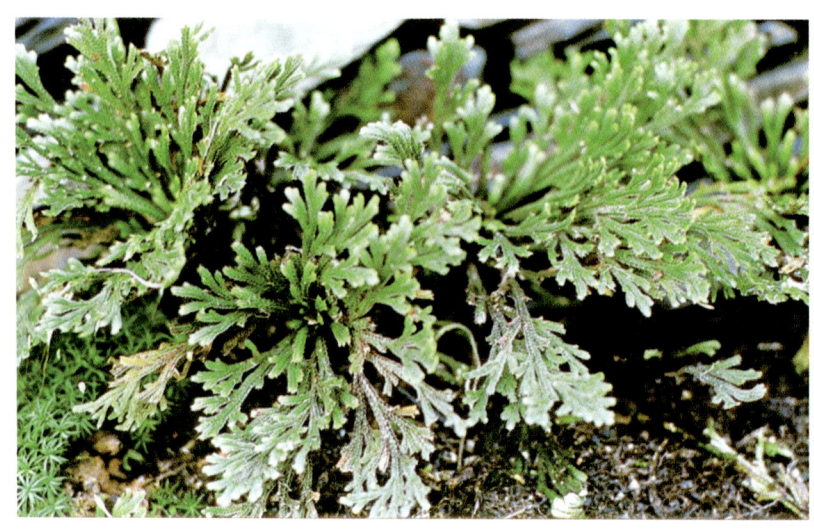

이 약초는

1. 중국에서는 항암 효과가 뛰어나 암 치료하는 데 사용한다.
2. 방사선 치료의 부작용을 막는 데에 효과가 있다.
3. 생리가 없을 때, 자궁근종, 타박상, 요도염, 방광염, 질염 등에 효과가 있다.
4. 혈액순환을 촉진하고, 기침을 멈추게 하며, 마음을 평온하게 하는데 효과가 있다.

08 박쥐나물

학명	*Alangium platanifolium var. macrophylum*
과명	박쥐나뭇과
생약명	과목(瓜木)
이명	백룡수(白龍須)·팔각풍(八角楓)

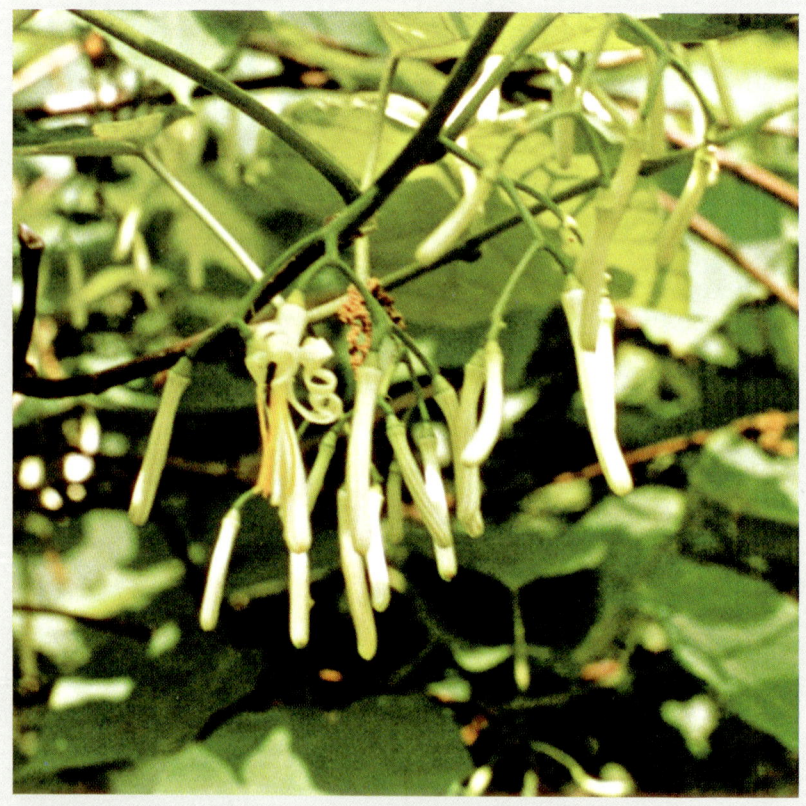

분 포	전국 각지	약 효	뿌리, 나무 전체
생 지	숲 속의 돌이 많은 곳	채취기간	연중
키	3~4m	취급요령	햇볕에 말려 쓴다.
분 류	낙엽 활엽 관목	성 미	따뜻하며, 맵다.
번 식	꺾꽂이·분주·씨	독성여부	없다.

박쥐나물의 줄기는 밑에서 여러 개가 올라와 나무 모양을 만든다. 나무껍질은 흑자색이며 흔히 벗겨진다. 작은 가지에 털이 있으나 곧 없어지는데 어릴 때는 녹색이다. 관상용·식용·약용으로 이용된다. 어린잎은 나물로 먹고 껍질은 새끼줄로 대신 쓴다. 약으로 쓸 때는 탕으로 하여 사용하며, 술을 담가서도 쓴다.

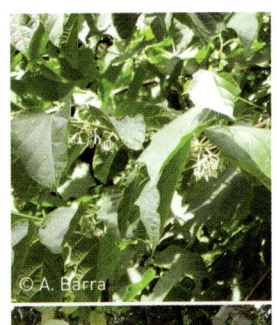

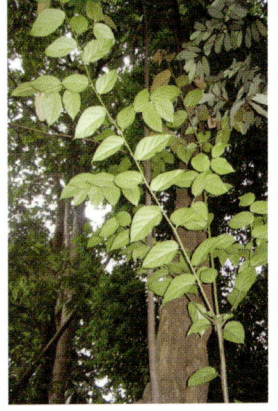

잎

어긋나며 길이와 너비가 각각 7~20cm인 사각 모양의 원형으로서 끝이 3~5개로 얕게 갈라지는데 갈라진 조각은 삼각형으로서 끝이 뾰족하고 가장자리가 밋밋하다. 잎의 밑은 약간 심장 모양이며 밑에서 손바닥 모양의 맥이 갈라진다. 앞면은 황록색이고 약간 짧은 털이 있으나 뒷면에는 잔털이 드문드문 있다. 잎자루는 길이 2~4cm이고 짧은 털이 있다.

꽃

5~7월에 황백색의 꽃이 잎겨드랑이에서 취산 꽃차례로 달려 핀다. 양성화이다. 작은 꽃자루에 고리마디가 있다. 선 모양으로 길쭉한 꽃잎이 8개인데 밑이 서로 붙고 꽃이 피면 뒤로 말린다. 꽃받침은 고리 모양이

며 4~10개의 얕은 톱니가 있다. 수술은 12개이고 암술은 1개인데 암술대는 털이 없으며 꽃잎과 길이가 같다.

🔴 열매
9월에 길이 6~8mm인 타원형의 핵과가 달려 하늘색으로 익는다.

🟡 제조법
온포기 8~10g을 1회분 기준으로 달이거나 산제 또는 환제로 하여 1일 2~3회 10~15일 정도 공복에 복용한다.

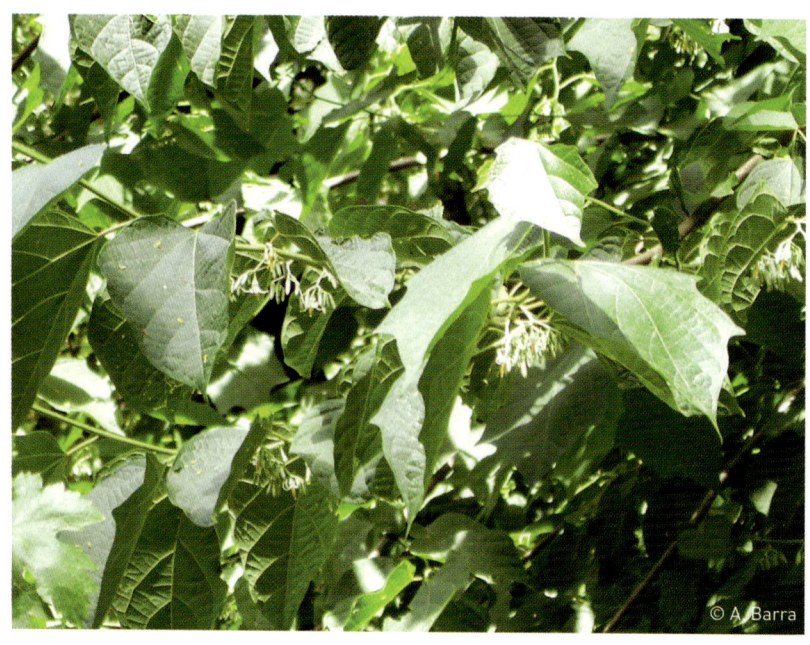

🔍 주의사항

1. 장기 복용을 할 때는 의사와 상담하는 것이 좋다.
2. 복용 중에 피로감이나 권태감이 있을 때는 복용을 중단한 뒤 좋아지면 다시 복영한다.
3. 임산부는 복용을 금한다.

📋 기타 효능

주로 어혈과 통증을 다스린다.

관절통, 근육통, 수족마목, 신장기능강화, 신장염, 어혈, 요통, 진통, 타박상, 풍습, 해열

이 약초는

1. 에탄올 성분이 들어 있어 피임작용을 한다.
2. 알칼로이드 성분이 들어 있어 어혈을 없애고 진통작용과 근육이완작용의 효과가 있다.
3. 관절염의 통증, 중풍으로 인한 반신불수, 타박상에 효과가 있다.
4. 박쥐나무는 복을 불러오는 나무로 알려져 있으며, 유기산·아미노산·수지 성분이 들어 있어 치통 및 편두통에 효과가 있다.

09 밤나무

학명	*Castanea crenata var. dulcis*
과명	참나뭇과
생약명	율자(栗子)
이명	율과(栗果)·판율(板栗)

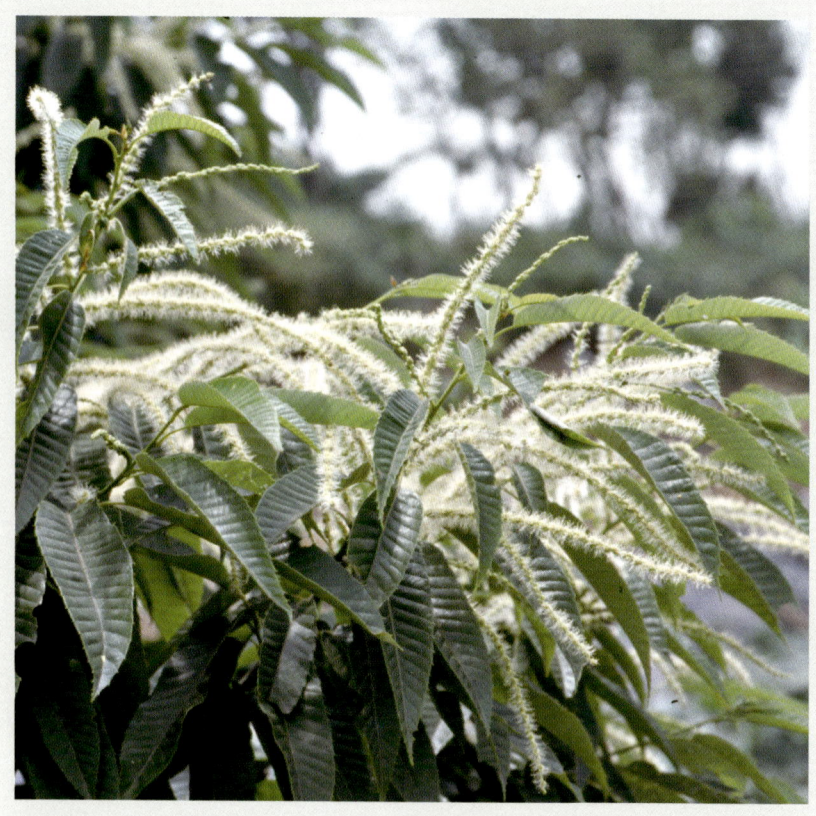

분 포	전국 각지		채취기간	9~10월
생 지	양지바른 산기슭, 밭둑		취급요령	날것 또는 말려 쓴다.
키	10~15m		성 미	따뜻하며, 달다.
분 류	낙엽 활엽 교목		독성여부	없다.
번 식	접목·꺾꽂이·씨		동속약초	약밤나무
약 효	씨			

밤나무는 율목(栗木)이라고도 한다. 옛날에는 중요한 먹거리였기 때문에 밥나무로 불리던 이름이 밤나무가 되었다고도 한다. 나무껍질은 짙은 갈색 또는 어두운 회색이며 세로로 불규칙하게 깊이 갈라진다. 줄기에서 가지를 많이 치는데 잔가지는 자줏빛이 도는 적갈색이며 짧은 털이 나지만 나중에 없어진다. 밤나무는 상수리나무와 아주 비슷하다. 그러나 잎의 엽침(葉枕 : 잎자루가 붙은 곳의 살찐 부분)을 보면 쉽게 구별할 수 있다. 엽록소가 있어 녹색으로 보이면 밤나무이고, 엽록소가 없어 갈색으로 보이면 상수리나무이다. 밤꽃은 대표적인 밀원이며 염색에도 사용했다. 밤나무는 공업용 · 가구용 · 염료 · 식용 · 약용 등 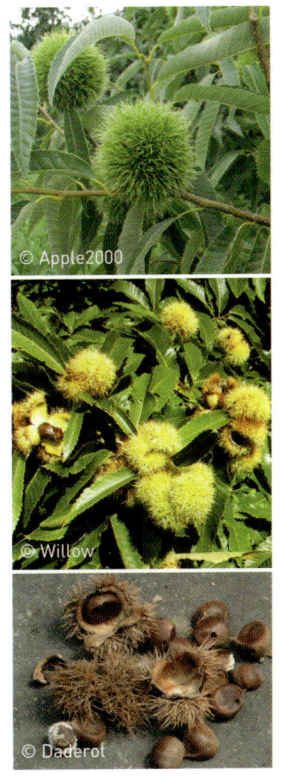 다방면으로 이용되는데 목재는 건축 · 조선 · 기구 · 교량 등에 많이 쓰인다. 특히 타닌 성분이 방부제 역할을 해주고 재질이 단단하며 탄성이 커서 예전에는 철도의 침목으로 많이 쓰였다. 약으로 쓸 때는 탕으로 하거나 날로 먹으며, 굽거나 쪄서도 먹는다.

🌰 잎

어긋나는데 곁가지에서는 2줄로 늘어선다. 길이 10~20cm, 너비 4~6cm의 타원형, 긴 타원형 또는 타원 모양의 댓잎피침형으로서 끝이 뾰족하고 밑이 둥글며 가장자리에 물결 모양의 톱니가 있다. 주맥에서 좌우로 뻗어 나간 17~25쌍의 측맥이 비스듬히 평행하게 달리는데 측맥 끝은 바늘처럼 뾰족하다. 앞면은 짙은 녹색이며 윤이 나고 뒷면에는 털이 있으며 샘점이 많다. 잎자루의 길이는 1~1.5cm이다.

✺ 꽃

5~6월에 이삭 모양의 미상 꽃차례를 이루며 달려 핀다. 암수한그루이다. 흰색의 수꽃은 새 가지의 잎겨드랑이에서 나온 꼬리 모양의 긴 꽃이삭에 많이 달려 곧게 선다. 암꽃은 수꽃이삭의 밑에서 보통 2~3개씩 모여 달려 꽃턱잎으로 싸인다.

🌰 열매

9~10월에 견과가 달려 익는데 긴 가시가 고슴도치처럼 많이 돋은 밤송이 속에 지름 2~4cm의 씨가 1~3개씩 들어 있다.

🥣 제조법

껍질 벗긴 열매(생밤) 25~35g을 1회분 기준으로 날것으로 또는 쪄서 1일 2회 15~20일 정도 공복에 복용한다.

🔍 주의사항

1. 중풍이 있는 사람은 복용을 금한다.
2. 몸에 열이 많은 사람은 과다복용하지 말아야 한다.

3. 변비가 심한 사람은 주의해야 한다.

📓 기타 효능

주로 순환계 · 피부과 질환을 다스린다.

강장보호, 근골동통, 기관지염, 독기(毒氣), 잘 타는 피부, 반신불수, 발모제, 보신 · 보익, 사마귀, 신장염, 심장병, 양기부족, 이질, 자양강장, 주름살, 탕화창(화상), 토혈, 피부윤택, 허약체질

이 약초는

1. 신장 기능과 위장 기능을 좋게 하고, 설사를 자주하고, 땀이 많은 사람이 먹으면 좋다.
2. 차가운 음식을 먹고 난 후 장염에 걸렸을 때 밤을 구워서 먹으면 효과가 있다.
3. 생리불순과 생리통으로 고생하는 여성들에게 효과가 있다.
4. 《동의학사전》에는 "비위와 신을 보하고 원기를 회복하게 한다. 몸이 허약한 데, 비기가 허하여 설사하는 데, 신이 허하여 허리와 무릎이 시큰시큰하며 아프고 연약한 데 등에 쓴다"라고 기록하고 있다.

10 수염가래꽃

학명	*Lobelia chinensis*
과명	숫잔대과
생약명	반변련(半邊蓮)
이명	사리초 · 급해색(急解索)

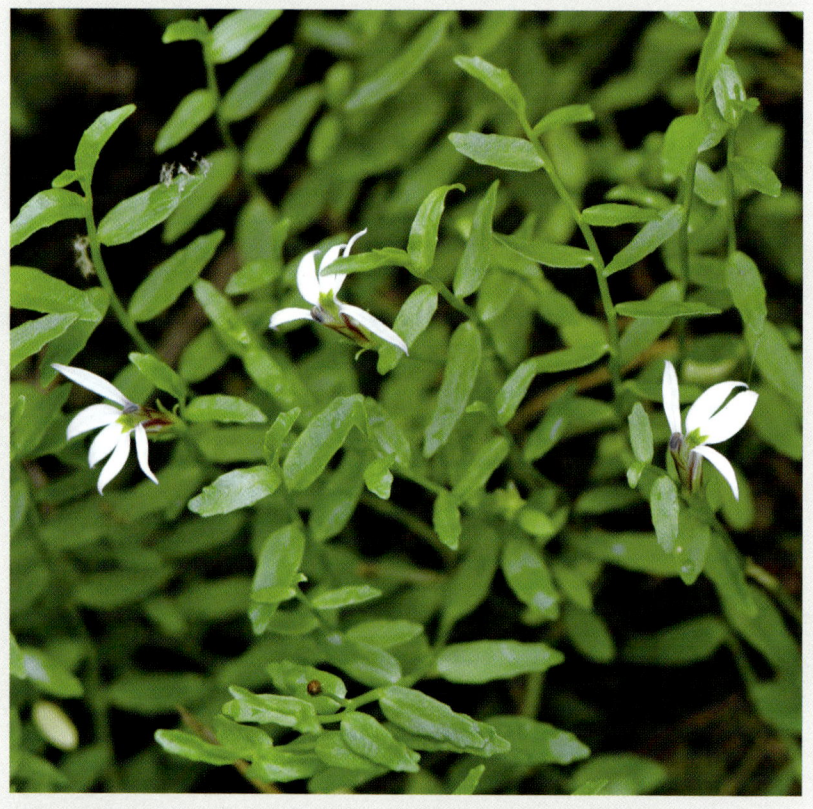

분 포	전국 각지	약 효	온포기
생 지	논두렁, 밭둑, 습지	채취기간	여름(개화기)
키	3~15cm	취급요령	날것 또는 그늘에 말려 쓴다.
분 류	여러해살이풀	성 미	평온하며, 달고 맵다.
번 식	뿌리줄기 · 마디 · 씨	독성여부	없다.

수염가래꽃은 세미초(細米草)·과인초(瓜仁草)·반변하화(半邊荷花)라고도 하며 줄여서 수염가래라고도 한다. 전체에 털이 없다. 줄기는 땅을 기어 뻗어 가면서 자라며 마디에서 뿌리를 내리고 마디에서 가지가 갈라져 위쪽이 곧게 선다. 관상용·약용으로 이용된다. 약으로 쓸 때는 탕으로 하거나 생즙을 내어 사용한다. 외상에는 짓이겨 붙인다.

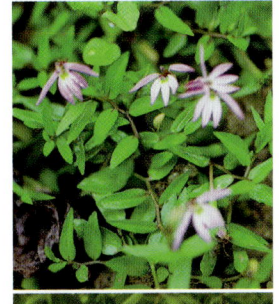
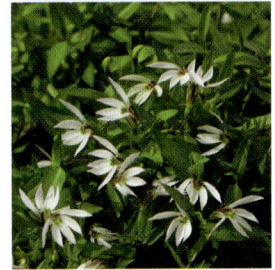
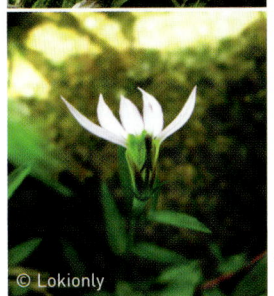

잎

어긋나고 2줄로 배열되어 있으며 잎자루가 없다. 길이 1~2cm, 너비 2~4mm의 댓잎피침형 또는 좁은 타원형으로서 끝이 둔하고 밑은 둥글며 가장자리에 둔한 톱니가 있다. 줄기와 더불어 털은 없다.

✽ 꽃

5~8월에 길이 1.5~3cm인 연한 자주색의 오판화가 피는데 잎겨드랑이에서 긴 꽃자루가 나와 그 끝에 1개씩 위를 향해 달린다. 꽃받침은 녹색이고 끝이 5개로 갈라진다. 꽃받침 조각은 5개이다. 꽃부리는 길이 1cm 정도이며 중앙까지 5개로 깊게 갈라지는데 3개는 아래를 향하고 2개는 위에서 좌우로 퍼진 모양이 반원형처럼 아래쪽으로 쏠려 좌우대

칭이 된다. 수술은 합쳐져서 꽃밥이 암술대를 둘러싸며 암술머리는 2개로 얕게 갈라진다.

🔴 열매
8~9월에 길이 5~7mm의 삭과가 달려 익는데 적갈색의 작은 씨가 들어 있다.

🟡 제조법
온포기 25~30g을 1회분 기준으로 달이거나 산제 또는 환제로 하여 1일 2~3회 1개월 이상 복용한다.

🔍 주의사항
1. 몸이 약하고 냉한 체질은 의사와 상담을 한 후 복용하는 것이 좋다.
2. 혈관 질환으로 고혈압이나 부정맥이 있는 사람은 복용을 주의해야 한다.
3. 과다복용하면 두통, 설사, 맥박이 불규칙할 수 있다.

🟢 기타 효능
주로 암종이나 악성 종양을 다스리며, 방광계와 간경에 효험이 있다.
간경변증, 간염(급성 간염), 개창, 담, 복수, 암(간암, 신장암, 위암, 직장암), 옹종(외옹), 전립선염, 종독, 중독, 천식, 출혈, 황달

이 약초는

1. 임상실험을 통해 항암 성분인 알칼로이드가 들어 있다는 것이 밝혀졌고, 식도암·간암·위암·직장암 등의 치료 약으로 쓰인다.
2. 벌레에 물렸을 때 잎을 짓이겨 바르면 효과가 있다.
3. 천식이나 호흡기 질환에 쓰인다.
4. 해독작용하는 성분이 들어 있어 종기, 습진, 옴, 외상출혈 등에 효과가 있다.

11
앉은부채

학명	*Symplocarpus renifolius*
과명	천남성과
생약명	지용금련(地湧金蓮)
이명	금련(金蓮)·수파초(水芭蕉)·지룡(地龍)

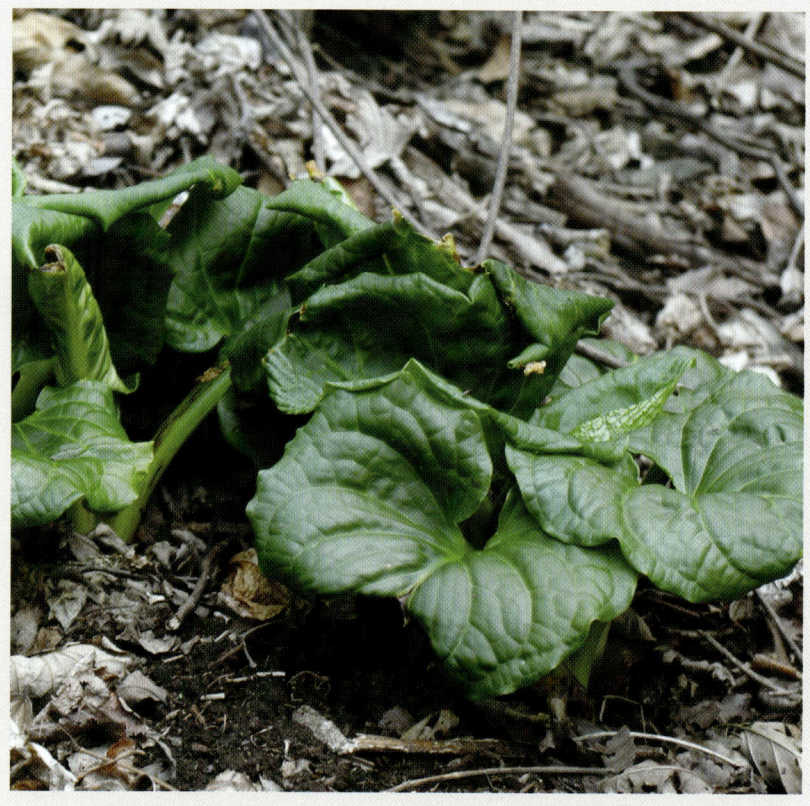

분 포	전국 각지	약 효	뿌리·줄기·잎
생 지	산지의 응달	채취기간	뿌리(여름에 잎이 마른 뒤)
키	10~20cm	취급요령	햇볕에 말려 쓴다.
분 류	여러해살이풀	성 미	차며, 쓰고 약간 떫다.
번 식	분주·씨	독성여부	있다.

앉은부채는 우엉취·삿부채풀·삿부채잎이라고도 한다. 우엉취라는 까닭은 잎이 마치 우엉 잎처럼 넓게 보이기 때문이다. 또한 잎이 땅에 붙어 있고 부채처럼 넓게 펼쳐진 모양 때문에 앉은부채라는 이름이 생겼다. 성체 앉은부채는 이른 봄에 꽃이 먼저 피고 잎이 나중에 나오지만 씨앗에서 나온 어린 앉은부채는 꽃을 피우지 못하고 잎부터 난다. 짧은 뿌리줄기에서 긴 끈 모양의 뿌리가 나와 사방으로 뻗는다. 줄기는 없다. 온포기에서 불쾌한 냄새가 난다. 앉은부채는 꽃을 피울 때 스스로 열을 내고 온도를 조절하는 신비한 식물로 알려져 있다. 그래서 이른 봄에 두텁게 쌓인 눈을 녹이면서 꽃이 올라온다. 관상용·식용·약용으로 이용된다. 온포기를 취숭(臭菘)이라 하며 약재로 사용한다. 취숭은 냄새 나는 배추라는 뜻이다. 약으로 쓸 때는 탕으로 하여, 외상에는 짓이겨 붙인다.

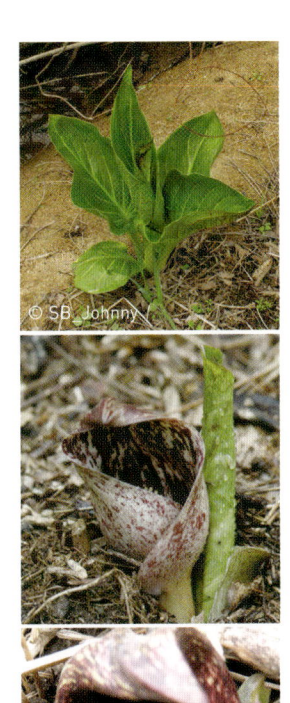

🌿 잎
꽃이 질 때쯤 뿌리에서 모여나오는데 길이와 너비가 30~40cm인 둥근 심장형으로서 부채처럼 생겼다. 끝이 뾰족하고 밑은 심장 밑 모양이며 가장자리가 밋밋하다. 잎자루는 길다.

🌼 꽃

3~5월에 잎이 나오기 전에 피는데 타원형의 꽃덮개[佛焰苞]에 싸인 육수 꽃차례를 이루며 빽빽이 달린다. 꽃덮개는 붉은 얼룩이 있는 주머니처럼 생겼다. 양성화이다. 꽃줄기의 길이는 10~20cm이다. 꽃차례를 둘러싸고 있는 꽃덮개는 육질이고 길이 8~20cm, 지름 5~12cm의 둥근 달걀꼴로서 항아리처럼 생겼는데 한쪽으로 열리며 갈색을 띤 자주색이고 같은 색의 반점이 있다. 꽃덮이 조각은 4개이며 연한 자주색이고 길이 약 5mm의 거꿀달걀꼴이다. 4개의 수술과 1개의 암술이 있으며 꽃밥은 황색이다.

🌰 열매

6~7월에 활 모양으로 굽은 장과가 둥글게 모여 달려 빨갛게 익는다. 이른 봄에 자생지에 가면 꽃 안에 들어 있는 열매가 사라져 없는 것을 볼 수 있는데 겨우내 굶주린 들쥐가 따 먹고 없기 때문이다.

🥣 제조법

온포기 또는 뿌리 3~4g을 1회분 기준으로 달여서 1일 2회 10일 정도 식후에 복용한다.

🔍 주의사항

1. 독성이 있으므로 기준량을 지킨다.
2. 어린잎을 음식으로 먹을 때는 독성이 있으므로 흐르는 물에 며칠 담

가 독을 빼고 오랫동안 말려야 한다.

3. 뿌리에는 잎보다 독 성분이 많으므로 특히 주의해야 한다.

기타 효능

주로 소화기 질환을 다스리며, 악성 피부 종창에도 효험이 있다.

경련, 구토, 다뇨증, 담, 대변과다, 신부전, 신장염(급성 신장염), 위장염, 유두풍, 자한, 종창, 진정, 창종, 탄산, 파상풍, 해수

이 약초는

1. 한방에서는 구토를 가라앉히거나 이뇨제로 쓴다.
2. 소화기 질환을 다스리는 데 주로 쓰이며, 악성 피부 종창(腫脹)에도 효과가 있다.
3. 씨에는 아노다인(anodyne) 성분이 들어 있어 마취와 진통제의 효과가 있다.
4. 냄새가 독해 '스컹크 양배추(skunk cabbage)'로 불리지만, 신부전, 신장염(급성 신장염), 위장염 등에 효과가 있다.

12 옥수수

학명	*Zea mays*
과명	볏과(화본과)
생약명	옥촉서예(玉蜀黍蘂)
이명	옥맥수(玉麥須)·옥미수(玉米鬚)

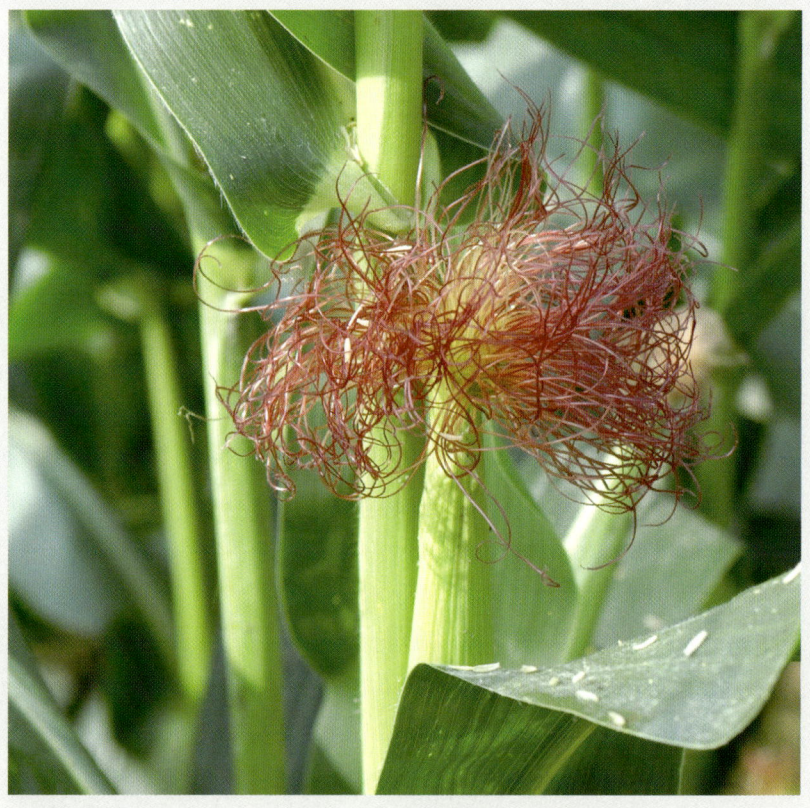

분　포	전국 각지	약　효	수염(암술대)
생　지	밭에 재배	채취기간	7～9월
키	1.5～3m	취급요령	말려 쓴다.
분　류	한해살이풀	성　미	따뜻하며, 달다.
번　식	씨	독성여부	없다.

옥수수는 직당(稷唐)·당서(唐黍)·옥고량·옥촉서·옥출이라고도 한다. 또한 키가 나무처럼 커서 옥수수나무라고도 한다. 원래 옥수수라는 이름은 중국음인 위수수[玉蜀黍]에서 유래하여 우리식 한자 발음인 옥수수가 되었고 이것이 지방에 따라 옥숙구·옥수시·옥쉬이 등으로 불리운다. 이 밖에 강냉이·강내이·강내미 등으로 불리기도 한다. 뿌리는 잘 발달되어 있으며 땅에서 가까운 줄기의 두세 마디에서 굵은 곁뿌리가 나와 줄기를 지탱한다. 줄기는 대 하나가 곧게 서며 일반적으로 가지치기를 하지 않는다. 줄기는 굵고 껍질이 단단하며 속이 차 있다. 씨에

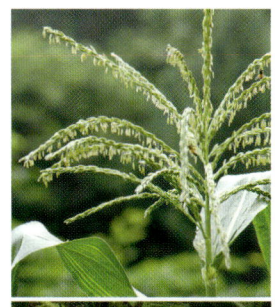

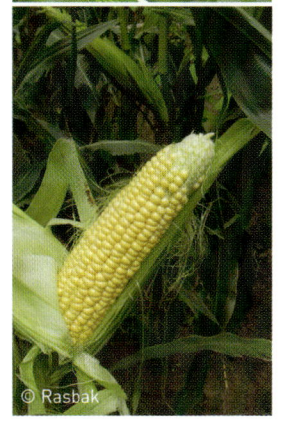

는 녹말이 풍부하다. 공업용·사료용·식용·약용으로 이용된다. 씨로는 엿·묵을 만들며 기름을 짜서 쓰기도 한다. 가루는 과자·빵·떡·만두·죽의 재료가 된다. 또 녹말로는 포도당·주정·방직용풀 등을 만든다. 수염인 암술대를 약재로 사용할 때는 열매 성숙기의 것을 채취하여 말려서 쓴다. 약으로 쓸 때는 주로 탕으로 하여 사용하며, 술을 담가서도 쓴다.

🍃 잎

어긋나며 길이가 수수잎처럼 1m 정도에 달하고 너비 5~10cm의 넓은

댓잎피침형인데 끝으로 갈수록 좁아지면서 뾰족하고 가장자리에 가는 톱니가 나 있다. 위쪽이 뒤로 젖혀지면서 처지고 밑부분은 잎집으로 되어 원줄기를 감싼다. 잎의 표면에 털은 없다.

🌼 꽃

6~8월에 피는데 암수한그루의 단성화이다. 수꽃이삭은 줄기 끝에 달리는데 3개의 수술만 가진 수꽃이 여러 개 나온다. 암꽃이삭은 줄기 중앙부분의 잎겨드랑이에 1~3개가 달리는데 7~12장의 꽃턱잎에 싸여 있으며 속에 암술만 있는 작은 암꽃이삭들이 보통 12·14·16의 짝수 줄로 달려 세로로 늘어선다. 각각의 작은 이삭은 2개의 작은 꽃으로 되어 있으며 작은 꽃 1개는 불임화(不稔花)이다. 씨방에는 우리가 수염이라고 부르는 긴 비단실 모양의 암술대가 있으며 개화할 때 이것이 다발 모양으로 꽃턱잎 끝에 나와서 꽃가루받이를 한다. 같은 그루에서는 수꽃이 암꽃보다 2일가량 먼저 핀다.

🌰 열매

7~9월에 영과를 맺는데 암꽃이삭 축이 길이 20~30cm의 원기둥 모양으로 자라서 굵어지고 여기에 영과가 8~16줄로 세로로 달려 익는다. 열매는 여러 장의 잎으로 싸여 있다. 영과는 지름 6mm 정도의 편구형이고 밑부분이 짧게 뾰족해지며 대개 황색이지만 자줏빛이 도는 것 등 여러 가지가 있다.

🥣 제조법

수염 3g과 질경이 온포기 3g을 1회분 기준으로 달여서 1일 1~2회 3~5일 정도 달인 물을 마시면 특효가 있다.

🔍 주의사항

1. 정수고갈 증세가 있는 사람은 복용을 금한다.
2. 옥수수에는 필수아미노산이 들어 있지 않으므로 주식으로는 금한다.

📋 기타 효능

주로 비뇨기 · 순환계 질환을 다스린다.

간염, 고혈압, 관절염(화농성관절염), 담낭염, 담석증, 당뇨병, 방광염, 배뇨통, 비만증, 빈뇨증, 서증, 소변간삽, 소변불통, 습열, 신장결석, 신장병, 신장염(급성 신장염), 심장병, 야뇨증, 요도염, 요독증, 월경불순, 위염, 이뇨, 전립선염, 타박상, 협심증, 황달

이 약초는

1. 비타민 A와 세포의 산화를 방지해주는 항산화 물질인 토코페롤이 들어 있어 건강식품으로 매우 좋다.
2. 옥수수 수염은 이뇨 효과가 뛰어나 신장병과 당뇨병에 좋다.
3. 몸의 열을 내려주고, 혈압강하작용, 혈당강하작용을 하며, 위장, 신장, 양기에 좋다.

13 짚신나물

학명	*Agrimonia pilosa*
과명	장미과
생약명	용아초(龍牙草)
이명	황화초(黃花草)·지선초(地仙草)

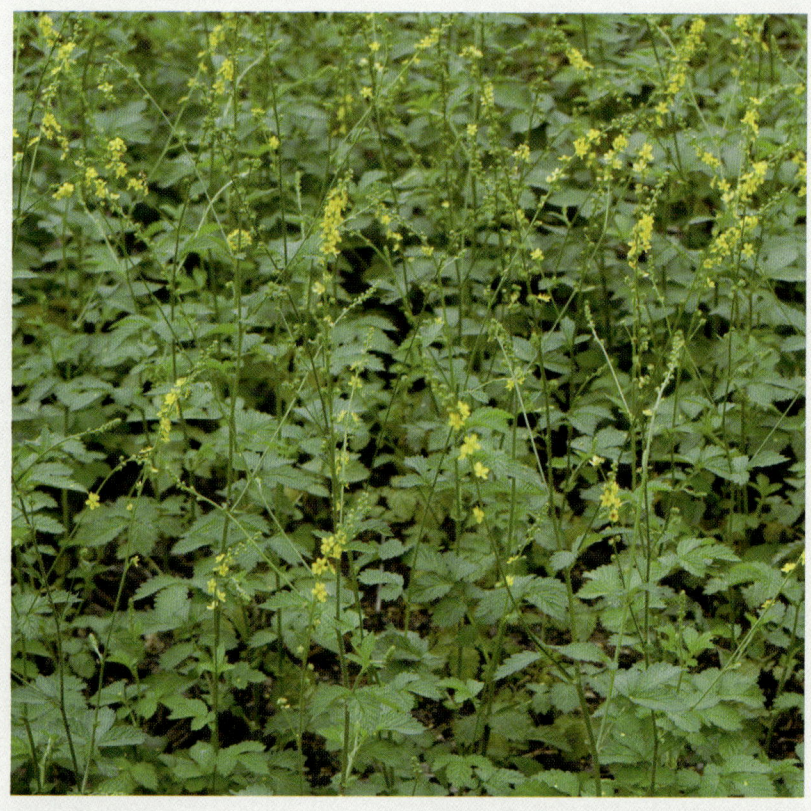

분 포	전국 각지	채 취 기 간	개화기 전
생 지	산과 들, 길가, 풀밭	취 급 요 령	날것 또는 햇볕에 말려 쓴다.
키	30~100cm	성 미	평온하며, 맵고 쓰다.
분 류	여러해살이풀	독 성 여 부	없다.
번 식	씨	동 속 약 초	산짚신나물·큰골짚신나물
약 효	온포기·뿌리		

짚신나물은 한국·일본·중국·인도·몽골·히말라야·시베리아·사할린·유럽 등지에 분포한다. 낭아채(狼牙菜)·낭아초(狼牙草)·용아초·선학초(仙鶴草)·지선초(地仙草)·과향초(瓜香草)·황룡미(黃龍尾)·탈력초(脫力草)·큰골짚신나물이라고도 한다. 굵은 뿌리에서 줄기가 나와 곧게 서서 자라며 전체에 흰색의 부드러운 털이 나 있다. 식용·약용으로 이용된다. 어린잎을 식용하고 온포기와 뿌리는 약용한다. 온포기를 용아초 또는 선학초라 하며, 뿌리를 아자(牙子)라고 한다. 약으로 쓸 때는 탕으로 하거나 산제 또는 생즙을 내어 사용하며, 술을 담가서도 쓴다.

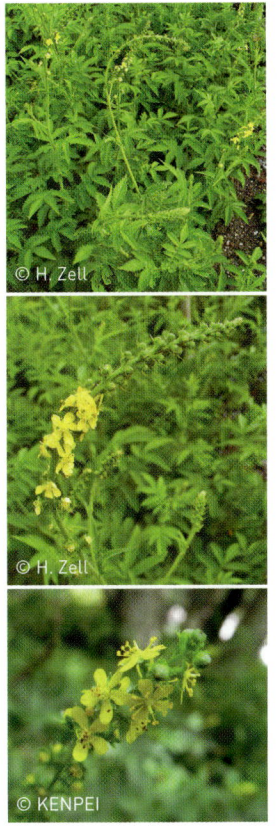

잎

어긋나며 5~7개의 작은 잎으로 구성된 깃꼴겹잎이다. 작은 잎은 크기가 고르지 않지만 끝에 달린 3개는 크기가 서로 비슷하고 아래쪽으로 갈수록 작아진다. 잎몸은 길이 3.6cm, 너비 1.5~3.5cm의 긴 타원형 또는 거꿀달걀꼴로서 양 끝이 좁으며 가장자리에 톱니가 있다. 표면은 녹색이고 양면에 털이 있다. 잎자루 밑부분에 한 쌍의 턱잎이 달리는데 반달 모양이고 끝이 뾰족하며 아래쪽 가장자리에 톱니가 있다.

🌼 꽃

6~8월에 노란 오판화가 줄기 끝과 가지 끝에서 길이 10~20cm의 총상 꽃차례를 이루며 달려 핀다. 꽃받침은 길이 3mm 정도이고 위 끝이 5개로 갈라지는데 겉에 세로줄과 더불어 갈고리 같은 털이 있다. 5개인 꽃잎은 거꿀달걀꼴이거나 둥글며 5~10개의 수술이 있다.

🌰 열매

8~9월에 길이 약 3mm의 수과가 달려 익는데 열매를 싸고 있는 꽃받침에 갈고리 같은 털이 많이 나 있어 옷이나 짐승의 몸에 잘 붙는다.

🍵 제조법

온포기 또는 뿌리줄기 8~10g을 1회분 기준으로 달이거나 산제 또는 환제로 하여 1일 2~3회 1개월 이상 복용한다.

🔍 주의사항

1. 소화 기능이 약한 사람은 주의해야 한다.
2. 암 환자는 다른 약초와 혼합해서 복용하면 부작용이 나타날 수 있다.
3. 곰팡이가 핀 것은 독성이 있으므로 말릴 때 곰팡이가 피지 않도록 주의해야 한다.
4. 고혈압이 있는 사람이 과다복용하면 혈압이 올라가므로 주의해야 한다.

기타 효능

주로 부인과 · 신경계 질환을 다스린다.

강장보호, 개창, 거담, 관절염, 구충, 나력, 담, 대하증, 변혈증, 복통, 붕루, 설사, 수렴제, 신경쇠약, 악창, 암(간암, 뇌암, 대장암, 방광암, 백혈병, 비암, 식도암, 신장암, 위암, 자궁암, 전립선암, 직장암, 치암, 폐암, 후두암), 옹종, 위궤양, 위염, 이질, 자궁탈, 장염, 적백리, 중독, 출혈, 치질, 토혈

이 약초는

1. 항암작용하는 성분이 들어 있어 암세포 증식을 억제하므로 위암, 자궁암, 대장암, 방광암, 간암, 식도암 등에 탁월한 효과가 있다.
2. 신장병, 간장병, 관절염, 위궤양, 장염, 설사 등에 효능이 있다.
3. 살균작용이 있어 포도상구균, 고초균, 황색포도상구균을 억제하는 효과와 구충 예방에도 좋다.
4. 지혈작용이 있어 자궁출혈, 외상출혈, 치질출혈, 객혈, 토혈, 혈뇨 등에 도움이 된다.

14 택사

학명	*Alisma canaliculatum*
과명	택사과
생약명	택사(澤寫)

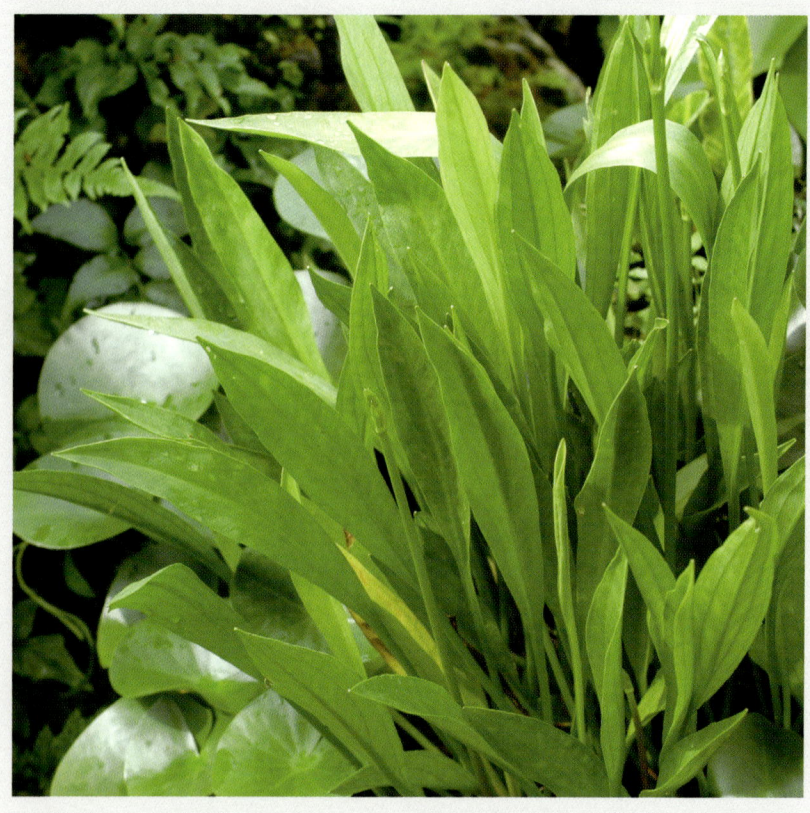

분 포	전국 각지	약 효	뿌리
생 지	연못가, 습지, 무논, 논두렁, 밭	채취기간	10월
키	40~130cm	취급요령	햇볕에 말려 쓴다.
분 류	여러해살이풀	성 미	차며, 달다.
번 식	씨	독성여부	없다.

택사는 쇠태나물이라고도 한다. 뿌리줄기가 짧아 덩이뿌리를 형성하며 수염뿌리가 많다. 줄기의 위쪽에서 3~4개의 가지가 돌려난다. 관상용·약용으로 이용된다. 뿌리줄기를 택사라고 하며 약재로 사용한다. 약으로 쓸 때는 탕으로 하거나 환제 또는 산제로 하여 사용하며, 술을 담가서도 쓴다.

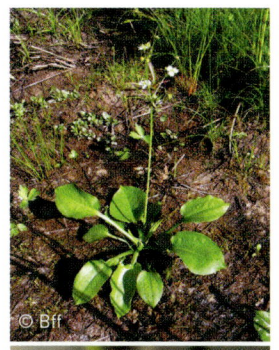
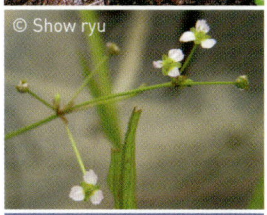
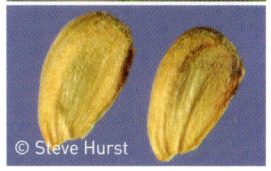

잎

뿌리줄기에서 모여나와 비스듬히 퍼지며 잎자루가 서로 감싼다. 잎몸은 길이 10~30cm, 너비 1~4cm의 넓은 댓잎피침형으로서 양 끝이 뾰족하고 밑은 좁아져서 잎자루로 흐르며 가장자리가 밋밋하다. 5~7개의 맥이 평행으로 달린다. 잎자루의 길이는 15~20cm이다.

꽃

7~8월에 흰 꽃이 꽃줄기에 바퀴 모양으로 돌려나와 달려 핀다. 꽃줄기는 잎 사이에서 나와 길게 자라고 가지가 갈라지며 마디에 꽃이 돌려붙지만 전체적으로는 원추 꽃차례를 이룬다. 꽃받침 조각은 3개이며 녹색이고 맥이 있다. 꽃잎도 3개이고 흰색인데 밑부분은 연한 황색이다. 수술은 6개, 암술은 여러 개이며 바퀴 모양으로 늘어선다.

🍒 열매

9~10월에 편평한 거꿀달걀꼴의 수과가 달려 익는데 뒷면에 1개의 깊은 골이 있으며 바퀴 모양으로 늘어선다.

😊 제조법

뿌리 8~10g을 1회분 기준으로 달이거나 산제 또는 환제로 하여 1일 2~3회 15일 정도 공복에 복용한다.

🔍 주의사항

1. 다이어트 용도로 복용은 금한다.
2. 소화력이 약하거나 식욕이 없는 사람은 주의해야 한다.
3. 식물을 피부에 바르면 수포가 생길 수 있으니 주의해야 한다.

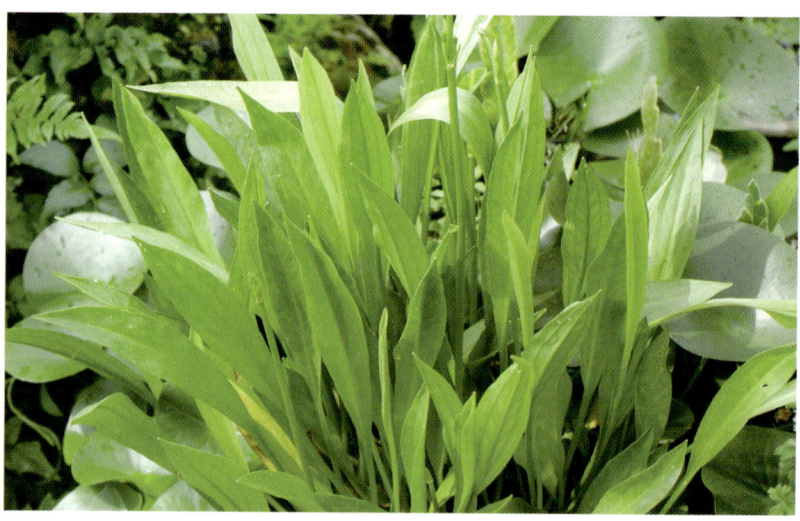

📝 기타 효능

주로 호흡기 · 피부과 질환을 다스린다.

각기, 간경변증, 감기, 강장보호, 고혈압, 골절번통, 당뇨병, 두통, 발열(신열), 방광염, 보신 · 보익, 부종, 서증, 설사, 소갈증, 소변불통, 습진, 신장결석, 신장기능강화, 신장염(만성 신장염), 심장병, 위하수, 유즙분비부전, 이뇨, 전립선비대증, 전립선염, 종창, 창종, 해수, 해열, 현훈증

이 약초는

1. 몸의 열을 내리며, 소변을 잘 나오게 한다.
2. 혈압과 혈당강하작용이 있어 고혈압, 고지혈증에 좋고, 간장 장애 예방과 치료에 효과가 있다.
3. 《동의보감》에는 "소변을 잘 나오게 하고, 습을 없애는 데 아주 좋다. 그러나 몸의 기를 상하게 하므로 많이 먹거나 오랫동안 먹을 수 없다"라고 기록되어 있다.

15 팥

학명	*Phaseolus angularis*
과명	콩과
생약명	적소두(赤小豆)
이명	홍두(紅豆)·주적두(朱赤豆)

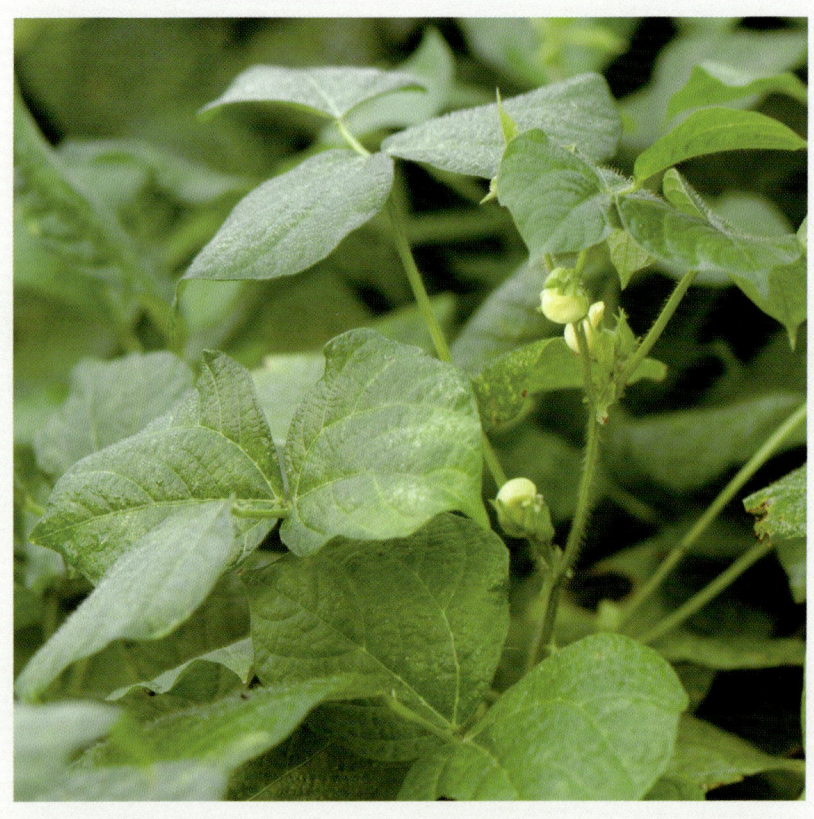

분 포	전국 각지	채취기간	9~10월
생 지	밭에 재배	취급요령	말려 쓴다.
키	50~90cm	성 미	평온하며, 달고 약간 시다.
분 류	한해살이풀	독성여부	없다.
번 식	씨	동속약초	녹두·덩굴팥
약 효	씨		

팥은 소두(小豆) · 적소두라고도 한다. 우리나라 《재물보(才物譜)》에서는 팥을 반두(飯豆)로 표기하고 있으며, 《명물기략(名物紀略)》에서는 반두가 '팟'으로 바뀌었다고 하였다. 뿌리의 형태는 콩에 가까우나 뿌리혹의 발달은 콩만 못하다. 줄기는 콩보다 다소 가늘고 길며 쓰러지기 쉽고 덩굴성이 강하다. 원줄기의 마디 수는 15~18개이고 가지 수는 3~9개이다. 줄기의 빛깔은 녹색과 적자색이 있는데, 녹색 줄기의 팥은 씨가 붉고, 적자색 줄기의 팥은 씨가 검거나 얼룩이 있다. 팥의 종류는 줄기가 곧게 서는 보통팥과 덩굴성인 덩굴팥으로 구별되는데 생태적 특성에 따라 여름팥과 가을팥, 씨의 색깔에 따라 붉은팥 · 검정팥 · 푸른팥 · 얼룩팥 등으로 구분한다. 우리나라 재래 품종의 줄기 빛깔은 녹색이 85%, 적자색이 15%이고, 씨의 빛깔은 붉은 것이 대부분이다.

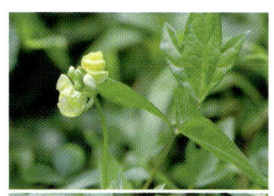
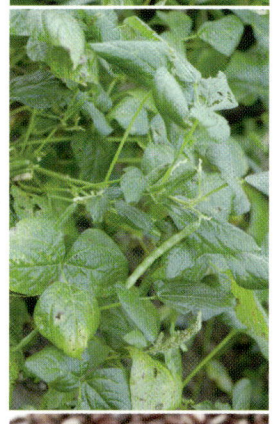
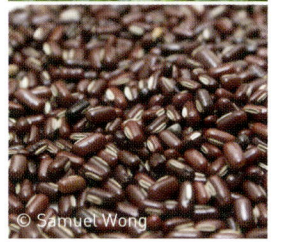

팥은 식용 · 약용 등 다용도로 쓰인다. 팥에는 녹말 등의 탄수화물이 55%, 단백질 21%가 함유되어 있고, 그 밖에 지질과 비타민이 들어 있어 영양 면에서도 매우 유용한 잡곡이다. 팥밥 · 팥죽 등의 주식 외에 떡의 고물이나 소, 빵이나 과자의 재료로 쓰인다. 예로부터 동짓날에 팥죽을 쑤어 시절 음식으로 먹었으며 문짝에 뿌려서 액운을 막는 세시 풍습이 있었다. 약으로 쓸 때는 탕 또는 산제로 하거나 생즙을 내어 사용한다.

🍃 잎

어긋나며 긴 잎자루 끝에 3개의 작은 잎이 달리는 3출 겹잎이다. 양옆의 작은 잎은 심장형이다. 가운데 달린 작은 잎은 달걀꼴 또는 마름모꼴을 닮은 달걀꼴로서 끝이 뾰족하고 밑이 둥글며 가장자리가 밋밋하다.

✳️ 꽃

8월에 노란색으로 피는데 잎겨드랑이에서 나온 긴 꽃자루에 콩 꽃보다 큰 4~6개(2~3쌍)의 나비꽃이 총상 꽃차례를 이루며 달린다. 꽃은 5~7마디의 가지에서부터 피기 시작한다. 꽃받침은 통 모양이고 끝이 얕게 갈라진다. 씨방은 꾸불꾸불하고 끝에 털이 있다.

🔥 열매

8~9월에 길이 9~12cm인 가늘고 긴 원통 모양의 두과를 맺는데 꼬투리에 털이 거의 없다. 덜 익은 꼬투리는 보통 녹색 또는 자주색을 띠다 익으면 회백색, 엷은 황색, 엷은 갈색, 검은 갈색으로 변한다. 꼬투리 속에 4~10개의 씨가 들어 있다. 씨는 길이 4~8mm, 너비 3~7mm의 원통형이고 양 끝이 둥글며 빛깔은 팥색을 비롯하여 품종에 따라 다양하다.

🌕 제조법

씨 40~45g을 1회분 기준으로 삶아서 소금과 설탕을 약간 넣은 뒤 삶은 물과 건더기를 함께 버무려 단팥죽을 만들어 1일 2회 10~15일 정도 복용한다.

🔍 주의사항
1. 신기가 허약하거나 폐가 약한 사람은 복용을 금한다.
2. 이뇨작용이 뛰어나 과다복용하면 수분이 빠져나가 피부가 거칠어진다.

📋 기타 효능
주로 이비인후과 · 순환계 질환을 다스리며, 부종에 효험이 있다.

감기, 고혈압, 기미 · 주근깨(기미), 난관염 · 난소염, 당뇨병, 두통, 변비, 불면증, 비만증, 산후복통, 설사, 소염제, 신장병, 신장염(만성 신장염, 공통), 심장병, 안검연염, 이하선염, 해열, **[소아 질환]** 구루병

이 약초는
1. 섬유질이 많아 변비에 좋고, 혈액순환을 촉진하며, 고름을 배출하게 한다.
2. 만성 신장염, 황달, 설사, 피부 질환에 효과적이다.
3. 가슴이 답답하거나 얼굴 홍조에 효과적이며, 눈을 좋게 한다.
4. 《동의보감》에는 "맛이 달면서 시고 독이 없다. 이뇨작용이 뛰어나고 설사와 이질을 그치게 하며 수종과 창만(脹滿)에 좋다"라고 기록되어 있다.

16 화살나무

학명	*Euonymus alatus*
과명	노박덩굴과
생약명	귀전우(鬼箭羽)
이명	신전(神箭)·사면봉(四面鋒)·사릉봉(四稜鋒)

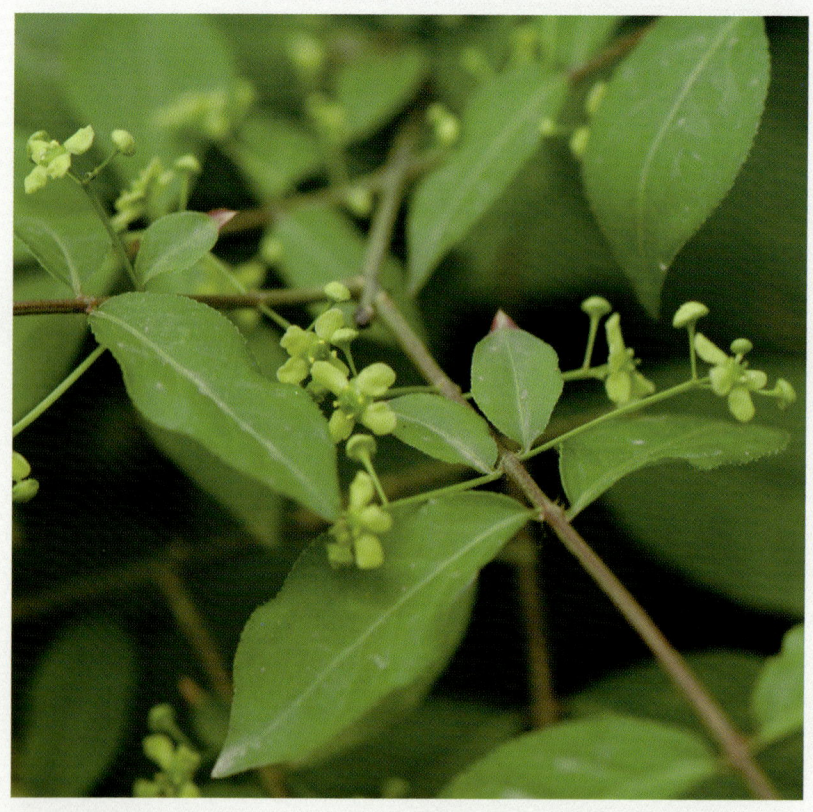

분 포	전국 각지	채취기간	연중
생 지	산기슭, 산허리의 암석지	취급요령	날것을 썰어서 쓴다.
키	3m 정도	성 미	차며, 달다.
분 류	낙엽 활엽 관목	독성여부	없다.
번 식	꺾꽂이·씨	동속약초	사철나무·좀화살나무의 줄기
약 효	잔가지·줄기·열매		

화살나무는 혼전우(魂箭羽)·귀전우·위모(衛矛)·홑잎나무·참빗나무·가시나무·해님나무라고도 한다. 귀신이 쓰는 화살의 날개란 뜻의 귀전우, 창을 막는다는 뜻의 위모라 한다. 가지에 2~4줄의 날개가 달려 있어 화살나무라는 이름이 붙었다. 가지의 날개를 태운 재를 가시 박힌 곳에 바르면 가시가 쉽게 빠져 가시나무라고 한다. 밑에서 많은 줄기가 나와 가지가 많이 갈라진다. 나무껍질은 회색 또는 회갈색이다. 어린 가지는 녹색이며 2~4개의 코르크질 날개가 달려 있는 것이 특징인데 초식 동물로부터 새순을 보호

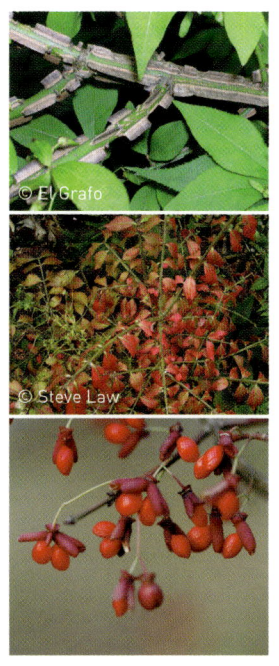

하기 위한 방어용이라고 생각된다. 가지의 날개를 귀전우라 한다. 유사종으로 잔가지에 날개가 없는 것을 회잎나무, 잎의 뒷면에 털이 있는 것을 털화살나무, 잎이 둥근 것을 둥근잎화살나무라 한다. 우리나라가 원산지이다. 관상용·식용·약용으로 이용된다. 어린잎은 식용하는데 봄에 홑잎 나물을 세 번 뜯어 먹으면 부지런한 며느리로 칭찬받던 바로 그 나물이다. 줄기는 단단하여 지팡이를 만든다. 약으로 쓸 때는 탕으로 하거나 산제 또는 환제로 하여 사용하며, 술을 담가서도 쓴다.

🌰 잎

마주나며 길이 3~5cm, 너비 1~3cm의 타원형 또는 거꿀달걀꼴로서

가장자리에 잔톱니가 있고 끝이 뾰족하다. 앞면은 녹색이고 뒷면은 회록색이며 양면에 털이 거의 없다. 잎자루는 길이 1~3cm로 짧다.

🌼 꽃

5~6월에 지름 1cm 정도의 황록색 꽃이 잎겨드랑이에서 나온 꽃이삭에 취산 꽃차례를 이루며 3송이씩 달려 핀다. 꽃받침 조각과 꽃잎·수술은 각각 4개씩이다. 씨방은 1~2실이다.

🔴 열매

10월에 길이 약 8mm인 타원형의 삭과를 맺는데 붉은색으로 익으면서 세로로 갈라진다. 씨는 황적색의 종의(種衣)에 싸여 있으며 백색이다.

😊 제조법

잔가지 또는 열매 4~6g을 1회분 기준으로 달이거나 산제 또는 환제로 하여 1일 2~3회 1개월 이상 복용한다.

🔎 주의사항

1. 20일 이상 장복을 금한다.
2. 성질이 차므로 설사를 자주하는 사람은 주의하는 것이 좋다.
3. 임산부는 아이를 유산할 수 있으니 금한다.

📝 기타 효능

주로 통증을 다스리며, 항암에도 쓰인다.

구충, 대하증, 동맥경화, 복통, 부인병, 산후복통, 암(암 예방/항암/악성종양 예방, 대장암, 신장암, 유방암), 월경불순, 월경불통, 통경, 풍습

이 약초는

1. 항암 성분인 독소루비신(doxorubicin)이 들어 있어 종양 및 암세포 증식을 억제하므로 식도암, 위암, 신장암, 대장암에 뛰어난 효과가 있다.
2. 세포 손상을 막아주는 케르세틴 성분이 들어 있어 뇌 질환을 예방하는 데 도움을 준다.
3. 혈당을 낮추는 싱아초산나트륨 성분이 들어 있어 당뇨 예방에 좋다.
4. 《동의보감》에는 "혈액순환을 원활하게 하고 어혈을 풀어주며 생리를 잘 통하게 하고 배 속의 벌레를 죽인다"라고 기록되어 있다.

| 건강 지킴이 |

신장암
똑똑한 대처법

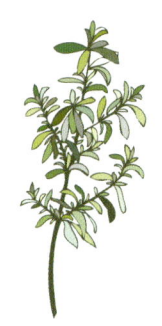

암은 우리나라 국민의 사망 원인으로 1위를 차지하고 있다. 암은 예고 없이 진행되는 질환이라고 생각하지만, 자신의 식습관에 달려 있기도 하다. 암은 어느 정도 진행되면 서서히 그 증상을 나타낸다.

우리가 흔히 콩팥이라고 말하는 신장은 척추 양쪽에 좌우 한 쌍으로 존재한다. 신장은 췌장, 십이지장, 대장, 간, 비장, 위장 등의 여러 장기와 인접해 있어, 신장 질환이 있으면 흔히 소화 관련의 증상이 나타나기도 하여 진단하기도 쉽지 않다.

신장의 크기는 사람마다 차이가 있다. 성인은 길이가 10~12cm, 폭은 5~7cm, 두께는 약 3cm 정도이다. 우측 신장은 간 쪽에 있어 좌측 신장보다 1cm 정도 더 낮게 위치해 있다. 일반적으로 여자의 신장이 남자보다 작다.

이 신장은 우리 몸의 피를 걸러서 노폐물을 제거하고 소변을 만들어낸다. 이 과정에서 몸은 불필요한 물과 염분, 그리고 체내의 노폐물을 제거한다. 이렇게 만들어진 소변은 방광으로 이동한 다음, 요도를 통해 몸 밖으로 배출된다. 또한 신장은 몸의 혈압조절 호르몬 분비, 칼슘대사 조절 비타민합성 등의 여러 호르몬을 생성하여 다른 장기의 기능을 조절하기도 한다.

- **신장암의 종류**

신장암은 종양의 위치에 따라 신세포암, 신우암으로 구분하는데, 신세포암은 신장암의 85~90%를 차지하고, 신우암은 5~10%를 차지한다. 우리가 흔히 말하는 신장암은 신세포암을 말한다.

성인과 달리 소아들에게는 '윌름스 종양(Wilms tumor)'이라고 하는 신모세포종이 발생하는데, 이는 소아에게 가장 흔한 신장암으로 소아암의 3~6%를 차지한다. 주로 7세 이전에 발생하고 3세쯤에 발생빈도가 높다.

- **신장암의 원인과 예방법**

신장암의 원인은 환경 요인과 질병 요인으로 나눌 수 있다. 환경 요인은 흡연, 과다한 단백질과 지방 섭취에 있고, 질병 요인으로는 장기 혈액투석에 있다. 이 중에서도 흡연은 신장암 발생률을 30~100%까지 증가시키는 것으로 알려져 있다. 그 밖에 페나세틴이 함유된 진통제, 육류와 고열량음식 섭취, 화학물질 노출 등에 있다.

미국 텍사스대 부설 엠디 앤더슨 암센터 연구팀은 신장암 진단을 받은 환자 659명과 암에 걸리지 않은 사람 699명을 대상으로 평소 식습관과 조리법 등을 비교 분석했다. 연구팀은 사람들이 어떤 종류의 고기를 먹는지, 고기를 어떻게 조리하는지를 관찰했다. 그 결과 실제로 소고기와 돼지고기 등 붉은색 고기뿐만 아니라 닭고기와 같은 흰색 고기를 평소 구워 먹는다고 밝힌 사람들도 신장암에 걸릴 확률이 높다고 밝혔다. (《이슈타임》, 2015. 11. 10)

경희성신한의원 성신 원장은 〈폴리뉴스〉와 인터뷰에서 이렇게 말했다. "일반적으로 동물 단백질과 지방은 적게, 과일과 채소는 많이 섭취함으로써 신장암을 예방할 수 있다."

천혜의 명약
암을 이기는 약초 2

권혁세 지음

발 행 일   초판 1쇄 2016년 5월 13일
발 행 처   도서출판 평단
발 행 인   최석두

등록번호   제 2015-000132호
등 록 일   1988년 7월 6일
주   소   경기도 고양시 덕양구 통일로 140 삼송테크노밸리 A동 351호
전화번호   (02) 325-8144(代) FAX (02) 325-8143
이 메 일   pyongdan@hanmail.net
I S B N   978-89-7343-437-4 (13510)

ⓒ 평단, 2016

*잘못된 책은 바꾸어 드립니다.

저작권법에 의하여 이 책의 내용을
저작권자 및 출판사 허락 없이 무단 전재 및 무단 복제, 인용을 금합니다.

이 도서의 국립중앙도서관 출판시도서목록(CIP)은
서지정보유통지원시스템 홈페이지(http://seoji.nl.go.kr)와
국가자료공동목록시스템(http://www.nl.go.kr/kolisnet)에서 이용하실 수 있습니다.
(CIP제어번호: CIP2016009818)

저희는 매출액의 1%를 어려운 이웃돕기에 사용하고 있습니다.